CB122642

# REUMATOLOGIA PEDIÁTRICA

# REUMATOLOGIA PEDIÁTRICA

Série Pediatria SOPERJ


**EDITORA**

Katia Telles Nogueira

**ORGANIZADORES DA SÉRIE**

Joel Bressa da Cunha

Adriana Rocha Brito

**ORGANIZADORAS DESTE VOLUME**

Adriana Rodrigues Fonseca

Marta Cristine Felix Rodrigues



SOPERJ
SOCIEDADE DE PEDIATRIA DO ESTADO DO RIO DE JANEIRO

MANOLE

Editora responsável: Cristiana Gonzaga S. Corrêa
Projeto gráfico: Departamento Editorial da Editora Manole
Diagramação: Elisabeth Miyuki Fucuda
Capa: Ricardo Yoshiaki

CIP-BRASIL. CATALOGAÇÃO NA PUBLICAÇÃO
SINDICATO NACIONAL DOS EDITORES DE LIVROS, RJ

---

R345
1. ed.

Reumatologia pediátrica / [organização] Adriana Rodrigues Fonseca, Marta Cristine Felix Rodrigues. - 1. ed. - Barueri [SP] : Manole, 2021.
(Pediatria SOPERJ ; 7)

Inclui bibliografia
ISBN 9786555764536

1. Reumatologia pediátrica. 2. Reumatismo em crianças. 3. Reumatismo - Diagnóstico. 4. Reumatismo - Tratamento. I. Fonseca, Adriana Rodrigues. II. Rodrigues, Marta Cristine Felix. III. Série.

21-69937 CDD: 618.92723
CDU: 616-002.77-053.2

---

Camila Donis Hartmann - Bibliotecária - CRB-7/6472



Edição – 2021

Editora Manole Ltda.
Alameda América, 876
Tamboré – Santana de Parnaíba – SP – Brasil
CEP: 06543-315
Fone: (11) 4196-6000
www.manole.com.br | https://atendimento.manole.com.br/

Impresso no Brasil
*Printed in Brazil*

# EDITORA

Katia Telles Nogueira
Doutora em Saúde Coletiva pelo Instituto de Medicina Social da Universidade do Estado do Rio de Janeiro (UERJ). Professora Adjunta da Disciplina de Emergências Pediátricas da Faculdade de Ciências Médicas da UERJ. Professora Adjunta de Saúde da Criança da Universidade Estácio de Sá (UNESA). Especialização em Adolescência pela Sociedade Brasileira de Pediatria (SBP). Membro do Departamento de Emergências da SBP. Presidente da Sociedade de Pediatria do Estado do Rio de Janeiro (SOPERJ) – Triênio 2019-2021.

# ORGANIZADORES DA SÉRIE

Joel Bressa da Cunha
Médico, com Pós-Graduação em Neonatologia pela Universidade de Tohoku, Japão. Presidente do Departamento Científico (DC) de Saúde Escolar da Sociedade Brasileira de Pediatria (SBP). Diretor de Publicação e Membro do DC de Saúde Escolar da Sociedade de Pediatria do Estado do Rio de Janeiro (SOPERJ).

Adriana Rocha Brito
Neurologista Pediátrica pelo Instituto Fernandes Figueira (IFF) da Fundação Oswaldo Cruz (Fiocruz). Mestre em Saúde da Criança e do Adolescente e Doutora em Neurologia pela Universidade Federal Fluminense (UFF). Professora Adjunta de Pediatria da UFF. Membro do DC de Segurança e do Grupo de Trabalho (GT) de Saúde Mental da SBP. Diretora Adjunta de Publicação, Membro do DC de Neurologia e do GT de Segurança e Prevenção da Violência da SOPERJ.

# ORGANIZADORAS DESTE VOLUME

Adriana Rodrigues Fonseca
Reumatologista Pediátrica do Instituto de Puericultura e Pediatria Martagão Gesteira (IPPMG) da Universidade Federal do Rio de Janeiro (UFRJ). Professora Adjunta de Pediatria da Faculdade de Medicina da UFRJ. Doutora em Clínica Médica (Saúde da Criança e do Adolescente) pela UFRJ. Especialista em Reumatologia Pediátrica pela Sociedade Brasileira de Pediatria (SBP), Sociedade Brasileira de Reumatologia (SBR) e Associação Médica Brasileira (AMB). Presidente do Departamento Científico (DC) de Reumatologia Pediátrica da Sociedade de Pediatria do Estado do Rio de Janeiro (SOPERJ) – Triênio 2019-2021.

Marta Cristine Felix Rodrigues
Reumatologista Pediátrica do IPPMG/UFRJ e do Hospital Municipal Jesus/SMSRJ. Mestre em Clínica Médica (Saúde da Criança e do Adolescente) pela UFRJ. Especialista em Reumatologia Pediátrica pela SBP, SBR e AMB. Membro do DC de Reumatologia Pediátrica da SOPERJ.

# AUTORES

Adriana Rodrigues Fonseca
Reumatologista Pediátrica do Instituto de Puericultura e Pediatria Martagão Gesteira (IPPMG) da Universidade Federal do Rio de Janeiro (UFRJ). Professora Adjunta de Pediatria da Faculdade de Medicina da UFRJ. Doutora em Clínica Médica (Saúde da Criança e do Adolescente) pela UFRJ. Especialista em Reumatologia Pediátrica pela Sociedade Brasileira de Pediatria (SBP), Sociedade Brasileira de Reumatologia (SBR) e Associação Médica Brasileira (AMB). Presidente do Departamento Científico (DC) de Reumatologia Pediátrica da Sociedade de Pediatria do Estado do Rio de Janeiro (SOPERJ) – Triênio 2019-2021.

Adriana Rodrigues Miguel de Azevedo
Chefe do Serviço de Reumatologia Pediátrica do Hospital Federal dos Servidores do Estado. Professora de Pediatria da Faculdade de Medicina da Fundação Técnico-Educacional Souza Marques (FTESM). Mestre em Medicina pela Faculdade de Medicina da Universidade Federal Fluminense (UFF). Membro do DC de Reumatologia Pediátrica da SOPERJ. Presidente do Grupo de Trabalho (GT) de Febre Reumática da SOPERJ – Triênio 2019-2021.

Albertina Varandas Capelo
Professora da Pós-Graduação e Residência Médica em Alergia e Imunologia da Universidade Federal do Estado do Rio de Janeiro (UNIRIO). Médica do Serviço de Alergia e Imunologia do Hospital Universitário Gafrée e Guinle (HUGG) da UNIRIO. Presidente do DC de Alergia e Imunologia Pediátrica da SOPERJ – Triênio 2019-2021.

Alessandra Fonseca Graça da Silva
Pediatra e Reumatologista Pediátrica do HUGG/UNIRIO. Pediatra e Reumatologista Pediátrica dos Hospitais Vitória e Samaritano.

Aline Masiero Fernandes Marques
Residência em Reumatologia Pediátrica pelo IPPMG/UFRJ. Mestranda em Saúde Materno-Infantil pelo IPPMG/UFRJ. Membro do DC de Pediatria Ambulatorial da SOPERJ.

Andréa Valentim Goldenzon
Reumatologista Pediátrica do Hospital Municipal Jesus/SMS-RJ. Professora Assistente de Pediatria da Faculdade de Medicina da FTESM. Mestre em Saúde Pública pelo Instituto Fernandes Figueira/Fundação Oswaldo Cruz (IFF/Fiocruz). Membro do DC de Reumatologia Pediátrica e do GT de Febre Reumática da SOPERJ.

Blanca Elena Rios Gomes Bica
Chefe do Serviço de Reumatologia do Hospital Universitário Clementino Fraga Filho (HUCFF) da UFRJ. Professora Associada do Departamento de Clínica Médica da Faculdade de Medicina da UFRJ. Responsável pelo Setor de Reumatologia do Adolescente do HUCFF/UFRJ. Membro do DC de Reumatologia Pediátrica da SOPERJ.

Bruno Leal Carneiro
Especialista em Reumatologia Pediátrica pela SBP, SBR e AMB. Consultoria em Reumatologia Pediátrica dos Hospitais Santa Teresa, Alcides Carneiro e São Lucas – Petrópolis (RJ). Membro do DC de Reumatologia Pediátrica da SOPERJ.

Christianne Costa Diniz
Reumatologista Pediátrica do IPPMG/UFRJ (Setor de Pesquisa Clínica). Mestre em Reumatologia pela UFRJ com área de concentração em Reumatologia Pediátrica. Membro do DC de Reumatologia Pediátrica e do GT de Febre Reumática da SOPERJ.

Cynthia Torres França da Silva
Pediatra e Reumatologista Pediátrica do Hospital Municipal da Piedade. Professora Adjunta de Pediatria da Faculdade de Medicina da Universidade Estácio de Sá (UNESA). Especialista em Reumatologia Pediátrica pela SBP, SBR e AMB. Membro do DC de Reumatologia Pediátrica da SOPERJ.

Ekaterini Simões Goudouris
Professora do Departamento de Pediatria da Faculdade de Medicina da UFRJ. Médica do Serviço de Alergia e Imunologia do IPPMG/UFRJ. Membro do DC de Alergia e Imunologia Pediátrica da SOPERJ.

Elaine Sobral da Costa
Professora Adjunta de Pediatria da Faculdade de Medicina da UFRJ. Hematologista Pediátrica do IPPMG/UFRJ. Responsável pelo Laboratório Multidisciplinar do IPPMG/UFRJ.

Flavio Roberto Sztajnbok
Professor Adjunto de Pediatria da Faculdade de Medicina da UFRJ. Reumatologista Pediátrico do IPPMG/UFRJ. Responsável pelo Setor de Reumatologia Pediátrica do Núcleo de Estudos da Saúde do Adolescente da Universidade do Estado do Rio de Janeiro (NESA/UERJ). Especialista em Reumatologia Pediátrica pela SBP/SBR/AMB.

Hélia Anita Pedro Cidade
Residência em Pediatria pelo Ministério da Saúde. Residente de Hematologia Pediátrica do IPPMG/UFRJ.

Isabella Ballalai
Presidente do GT de Imunizações da SOPERJ – Triênio 2019-2021. Vice-presidente da Sociedade Brasileira de Imunizações (SBIm). Membro do Grupo Consultivo da Vaccine Safety Net – OMS. Membro do Comitê Técnico Assessor em Imunizações do Estado do Rio de Janeiro.

José Guilherme Barbosa Leite
Nefrologista Pediátrico do Hospital Federal dos Servidores do Estado e Hospital Universitário Pedro Ernesto (HUPE/UERJ). Consultor do DC de Reumatologia Pediátrica da SOPERJ.

Júlia Dutra Rossetto
Oftalmologista Pediátrica do IPPMG/UFRJ. *Fellowship* em Oftalmologia Pediátrica e Estrabismo no Bascom Palmer Eye Institute (EUA). Doutora em Oftalmologia e Ciências Visuais pela Escola Paulista de Medicina da Universidade Federal de São Paulo (EPM-Unifesp). Pós-Doutoranda no IFF-Fiocruz. Consultora do DC de Reumatologia Pediátrica da SOPERJ.

Júlia Maria Gomes Vitor
Residência em Reumatologia Pediátrica pelo IPPMG/UFRJ. Reumatologista Pediátrica do Hospital Naval Marcílio Dias.

Juliana Maia Torres
Médica da Rotina do Setor de Internação do Hospital Quinta D'Or. Especialista em Reumatologia Pediátrica pela SBP, SBR e AMB.

Katia Lino
Reumatologista Pediátrica do Hospital Universitário Antônio Pedro (HUAP) da UFF. Doutoranda em Ciências Médicas na UERJ. Especialista em Reumatologia Pediátrica pela SBP, SBR e AMB. Membro do DC de Reumatologia Pediátrica da SOPERJ.

Laís de Paiva Gabriel
Residência em Pediatria pelo IPPMG/UFRJ. Residente de Hematologia Pediátrica do IPPMG/UFRJ. Título de Especialista em Pediatria pela SBP.

Laura Maria Carvalho de Mendonça
Responsável pelo Setor de Doenças Osteometabólicas do Serviço de Reumatologia do HUCFF/UFRJ. Subchefe do Serviço de Reumatologia do HUCFF/UFRJ. Densitometrista Óssea CDPI Leblon/Mulher/MDX.

Leonardo Rodrigues Campos
Reumatologista Pediátrico do HUAP/UFF. Professor Auxiliar de Pediatria da UNESA. Mestrando em Saúde Materno-Infantil no IPPMG/UFRJ. Especialista em Reumatologia Pediátrica pela SBP, SBR e AMB. Membro do DC de Reumatologia Pediátrica da SOPERJ.

Luisa Silva Coutinho da Assunção
Residente de Pediatria do HUPE/UERJ.

Maria Luiza Oliva Alonso
Professora do Setor de Alergia e Imunologia do Instituto de Dermatologia Prof. Rubem David Azulay da Santa Casa de Misericórdia do Rio de Janeiro. Médica do Serviço de Imunologia do HUCFF/UFRJ. Membro do DC de Alergia e Imunologia Pediátrica da SOPERJ.

Marise de Araújo Lessa
Médica da Rotina do Setor de Internação do Hospital Quinta D'Or. Especialista em Reumatologia Pediátrica pela SBP, SBR e AMB.

Marta Cristine Felix Rodrigues
Reumatologista Pediátrica do IPPMG/UFRJ e do Hospital Municipal Jesus/SMSRJ. Mestre em Clínica Médica (Saúde da Criança e do Adolescente) pela UFRJ. Especialista em Reumatologia Pediátrica pela SBP, SBR e AMB. Membro do DC de Reumatologia Pediátrica da SOPERJ.

Maurício Petroli
Médico, Graduação em Medicina pela UFRJ.

Micheline Abreu Rayol de Souza
Endocrinologista Pediátrica do IPPMG/UFRJ. Mestre em Endocrinologia pela UFRJ. Membro do DC de Endocrinologia Pediátrica da SOPERJ.

Paula Carolina Rocha Silva
Reumatologista Pediátrica do IPPMG-UFRJ (Setor de Pesquisa Clínica). Membro do DC de Reumatologia Pediátrica da SOPERJ.

Rodrigo Moulin Silva
Reumatologista Pediátrico e Intensivista Pediátrico do HUPE/UERJ. Reumatologista Pediátrico dos Hospitais Caxias D'Or, Real D'Or e Hospital Estadual da Criança. Especialista em Reumatologia Pediátrica pela SBP, SBR e AMB.

Rozana Gasparello de Almeida
Reumatologista Pediátrica do IPPMG/UFRJ e do Hospital Federal Cardoso Fontes. Especialista em Reumatologia Pediátrica pela SBP, SBR e AMB. Mestre em Saúde Pública pelo IFF/Fiocruz. Membro do DC de Reumatologia Pediátrica da SOPERJ.

Sheila Knupp Feitosa de Oliveira
Professora Titular de Pediatria da UFRJ. Membro Titular da Academia Brasileira de Reumatologia e da Academia Brasileira de Pediatria. Membro do DC de Reumatologia Pediátrica e do GT de Febre Reumática da SOPERJ.

Thaissa Amorim Nogueira
Médica Pediatra do Hospital Naval Marcílio Dias. Médica da Emergência Pediátrica do Hospital Pró Criança Jutta Batista. Residência em Reumatologia Pediátrica pelo IPPMG/UFRJ.

Vivian London
Médica, Graduação em Medicina pela UFRJ.

Vivian Ribeiro Motta de Almeida
Residência em Reumatologia Pediátrica pelo IPPMG/UFRJ.

Vívian Santos Carvalho Oliveira
Residência em Reumatologia Pediátrica pelo IPPMG/ UFRJ. Médica Pediatra do Hospital Federal da Lagoa.

# SUMÁRIO

## SEÇÃO V DOENÇAS AUTOIMUNES DO TECIDO CONJUNTIVO



## SEÇÃO VI VASCULITES PRIMÁRIAS



## SEÇÃO VII ERROS INATOS DA IMUNIDADE: AUTOIMUNIDADE E AUTOINFLAMAÇÃO



## SEÇÃO VIII OSTEOMETABOLISMO



## SEÇÃO IX TÓPICOS RELEVANTES RELACIONADOS À REUMATOLOGIA PEDIÁTRICA

# APRESENTAÇÃO

A Reumatologia Pediátrica é uma especialidade nova, muito instigante e abrangente, que interage com todas as outras especialidades da Pediatria. Não é incomum que as doenças reumáticas acometam outros órgãos e sistemas, além do musculoesquelético; por outro lado, há também doenças mimetizantes de outras especialidades. Infelizmente, muitas das crianças com doenças reumáticas não recebem diagnóstico precoce, resultando em maiores morbidade e mortalidade, e ainda não se beneficiam dos crescentes avanços terapêuticos da especialidade.

O volume *Reumatologia Pediátrica* da Série Pediatria SOPERJ surge para auxiliar nas demandas tanto do pediatra geral quanto de pediatras de outras áreas de atuação. Consiste também em material de apoio e atualização para professores e alunos de graduação, pois abrange os grandes grupos de doenças reumáticas na infância e adolescência.

Este livro tem como característica fundamental a participação de vários reumatologistas pediátricos atuantes no estado do Rio de Janeiro, bem como de especialistas em outras áreas de atuação pediátricas que muito interagem com a nossa especialidade, os quais muito engrandeceram a qualidade desta obra, refletindo a interdisciplinaridade da Reumatologia Pediátrica. Está estruturado para possibilitar ao leitor o reconhecimento das principais manifestações clínicas e alterações nos exames complementares, permitindo o diagnóstico precoce e conduzindo ao vasto diagnóstico diferencial entre doenças reumáticas e as doenças que as mimetizam. Não é o objetivo discutir detalhes do tratamento e acompanhamento específico dessas doenças, que devem ser ações do especialista, mas o reconhecimento das principais doenças e a necessidade do encaminhamento precoce.

Este grande projeto não teria sido possível sem o apoio da Sociedade de Pediatria do Estado do Rio de Janeiro (especialmente Dra. Katia Nogueira, Isabel, Diego e Regina) e sobretudo pela competência, disponibilidade e empenho de todos os reumatologistas pediátricos envolvidos e dos especialistas em outras áreas de atuação (em especial Alergia/Imunologia, Endocrinologia, Hematologia, Infectologia, Nefrologia e Oftalmologia). Há que se ressaltar também o minucioso trabalho de revisão e de organização conjunta de Joel Bressa da Cunha e Adriana Rocha Brito, que muito contribuíram para aprimorar a excelência deste trabalho.

*Adriana Rodrigues Fonseca e Marta Cristine Felix Rodrigues*
Organizadoras deste volume

# PREFÁCIO

A Reumatologia Pediátrica foi iniciada no Brasil há quase meio século e o estado do Rio de Janeiro foi um dos pioneiros ao criar o serviço de Reumatologia Pediátrica na Universidade Federal do Rio de Janeiro. O desenvolvimento da especialidade foi estimulado pela SOPERJ ao criar o comitê de Reumatologia Pediátrica e promover eventos científicos e publicações, culminando agora com um livro especialmente elaborado para ajudar o pediatra a se atualizar neste campo que não para de crescer, incorporando os avanços da ciência básica e da investigação clínica.

Muitas doenças da Reumatologia Pediátrica apresentam manifestações musculoesqueléticas, mas também podem envolver qualquer tipo de órgão ou sistema, obrigando os especialistas a interagirem constantemente com outras especialidades. Nessas cinco décadas, novas doenças foram reconhecidas e incorporadas no campo da especialidade. Dentre elas, destaco as doenças autoinflamatórias, cuja lista não para de crescer, e, mais recentemente, a síndrome inflamatória multissistêmica da COVID-19, que se assemelha a doenças reumáticas e recebe o mesmo tipo de tratamento.

A diversidade de doenças torna a Reumatologia Pediátrica muito atrativa e este livro certamente será útil na prática clínica, ajudando o pediatra a indicar e interpretar um exame complementar, identificar uma doença reumática, encaminhar precocemente o paciente ao especialista e acompanhar a evolução do tratamento, muitas vezes aprendendo a lidar com medicamentos biológicos que vão sendo incorporados ao arsenal terapêutico.

Sheila Knupp Feitosa de Oliveira

# INTRODUÇÃO

Caros Colegas Pediatras,

É com imensa satisfação que apresentamos a primeira edição do livro *Reumatologia pediátrica* da Série Pediatria SOPERJ, mantendo o compromisso de trazer informações atualizadas sobre temas importantes para a prática pediátrica qualificada. O sucesso da Série Pediatria SOPERJ é enorme, com aceitação expressiva das publicações pelos pediatras, residentes e alunos em formação, instigando a Diretoria atual da SOPERJ a conservar a qualidade da obra.

Em tempos de mudanças rápidas e expressiva produção de conhecimento, manter-se atualizado e escolher as fontes adequadas de leitura não é tarefa fácil. Todos os volumes da Série foram escritos por membros dos Departamentos Científicos da SOPERJ, especialistas renomados nos temas abordados em cada capítulo, que realizaram cuidadosa revisão, trazendo as melhores evidências e práticas atualizadas. Este novo volume apresenta a Reumatologia Pediátrica desde a abordagem diagnóstica inicial até aquilo que é mais atual, cujo conhecimento está sendo intensamente construído no momento em que escrevemos essa apresentação: as manifestações reumatológicas na criança temporalmente associadas à COVID-19. Os capítulos abordam dores musculoesqueléticas, artrites, doenças autoimunes do tecido conjuntivo, vasculites e outros tópicos, dando uma visão abrangente da especialidade, de tamanha importância para a criança e o adolescente.

A parceria com a Editora Manole trouxe ainda mais avanços à publicação, com nova diagramação, índice remissivo e outros cuidados editoriais que facilitarão sobremaneira o leitor interessado em se atualizar. O conteúdo é apresentado de maneira agradável, com linguagem clara e organização de tópicos que permitem sua consulta fácil. Este é o sexto volume revisado após cuidadoso trabalho dos autores, organizadores e editora. Esta conquista foi resultado da iniciativa e do olhar atento do Prof. Dr. Edson Liberal e da Profa. Dra. Isabel Rey Madeira, ambos ex-Presidentes da SOPERJ, que não mediram esforços para que o projeto fosse aprimorado.

Agradecemos especialmente à Profa. Dra. Katia Telles Nogueira, atual Presidente da SOPERJ, que tem se dedicado com afinco para que a Série Pediatria SOPERJ traga atualizações precisas e com ainda mais qualidade científica. A todos os membros do Departamento de Reumatologia Pediátrica da SOPERJ e autores dos capítulos, nossos agradecimentos pelo trabalho cuidadoso e dedicado. Também gostaríamos de mencionar a equipe da Editora Manole, que nos acompanhou com incentivo e profissionalismo exemplares.

Foi um prazer participar da construção coletiva desta obra, elaborada para ser fonte precisa e atualizada para os pediatras. Convidamos nossos colegas para esta leitura, na expectativa de que apresente temas tão importantes quanto complexos em linguagem acessível, possibilitando conhecimento de qualidade, com o pensamento voltado para a saúde integral de crianças e adolescentes, razão maior de nossa prática.

Boa leitura!

*Joel Bressa da Cunha*
*Adriana Rocha Brito*
Organizadores da Série SOPERJ

SEÇÃO I

# ABORDAGEM DIAGNÓSTICA INICIAL EM REUMATOLOGIA PEDIÁTRICA

1

# ANAMNESE REUMATOLÓGICA

*Flavio Roberto Sztajnbok*
*Aline Masiero Fernandes Marques*

**OBJETIVOS**

✓ Definir conceitos em Reumatologia Pediátrica.
✓ Identificar na anamnese as características de doenças reumatológicas em pediatria.
✓ Estabelecer um fluxo de abordagem da história clínica.
✓ Auxiliar a identificação de situações em que se faz necessário o encaminhamento para o reumatologista pediátrico.

## INTRODUÇÃO

Doenças ditas reumáticas constituem um grupo heterogêneo de doenças diversas, com a presença de inflamação como uma característica em comum.[1] Como em todas as enfermidades, há necessidade de anamnese e exame físico completos e bem detalhados, incluindo todos os sistemas.

Exames laboratoriais e de imagem são complementares e ajudam a chegar a um diagnóstico ou, muitas vezes, afastar outros diagnósticos diferenciais.[2]

## ASPECTOS EPIDEMIOLÓGICOS

Nos centros especializados de Reumatologia Pediátrica, o espectro de doenças pode ser dos mais diversos, dependendo da sua localização geográfica, uma vez que algumas doenças se mostram mais prevalentes em determinadas regiões.[3] A febre reumática (FR), por exemplo, é mais frequente na Austrália e no Brasil que na América do Norte e em países do Oeste Europeu.

## ROTEIRO DA ANAMNESE

### Identificação

Nome completo do paciente, gênero, idade, etnia, naturalidade, escolaridade, nome do acompanhante e grau de parentesco. A idade da criança pode ajudar no esclarecimento diagnóstico (Quadro 1), assim como o sexo e a etnia. Sabe-se que doenças do tecido conjuntivo são mais frequentes no sexo feminino, enquanto algumas vasculites primárias e a artrite relacionada à entesite ocorrem mais frequentemente no sexo masculino. Do mesmo modo, a doença de Kawasaki é mais frequente em asiáticos, enquanto a febre familiar do Mediterrâneo é uma doença mais prevalente em crianças e adolescentes com ascendência mediterrânea, como judeus, árabes e turcos.

**Quadro 1** Identificação

| Idade |
|---|
| Recém-nascido: lúpus neonatal, CINCA/NOMID |
| Lactente: doença de Kawasaki, artrites infecciosas |
| Pré-escolar: doença infecciosa, artrite idiopática juvenil (AIJ), dermatomiosite juvenil |
| Escolar: febre reumática, doença infecciosa |
| Adolescente: lúpus eritematoso sistêmico, espondiloartrites |

CINCA/NOMID: síndrome infantil neurológica cutânea e articular/doença inflamatória multissistêmica de início neonatal.
Fonte: Adaptado de Oliveira, 2014.[3]

### Queixa principal

Registrar o(s) motivo(s) da consulta, de maneira objetiva.

### História da doença atual

Deve-se detalhar a queixa quanto a sua localização precisa, forma de início, tempo de doença ou data de início dos sintomas, intensidade, forma de evolução do quadro e manifestações constitucionais. No Quadro 2, estão descritas as principais queixas em Reumatologia Pediátrica e as principais características a serem investigadas.

**Quadro 2** História da doença atual

**Dor articular:**

- Localização e irradiação: é importante compreender se o local da dor é em osso, entese, articulação ou músculo. Também é essencial descrever o número de articulações acometidas (oligoarticular – até 4 articulações envolvidas; ou poliarticular – 5 ou mais articulações). Em caso de mais de uma articulação, caracterizar se é simétrica ou assimétrica, migratória ou aditiva
- Caráter de início: súbito ou insidioso
- Frequência: diária ou não. Em caso de não ser diária, tentar registrar quantas vezes ocorre por semana ou até por mês
- Período do dia: dores de característica inflamatória costumam ocorrer após período de repouso e melhoram aos poucos com a movimentação; dores mecânicas comumente ocorrem em período vespertino ou noturno, após atividade ou esforço físico e melhoram com o repouso
- Intensidade: usa-se a escala visual analógica (EVA) de 0 a 10 ou escala de dor usando faces, quando a criança for pequena e não conseguir expressar adequadamente a intensidade da dor. Na EVA, 0 significa sem dor alguma e 10 significa a dor mais intensa e insuportável
- Duração: minutos, horas, dias ou semanas, tentando não influenciar a resposta do paciente ou do familiar
- Fatores de piora e melhora: relação com repouso e com atividade física, resposta ao uso de medicamentos
- Evolução: piora ou melhora em intensidade, frequência e duração
- Associação com sinais flogísticos: conceitualmente, a presença de aumento de volume e/ou calor e limitação do movimento caracterizam o quadro como artrite, e não apenas artralgia
- Comprometimento das atividades habituais da criança: absenteísmo escolar, interferência em brincadeiras, tempo despendido em celular e computador, postura, distúrbio do sono, sedentarismo e outros

**Febre:**

- Padrão: febre alta ou baixa, intermitente ou persistente, e horário preferencial. A AIJ sistêmica, por exemplo, se manifesta com febre alta, geralmente superior a 39°C
- Duração: na doença de Kawasaki, por exemplo, é critério diagnóstico a febre de duração maior que 5 dias
- Recorrência: característica de muitas síndromes de febre periódica. Neste caso, descrever a periodicidade fixa ou não fixa da febre. Na PFAPA, por exemplo, a febre recorre a cada 4 a 6 semanas
- Outras manifestações associadas à febre: aftas, dor abdominal, exantema, artrites, artralgia, alterações oculares e demais manifestações descritas na história clínica

PFAPA: febre periódica com estomatite aftosa, faringite e adenite.
Fonte: Adaptado de Oliveira, 2014.[3]

Neste tópico do roteiro ainda deve-se fazer uma revisão de órgãos e sistemas, conforme Quadro 3.

**Quadro 3** Revisão de órgãos e sistemas

1. Sintomas gerais: febre, fadiga, astenia, alteração de humor, de sono ou de peso e anorexia
2. Pele: petéquias, palidez, cianose, prurido, ulcerações, alopecia, exantemas, púrpuras
3. Subcutâneo: edema, nódulos
4. Cabeça e pescoço: cefaleia, déficit visual ou de audição, fotofobia, hiperemia conjuntival, úlceras orais ou nasais, epistaxe, boca seca, faringite, otalgia, linfadenomegalia
5. Respiratório: dispneia, hemoptise, sibilância, tosse, dor pleurítica
6. Cardiovascular: cianose, dispneia, ortopneia, cansaço aos esforços, palpitações, fenômeno de Raynaud
7. Gastrintestinal: dor abdominal, vômitos, disfagia, halitose, pirose, constipação, diarreia, sangramento digestivo, constipação
8. Geniturinário: alteração da cor ou do volume da urina, alterações menstruais, corrimento vaginal ou uretral, dor ou massas testiculares, disúria, enurese, incontinência, polaciúria, hematúria, aspecto espumoso da urina
9. Neuropsiquiátricos: cefaleia, convulsões, alterações cognitivas ou de humor, agitação, psicose, alterações visuais, alterações motoras ou de sensibilidade

Fonte: Adaptado de Oliveira, 2014.[3]

## História patológica pregressa

Deve-se questionar sobre doenças preexistentes, internações, cirurgias, uso de hemoderivados, uso de medicações (dose, frequência e adesão) ou infecções recentes. A vasculite por IgA, por exemplo, comumente está associada a história prévia de infecção de vias aéreas superiores.[3] É importante saber se há histórico de alergia a alimentos ou medicações porque isso pode influenciar na escolha do tratamento. O contato com pacientes que apresentam quadro sugestivo de tuberculose pulmonar (tosse crônica, febre, sudorese noturna, perda ponderal) também precisa ser questionado.

## História familiar

Sabe-se que há predisposição genética para diversas doenças, não apenas as reumatológicas, como é o caso da psoríase, das espondiloartrites e das doenças autoinflamatórias. Nos casos de "dor de crescimento" (dor musculoesquelética benigna nos membros), apesar de não ser uma condição de herança genética estabelecida, geralmente há história familiar positiva com um dos pais relatando o mesmo tipo de dor durante a infância.[3] Na hipermobilidade articular também é comum haver história familiar de frouxidão das articulações na infância. Por isso deve-se perguntar sobre doenças reumatológicas na família e as demais doenças cuja base genética já tenha sido estabelecida. Pacientes com febre reumática frequentemente apresentam história de algum outro membro da família portador de FR ou cardiopatia adquirida na infância de causa ignorada. Pacientes com doenças autoinflamatórias muitas vezes apresentam história familiar de febres periódicas não esclarecidas, aftas orais de repetição, insuficiência renal de causa não determinada, surdez, dentre outros. É preciso investigar também a presença de consanguinidade, já que ela pode estar relacionada a imunodeficiências, doenças autoinflamatórias e outras enfermidades.[4]

## História vacinal

É necessário registrar a situação vacinal da criança, sobretudo no que concerne às vacinas com vírus vivos, pois essa atualização deverá ser realizada antes do início do uso de drogas imunossupressoras, que são frequentemente utilizadas no tratamento das doenças reumatológicas. Outro ponto importante é registrar a vacinação recente, pois a literatura mostra que várias doenças podem ser precipitadas após a imunização, como o lúpus eritematoso sistêmico, que já foi associado a vacinas contra a hepatite B e o tétano.[5]

## História de crescimento e desenvolvimento

Independentemente da doença que estamos investigando, toda anamnese pediátrica deve abordar os marcos do desenvolvimento motor, social e de linguagem. Além disso, devemos compreender como se deu o crescimento e o desenvolvimento da criança após o início dos sintomas, uma vez que isso reflete o controle adequado ou inadequado da atividade da doença. As doenças crônicas tendem a causar atraso no desenvolvimento em todos os seus aspectos, sendo mais grave quanto mais precoce for o seu início.

## Antecedentes perinatais

Em qualquer anamnese pediátrica, é importante registrar informações da idade gestacional, doenças perinatais (da mãe e da criança), escore de APGAR e condições neonatais (icterícia, infecções, internação em UTI neonatal e demais intercorrências possíveis no período). Devemos ter em mente que algumas doenças reumatológicas podem se manifestar no período neonatal, como o lúpus neonatal, a síndrome do anticorpo antifosfolipídeo neonatal e algumas doenças autoinflamatórias como CINCA/NOMID, DIRA (deficiência do antagonista do receptor da interleucina-1) e DITRA (deficiência do receptor de interleucina-36). Por isso, as informações desse período devem ser valorizadas.

### História social

Muitas vezes há comprometimento social em doentes crônicos. Além disso, há inúmeras situações sociais, econômicas e familiares que podem comprometer a adesão ao tratamento e ao acompanhamento médico. Por isso, é importante entender o papel da criança ou do adolescente na dinâmica familiar e todo o contexto em que o paciente está inserido.

## DESAFIOS ATUAIS

Em meio às inovações tecnológicas em saúde, devemos sempre lembrar que a anamnese e o exame físico desempenham papel fundamental no esclarecimento diagnóstico. Exames complementares devem ser solicitados somente após o desenvolvimento do raciocínio clínico, de forma direcionada a auxiliar na investigação.

## ORIENTAÇÕES AOS PAIS

Sempre que o pediatra suspeitar de alguma doença reumatológica, deverá encaminhar o caso ao especialista, esclarecendo aos responsáveis da criança a importância desse atendimento e do relato mais fidedigno possível.

## ✓ CONCLUSÃO

A anamnese é o primeiro passo para o esclarecimento diagnóstico e, assim como o exame físico, sua execução deverá ser criteriosa e detalhada para melhor direcionamento da conduta diagnóstica e terapêutica.

## REFERÊNCIAS BIBLIOGRÁFICAS

1. Petty RE. Pediatric Rheumatology: the study of rheumatic diseases in childhood and adolescence. In: Petty RE, Laxer RM, Lindsley CB, Wedderburn L. Textbook of Pediatric Rheumatology. 7.ed. Philadelphia: Elsevier, 2016. p.1-4.
2. Pachter LM. Overview of pediatrics. In: Kliegman RM, St Geme JW, Blum NJ, Shah SS, Tasker RC, Wilson KM. Nelson Textbook of Pediatrics. 21.ed. Philadelphia: Elsevier, 2020. p.1-9.
3. Oliveira SKG. Anamnese e exame físico. In: Oliveira, SKF. Reumatologia para pediatras. 2.ed. Rio de Janeiro: Revinter, 2014. p.3-39.
4. Horimoto AMC, Silveira AFC, Costa IP. Autoimunidade familial e poliautoimunidade em 60 pacientes portadores de esclerose sistêmica da região Centro-Oeste do Brasil. Rev Bras Reumatol. 2016; 56(4):314-22.
5. Vadalà M, Poddighe D, Laurino C, Palmieri B. Vaccination and autoimmune diseases: is prevention of adverse health effects on the horizon? EPMA J. 2017; 8(3):295-311. Disponível em: https://www.ncbi.nlm.nih.gov/pmc/articles/PMC5607155/; acesso em: 22 de junho de 2020.

2

# EXAME DO SISTEMA MUSCULOESQUELÉTICO

*Sheila Knupp Feitosa de Oliveira*

**OBJETIVOS**

✓ Reconhecer as variantes normais do aparelho locomotor.
✓ Definir artrite, artralgia, entesite, dor óssea e fraqueza muscular.

## INTRODUÇÃO

O sistema musculoesquelético é formado por ossos que são unidos por ligamentos, cobertos por músculos que terminam em tendões, que se inserem nos ossos em pontos denominados enteses. Há ainda as bursas, localizadas em regiões estratégicas, que diminuem o atrito entre duas superfícies em movimento. As articulações, formadas pelo espaço entre dois ossos, na maioria das vezes são delimitadas por uma cápsula cujo interior é revestido pela membrana sinovial.[1-4]

As queixas musculoesqueléticas são comuns em crianças, e o pediatra deve estar apto a fazer o exame musculoesquelético, reconhecendo variantes normais da marcha e do alinhamento de membros, as etapas de desenvolvimento da criança normal e as alterações musculoesqueléticas resultantes de enfermidades.[1-4]

A história orienta o que deve ser valorizado no exame físico. A dor é a queixa mais frequente, entretanto, sua ausência não exclui a presença de doença. Se existir suspeita de dor, o pediatra deverá valorizar outras informações, como a mudança de interesses em atividades e brincadeiras, modificação do humor, claudicação, modo de andar diferente, principalmente de manhã ao acordar ou depois de uma viagem, caracterizando a rigidez que ocorre em artrite após longos períodos de inatividade. Portanto, durante o exame físico há necessidade de se examinar todas as articulações, inclusive as assintomáticas.

O exame musculoesquelético deve ser sempre bilateral, completo e basear-se em três etapas: inspeção, palpação e movimentação.[1,2]

A inspeção deve ser feita inicialmente com o paciente em pé e com pouca roupa, observando-o de frente, de costas e de lado. A intenção é verificar se existe alteração da marcha, aumento de volume ou atrofia das estruturas musculoesqueléticas, assimetrias, desvios de eixo das articulações e hiperemia na pele que as recobre. O aumento de volume articular é sempre importante para o diagnóstico de artrite, mas pode não ser facilmente percebido quando o envolvimento articular é simétrico. Na ausência de edema articular, o diagnóstico de artrite é feito na presença de dois sinais inflamatórios: dor e perda de função decorrente da limitação de movimentos.[1-4]

A palpação deve ser superficial e profunda. A palpação superficial, feita com o dorso dos dedos, busca detectar diferenças de temperatura entre o local doloroso e áreas mais distantes. A palpação mais profunda, realizada com a digitopressão, ajuda a identificar qual estrutura musculoesquelética está dolorida, avaliar a intensidade da dor e, se existir aumento de volume, verificar se este resulta de aumento de líquido ou hipertrofia sinovial. Na artrite, a dor e aumento de volume são percebidos na interlinha articular; na osteomielite e tumores ósseos, a dor é bem localizada na superfície óssea; nas entesites, a dor é exacerbada com a digitopressão nos locais de inserção óssea dos tendões, ligamentos, fáscia e cápsula; nas miopatias, a compressão de massas musculares pode mostrar dor localizada na piomiosite ou dor difusa nas miosites virais ou, mais raramente, nas miosites inflamatórias idiopáticas.[3,4]

A movimentação ativa e passiva em vários planos permite detectar a presença de claudicação, dor à mobilização, aumento ou limitação da mobilidade das articulações. O aumento da mobilidade articular generalizada geralmente é benigno, mas, às vezes, pode revelar condições hereditárias, como as síndromes de Marfan e Ehlers-Danlos.[3,4]

## EXAME ARTICULAR – pGALS

Um método bastante rápido, simples e útil de avaliação musculoesquelética – pGALS (**p** = *paediatric;* **G** = *gait* [marcha]; **A** = *arms* [membros superiores]; **L** = *legs* [membros inferiores]; **S** = *spine* [coluna]) – foi desenvolvido para examinar crianças escolares, mas pode ser aplicado a crianças menores capazes de entender as ordens e cooperar (Quadro 1). É um exame simplificado que faz parte da consulta pediátrica.[5,6] Se existir alguma alteração, o paciente deverá ser encaminhado ao especialista em Reumatologia Pediátrica, que realizará um exame mais minucioso e solicitará os exames necessários. Dependendo da queixa haverá necessidade de ampliar o exame com avaliação de ossos, enteses e músculos.[5,6]

**Quadro 1** Exame articular – pGALS (**p** = *paediatric;* **G** = *gait*; **A** = *arms*; **L** = *legs*; **S** = *spine*)

| Manobras | O que está sendo avaliado |
|---|---|
| Observar o paciente parado (de frente, de lado e de costas) | Postura e atitude corporal<br>Erupções na pele<br>Deformidades (discrepância de comprimento dos membros, alinhamento das pernas, escoliose, aumento de lordose ou cifose, aumento de volume articular, atrofia muscular, pés planos) |
| Observar o paciente caminhando (normal, na ponta dos pés e sobre os calcanhares) | Tornozelos, articulações do pé<br>Postura do pé e presença dos arcos dos pés |
| Estender as mãos em direção ao examinador | Flexão anterior dos ombros, extensão dos cotovelos, extensão dos punhos, extensão das pequenas articulações dos dedos |
| Virar as mãos para cima e fazer uma figa | Supinação dos punhos e cotovelos, flexão das pequenas articulações dos dedos |
| Juntar a ponta do polegar com a ponta do indicador | Destreza manual<br>Coordenação das pequenas articulações do dedo indicador e do polegar |
| Tocar a ponta dos dedos | Destreza manual<br>Coordenação das pequenas articulações dos dedos e do polegar |
| Pressionar as articulações entre os metacarpos e as falanges para avaliar a sensibilidade | Articulações metacarpofalangeanas |
| Unir as palmas das mãos<br>Unir o dorso das mãos | Extensão das pequenas articulações dos dedos<br>Extensão dos punhos<br>Flexão dos cotovelos |
| Estender as mãos para cima e olhar o teto | Extensão dos cotovelos e punhos<br>Abdução dos ombros<br>Extensão do pescoço |
| Colocar as mãos atrás do pescoço | Abdução e rotação lateral dos ombros<br>Flexão dos cotovelos |
| Palpar a patela para detectar a presença de derrame articular | Derrame articular (sinal da tecla, sinal do abaulamento) |
| Movimentar ativamente os joelhos (flexão e extensão) | Flexão e extensão dos joelhos |
| Movimentar passivamente os quadris com os joelhos a 90 graus e realizar rotação medial do quadril | Flexão do quadril<br>Rotação medial do quadril |
| Abrir a boca e colocar 3 dedos entre os dentes | Articulação temporomandibular |
| Tentar encostar a orelha no ombro | Parte cervical da coluna |
| Inclinar-se para a frente e tentar tocar os dedos dos pés | Flexão anterior da parte toracolombar da coluna<br>Escoliose |

Fonte: Foster et al., 2006;[5] Foster e Jandial, 2013.[6]

O paciente é informado sobre como será feito o exame físico, deve estar confortável e ser avisado que pode e deve sinalizar se alguma manobra causar dor durante o exame. Um ponto importante é nunca iniciar o exame pelo lado doloroso, deixando-o para o final do roteiro. Todo cuidado deve ser tomado para evitar a dor e, assim, obter a confiança e cooperação do paciente.[5,6]

As três perguntas que orientarão o exame são: 1) Existe dor ou dificuldade para mover braços, pernas, pescoço ou as costas? 2) É capaz de vestir-se sozinho sem ajuda? 3) Consegue subir e descer escadas sem ajuda? Ao final do exame, todas as alterações observadas devem ser registradas para posterior acompanhamento.[5,6]

## Marcha (G)

O pediatra pede para o paciente caminhar dentro do consultório enquanto observa a postura e os arcos dos pés. O paciente inicia caminhando normalmente e, a seguir, na ponta dos pés e depois apoiado nos calcanhares. A ausência dos arcos normais dos pés quando o paciente fica na ponta dos pés pode ser indicativa de coalizão dos ossos do tarso, enquanto arcos acentuados em pacientes que caminham na ponta dos pés podem sugerir doença neurológica. Alterações como claudicação, falta de ritmo na marcha e expressão de dor podem refletir lesões em diferentes segmentos do membro inferior ou coluna.[5,6]

## Membros superiores (A)

Com o paciente sentado, solicita-se que estenda as mãos em direção ao examinador (Figura 1). É possível observar facilmente as articulações dos ombros, cotovelos, punhos e dedos, analisando-as comparativamente. A seguir, o paciente eleva os braços acima da cabeça e coloca as mãos atrás da nuca, evidenciando possíveis assimetrias e limitações dos movimentos de ombros e cotovelos (Figura 2). O exame do ombro se completa quando, ainda com flexão de cotovelos, o paciente tenta colocar as mãos nas costas, na posição mais alta possível. É possível o paciente ter artrite de ombro e não referir dor, mas apresentar importante limitação dos movimentos dessa articulação.[5,6]

Uma avaliação mais detalhada de punhos e dedos é feita com os antebraços na horizontal, mostrando as palmas e o dorso das mãos e depois unindo as palmas e o dorso das mãos, permitindo uma análise da flexão de cotovelos, movimentos de pronação-supinação, flexão e extensão de punhos e dedos. Limitação da flexão dos dedos (metacarpofalangeanas, interfalangeanas proximais e distais) é mais bem avaliada quando o paciente tenta colocar a ponta dos dedos na palma da mão ao fazer uma figa (Figura 3).

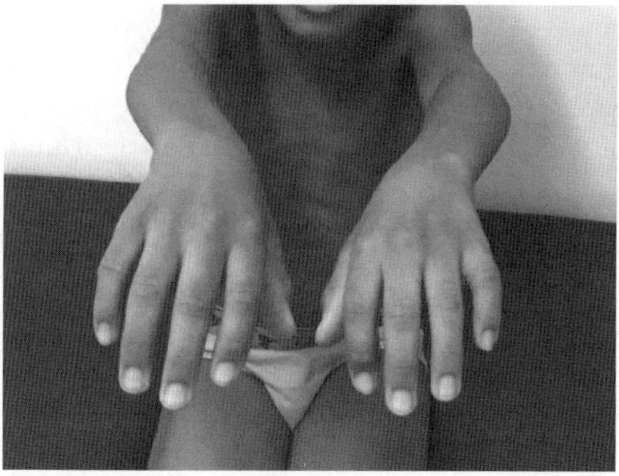

**Figura 1** Artrite de cotovelos e punhos fica evidente quando o paciente estende os membros.

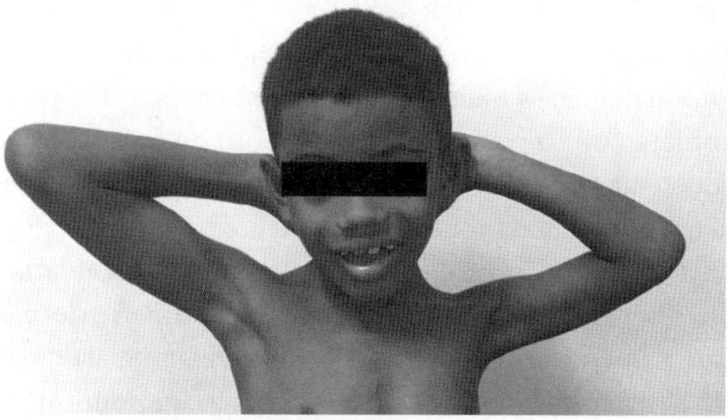

**Figura 2** Artrite de ombros com demonstração de limitação de movimentos ao se colocar as mãos atrás da nuca.

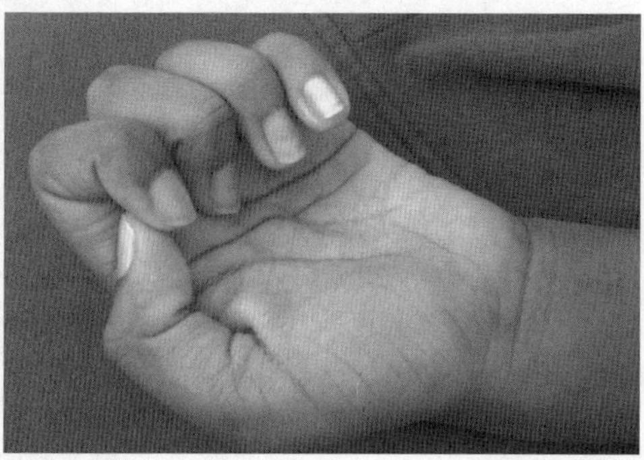

**Figura 3** Limitação da flexão de interfalangeanas e metacarpianas fica evidente ao tentar fazer uma figa.

Destreza manual e coordenação das pequenas articulações dos dedos são percebidas ao unir a ponta de cada dedo com a ponta do polegar. Em alguns pacientes a inspeção pode parecer normal, mas a palpação e/ou a movimentação de cada articulação pode evidenciar a presença de artrite. Uma leve compressão generalizada de todas as metacarpofalangeanas pode causar uma dor não referida na história. A mão pode ser bastante reveladora no exame reumatológico e, além do exame osteoarticular, não se deve perder a oportunidade de procurar pelo fenômeno de Raynaud, exantemas, nódulos subcutâneos (Figura 4), alterações ungueais e periungueais, como vasculite e dilatações capilares.[3-6]

## Membros inferiores (L)

Com o paciente em pé é mais fácil perceber assimetrias, posições viciosas, atrofia muscular, aumento de volume articular, diferença no comprimento e alinhamento dos membros (Figura 5). Observe a parte posterior dos joelhos e procure por cisto de Baker. A palpação e a movimentação de quadris, joelhos, tornozelos e pés continua com o paciente sentado e deitado.[5,6]

O joelho é a articulação mais frequentemente acometida pela artrite. A inspeção se completa com o paciente deitado, com os dois joelhos em extensão, procurando detectar alguma limitação da extensão, da flexão e aumento de volume (Figura 6). A atrofia da musculatura da coxa ou panturrilhas deve alertar para a presença de artrite crônica de joelhos. A palpação evidenciará a presença de calor, dor à digitopressão e se o aumento de volume se deve ao aumento de líquido ou espessamento sinovial. Para detectar derrame articular, uma pressão na porção distal da coxa, empurrando para baixo qualquer líquido que possa existir na bursa suprapatelar pode permitir perceber o choque patelar ao se pressionar breve e verticalmente a patela como se fosse uma tecla de piano (sinal da

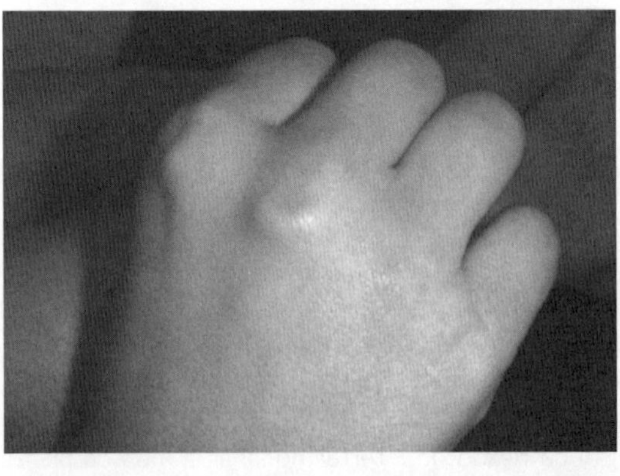

**Figura 4** Nódulos subcutâneos em superfícies extensoras das metacarpofalangeanas.

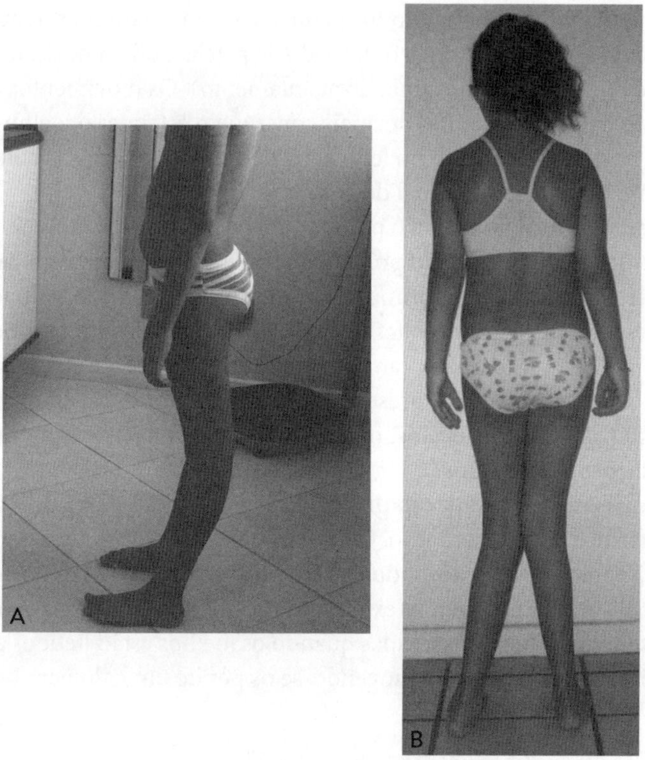

Figura 5 Inspeção de membros inferiores: *genu recurvatum* (a) e *genu valgum* (b).

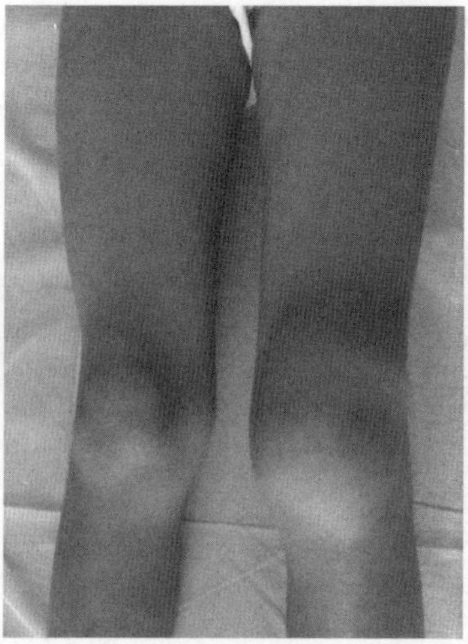

Figura 6 Aumento de volume do joelho esquerdo e atrofia da musculatura da coxa decorrentes de artrite crônica.

tecla). Se a quantidade de líquido for pequena, outras manobras, tentando mobilizar o líquido sinovial de um a outro lado da patela, podem mostrar uma onda de movimentação do líquido (sinal do abaulamento). Os movimentos de joelhos são extensão e flexão. Pacientes normais conseguem estender o joelho encostando a parte posterior do joelho no leito e, na flexão, são capazes de colocar o calcanhar junto da porção proximal da coxa.[3-6]

A inspeção de tornozelo com o paciente em pé mostra mais facilmente desvios e aumento de volume na região posterior ao redor do calcâneo em casos de artrite (Figura 7). Além de examinar o aumento de volume, a palpação do pé busca a presença de pontos de entesite na inserção do tendão do calcâneo no osso de mesmo nome. A movimentação das articulações do tornozelo, do mediopé e dos artelhos busca detectar a presença de dor e limitação dos movimentos de flexão e extensão dos tornozelos, inversão e eversão dos pés, extensão e flexão das articulações dos artelhos.[3-6]

O quadril é uma articulação profunda, e a principal parte do exame para detectar artrite é a movimentação. Com o paciente deitado, o examinador realiza os movimentos de adução, abdução, flexão anterior, extensão posterior e rotação medial (interna) ou lateral (externa). Limitações de movimentos de rotação de quadris são mais bem observadas quando os joelhos estão fletidos a 90 graus, em decúbito dorsal ou ventral, movendo-se os pés de um lado para o outro.[5,6]

## Coluna (S)

O exame da parte cervical da coluna é realizado com o paciente sentado. A limitação de movimentos é percebida quando ele olha para cima (extensão) ou encosta o queixo no tórax (flexão), gira a cabeça para os lados (rotação) e tenta encostar a orelha no ombro (lateralidade). Olhando a face do paciente, analise a comissura labial e a região malar, em busca de assimetrias decorrentes do com-

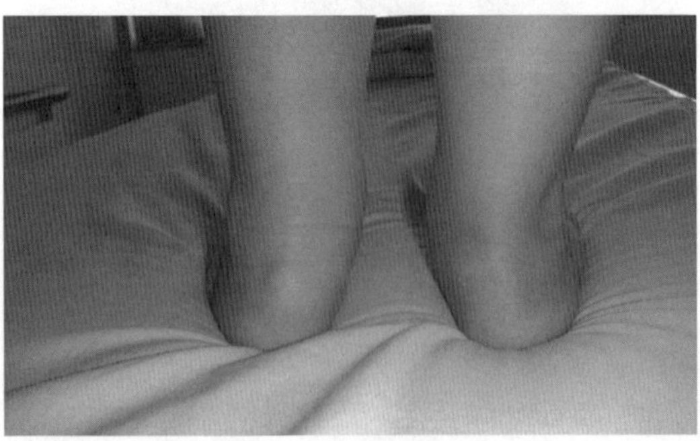

**Figura 7** Visão posterior de artrite no tornozelo esquerdo.

prometimento da articulação temporomandibular (Figura 8). Uma criança normal consegue colocar três dedos na vertical entre os incisivos inferiores e superiores e executa com facilidade movimentos de lateralidade, retrocesso e protrusão da mandíbula. De perfil, observe se há micrognatia e retrognatia, sequelas comuns da artrite temporomandibular (Figura 9). A palpação dessa articulação pode revelar dor ao se pressionar a pequena cavidade que se forma na frente do trágus quando o paciente abre a boca.[3-6]

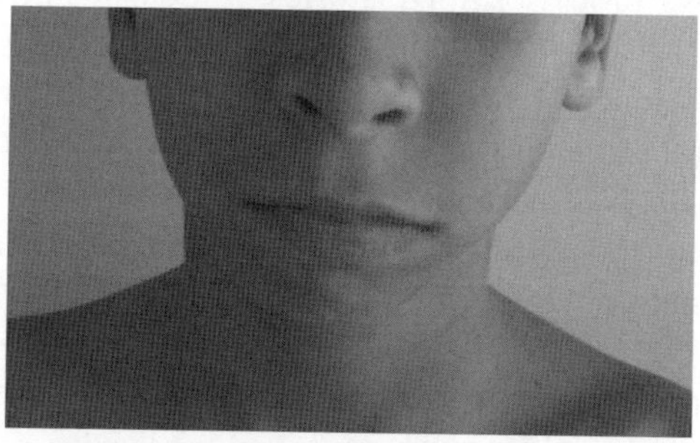

**Figura 8** Assimetria da face e da comissura labial em virtude do comprometimento assimétrico da articulação temporomandibular.

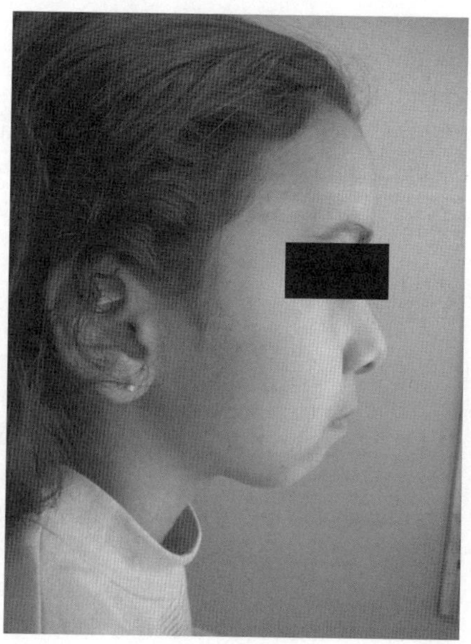

**Figura 9** Retrognatia e micrognatia decorrentes da artrite da articulação temporomandibular.

Com o paciente em pé e mantendo os joelhos em extensão, a inspeção pode mostrar escoliose, aumento de cifose ou lordose. Na avaliação da movimentação, pede-se que o paciente tente aproximar o máximo possível os dedos das mãos com os dedos dos pés. Normalmente existe uma curvatura suave, e não uma coluna retificada ou com assimetrias da região toracolombar.[3-6]

## EXAME DE OSSOS E ENTESES

Tumores ósseos e processos inflamatórios, como osteomielite bacteriana ou não bacteriana, localizam-se próximos a articulações e devem ser considerados no diagnóstico diferencial com artrite. Na inspeção pode existir aumento de volume, hiperemia e calor, mas a palpação mostrará que a real sede do processo inflamatório é o osso. Nas leucemias, a presença de dor óssea detectada principalmente ao se comprimir as tíbias e o esterno ajuda a diagnosticar os casos cujas manifestações iniciais são dores osteoarticulares.[2-4]

As enteses são os pontos de inserção de ligamentos, tendões, fáscia e cápsula no osso. Essas estruturas podem estar inflamadas e doloridas na artrite relacionada à entesite e nas espondiloartrites. Os principais locais de entesite localizam-se na inserção em torno dos joelhos (em torno da patela nas posições de 2, 6 e 10 horas, na inserção do tendão patelar na tuberosidade anterior da tíbia) e nos pés (inserção do tendão do calcâneo e da fáscia plantar no osso calcâneo, nas cabeças dos metacarpianos e na base do quinto).[2-4] A inspeção pode ser normal ou mostrar ligeiro aumento de volume. A palpação das enteses é essencial para o diagnóstico ao detectar dor à digitopressão. O diagnóstico diferencial de entesites é feito principalmente com condições não inflamatórias, porém dolorosas, como as osteocondroses do joelho (Osgood-Schlatter – tuberosidade anterior da tíbia) e do calcâneo (Sever – apófise do calcâneo).[2-4]

## EXAME DOS MÚSCULOS

Se o paciente responde positivamente sobre dificuldade para subir e descer escadas ou para se vestir e não tem artrite, deve ser investigado para miopatia. A dor espontânea ou à palpação nem sempre está presente nas miosites.[2-4]

Dependendo do grau de acometimento e do tempo de evolução da miopatia, na inspeção pode-se encontrar atrofia muscular, contraturas, incapacidade para manter a cabeça ereta, elevar os braços, sentar-se, levantar-se ou caminhar. Aumento simétrico das panturrilhas pode indicar pseudo-hipertrofia e levar ao diagnóstico de distrofia de Duchenne (Figura 10).[2-4]

A fraqueza muscular se manifesta por limitações funcionais e é o principal sintoma que precisa ser investigado. A manobra de Gower é observada em pa-

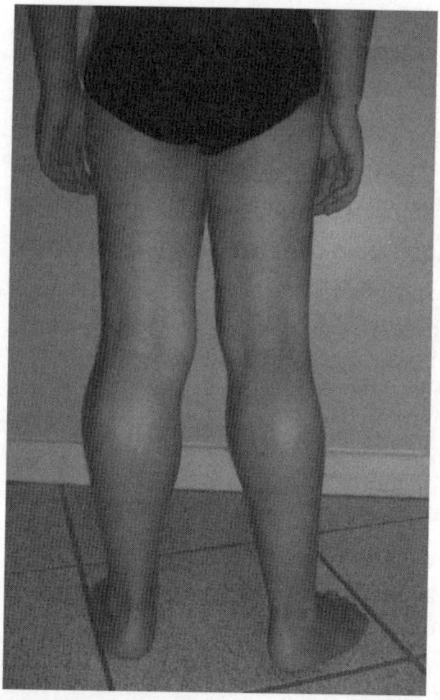

**Figura 10** Pseudo-hipertrofia de panturrilhas em paciente com distrofia de Duchenne.

cientes com fraqueza muscular proximal de membros inferiores que necessitam usar as mãos e os braços, escalando o próprio corpo, para saírem de uma posição de agachamento até ficarem em pé. Medidas mais específicas utilizam outros métodos capazes de quantificar numericamente o grau de fraqueza muscular, auxiliando na avaliação do tratamento.[2-4] Os mais utilizados em Reumatologia Pediátrica são o MMT (*Manual Muscle Testing*) e o CMAS (*Childhood Myositis Assessment Scale*), mas, por dependerem da colaboração da criança, são úteis a partir dos 4 anos de idade.[7,8] O MMT analisa oito tipos de músculos (um axial, cinco proximais e dois distais) e pontua cada um de 0 a 10. O escore máximo é 80. As notas mais baixas significam ausência de movimentos ou movimentos executados sem a ação da gravidade. Notas intermediárias são para movimentos contra a gravidade, mas sem pressão, e as notas mais altas são contra resistência leve, moderada ou alta (Quadro 2). Os músculos analisados são: flexores do pescoço, deltoide, bíceps, glúteo máximo, glúteo médio, quadríceps, extensor do punho, dorsiflexores de tornozelos (Quadro 3).[7] O CMAS é um teste mais demorado, composto de 14 itens que avaliam a resistência, a força e a função muscular, conferindo um escore que varia de 0 a 52 (Quadro 4). Alguns desses testes são cronometrados.[8]

**Quadro 2** Pontuação do MMT (*Manual Muscle Testing*)

| | Funções do músculo | Escore |
|---|---|---|
| **Sem movimento** | Não sente contrações no músculo | 0 |
| | Tendão se mostra proeminente ou sente uma fraca contração do músculo, mas sem movimento visível | 0 |
| **Teste de movimentos** | **Movimentos no plano horizontal** | |
| | Movimentação parcial | 1 |
| | Movimentação completa | 2 |
| | **Posição antigravidade** | |
| | Movimento parcial | 3 |
| | Liberação gradual a partir da posição de teste | 4 |
| | Mantém na posição de teste | 5 |
| | Mantém na posição de teste contra leve pressão | 6 |
| **Posição teste** | Mantém na posição de teste contra pressão leve a moderada | 7 |
| | Mantém na posição de teste contra pressão moderada | 8 |
| | Mantém na posição de teste contra pressão moderada forte | 9 |
| | Mantém na posição de teste contra pressão forte | 10 |

Fonte: Rider et al., 2010.[7]

**Quadro 3** Músculos analisados no MMT (*Manual Muscle Testing*)

| **Músculos axiais** |
|---|
| ▪ Flexão cervical (flexores do pescoço) |
| **Músculos proximais** |
| ▪ Abdução do ombro (deltoide) |
| ▪ Flexão do cotovelo (bíceps) |
| ▪ Extensão do quadril (glúteo máximo) |
| ▪ Abdução do quadril (glúteo médio) |
| ▪ Extensão do joelho (quadríceps) |
| **Músculos distais** |
| ▪ Dorsiflexão do tornozelo (tibial anterior) |
| ▪ Extensão do punho (extensores radial e ulnar do carpo) |

Fonte: Rider et al., 2010.[7]

**Quadro 4** CMAS (*Childhood Myositis Assessment Scale*) – Itens que compõem a avaliação muscular

| |
|---|
| 1. Elevar a cabeça (considera tempo) |
| 2. Elevar a perna até alcançar um objeto |
| 3. Manter uma perna estendida e elevada (considera tempo) |
| 4. Mudar de decúbito dorsal para decúbito ventral |
| 5. Sentar-se (6 manobras) |
| 6. Mudar da posição deitada para sentada |
| 7. Elevar os braços |
| 8. Manter os braços elevados acima da cabeça (considera tempo) |
| 9. Sentar-se no chão estando inicialmente em pé |
| 10. Engatinhar, manter a cabeça elevada e levantar a perna |
| 11. Levantar-se do chão a partir de uma posição agachada |
| 12. Levantar-se de uma cadeira |
| 13. Levantar-se de um banquinho |
| 14. Pegar um objeto no chão |

Fonte: Lovell et al., 1999.[8]

## DESAFIOS ATUAIS

Muitos pediatras não são ou não foram treinados para realizar corretamente o exame do aparelho locomotor. O pGALS foi desenvolvido para preencher essa lacuna e tornar mais fácil o reconhecimento de alterações que auxiliam o pediatra no diagnóstico.

## ✓ CONCLUSÃO

O exame musculoesquelético bem feito é essencial para o diagnóstico da maioria das doenças da Reumatologia Pediátrica. Uma série de manobras que se baseiam na inspeção, palpação e movimentação de estruturas musculoesqueléticas ajudam a identificar se existe dor ou outro tipo de manifestação clínica.

## REFERÊNCIAS BIBLIOGRÁFICAS

1. Paice E. Principles of examination. In: Oxford Textbook of Rheumatology. 2.ed. New York: Oxford University Press, 1998.
2. Grahame R. Examination of the patient. In: Klippel JH, Dieppe PA. Rheumatology. 2.ed. London: Mosby International, 1998.

3. Oliveira SKF. Semiologia do aparelho locomotor. In: Barbosa AD. Semiologia Pediátrica. 2.ed. Rio de Janeiro: Rubio, 2010. p.255-89.
4. Oliveira SKF. Anamnese e exame físico. In: Oliveira SKF. Reumatologia para Pediatras. 2.ed. Rio de Janeiro: Revinter, 2014. p.3-39.
5. Foster HE, Kay LJ, Friswell M, Coady D, Myers A. Musculoskeletal Screening examination (pGALS) for school-age children based on the adult GLAS screen. Arthritis Rheum. 2006; 55(5):709-16.
6. Foster HE, Jandial S. pGALS – paediatric Gait Arms Legs and Spine: a simple examination of the musculoskeletal system. Pediatr Rheumatol Online J. 2013; 11(1):44.
7. Rider LG, Koziol D, Giannini EH, Jain MS, Smith MR, Whitney-Mahoney K et al. Validation of manual muscle testing and a subset of eight muscles for adult and juvenile idiopathic inflammatory myopathies. Arthritis Care Res (Hoboken). 2010; 62(4):465-72.
8. Lovell DJ, Lindsley CB, Rennebohm RM, Ballinger SH, Bowyer SL, Giannini EH et al. Development of validated disease activity and damage indices for the juvenile idiopathic inflammatory myopathies. II. The Childhood Myositis Assessment Scale (CMAS): a quantitative tool for the evaluation of muscle function. The Juvenile Dermatomyositis Disease Activity Collaborative Study Group. Arthritis Rheum. 1999; 42(10):2213-9.

# 3

# EXAMES LABORATORIAIS EM REUMATOLOGIA PEDIÁTRICA

*Juliana Maia Torres*
*Flavio Roberto Sztajnbok*

**OBJETIVOS**

✓ Auxiliar o pediatra geral na solicitação de exames iniciais que sejam importantes para o diagnóstico de uma doença reumatológica.
✓ Direcionar o pediatra no sentido de solicitar exames mais específicos, como os autoanticorpos, somente no caso de forte suspeita diagnóstica de cada doença, para aumentar seu valor preditivo positivo.
✓ Excluir outras enfermidades que não as doenças inflamatórias ou autoimunes que estejam causando os sintomas referidos pelo paciente.
✓ Destacar que os exames laboratoriais ajudam a definir o diagnóstico, porém a história e o exame clínico sempre serão os melhores métodos de triagem para as doenças reumatológicas.

## INTRODUÇÃO

O pediatra geral, ao se deparar com a possibilidade de alguma doença reumatológica, muitas vezes solicita biomarcadores ou autoanticorpos que considera de triagem para essas doenças antes de encaminhar o paciente ao especialista. Deve-se estar atento ao fato de que muitos exames na reumatologia podem ser positivos em indivíduos normais ou em mais de uma doença. Um resultado positivo, se não for bem interpretado pelo médico que o recebe, pode levar a diagnósticos equivocados e a tratamentos inadequados, expondo o paciente a riscos. Por isso é importante que os exames sejam solicitados guiados pela suspeita diagnóstica de cada doença, aumentando seu valor preditivo positivo. A maioria dos diagnósticos das doenças reumatológicas se baseia em critérios clínicos, com suporte dos exames laboratoriais. Os exames ajudam na evidência de inflamação, na diferenciação diagnóstica, no prognóstico e na definição de remissão da doença, além da monitorização dos possíveis efeitos adversos do seu tratamento.

O pediatra, diante da possibilidade de uma doença autoimune ou inflamatória, primeiramente deve solicitar exames laboratoriais básicos como hemograma, bioquímica, elementos anormais e sedimentoscopia urinários (EAS), reagentes de fase aguda. Condições infecciosas relacionadas aos quadros clínicos devem ser descartadas, com sorologias e identificação dos agentes etiológicos com culturas ou reação em cadeia da polimerase (PCR). Com poucos exames pode-se fazer muito pelos pacientes.

## HEMOGRAMA

Na série vermelha, a anemia de doença crônica é comum na artrite idiopática juvenil (AIJ), lúpus eritematoso sistêmico (LES), esclerodermia sistêmica, doença mista do tecido conjuntivo (DMTC), sarcoidose e vasculites sistêmicas. A liberação de citocinas inflamatórias como TNF-alfa, IL-1, IL-6 e IFN-gama leva à redução na eritropoiese, alteração no metabolismo do ferro e redução da resposta à eritropoietina, resultando em anemia. Inicialmente manifesta-se como normocítica e normocrômica, progredindo para microcítica e hipocrômica, de leve a moderada intensidade (hemoglobina entre 8-9,5 mg/dL). A cinética do ferro nesse caso mostrará ferro sérico baixo, transferrina sérica normal ou baixa. A ferritina geralmente está elevada, tanto por ser um marcador inflamatório, como por aumento do estoque de ferro no organismo. Não podemos excluir anemia ferropriva concomitante, muitas vezes relacionada a sangramento gastrintestinal pelo uso de anti-inflamatórios não hormonais (AINH). Cursa com padrão normocítico e hipocrômico, ferro sérico baixo, transferrina alta e ferritina baixa. Apesar de a ferritina estar baixa na anemia carencial, como é uma proteína de fase aguda pode ter valores paradoxalmente normais. Anemia hemolítica é um dos critérios de classificação para LES. Vem acompanhada de aumento da lactato desidrogenase (LDH) e da bilirrubina indireta, teste de Coombs direto positivo, haptoglobina baixa e reticulocitose.[1-3]

Leucocitose é comum nas doenças inflamatórias e nas infecções, como na artrite séptica. Leucometria muito elevada com neutrofilia geralmente ocorre na AIJ sistêmica. Leucopenia com linfopenia pode ser vista no LES. Deve-se sempre estar atento nas alterações de leucometria para a possibilidade de doenças hematológicas. Crises hipoplásicas podem estar relacionadas à síndrome de ativação macrofágica (SAM).[1-3]

As plaquetas funcionam como marcadores inflamatórios e podem estar aumentadas nas doenças reumatológicas, particularmente na AIJ sistêmica e nas vasculites. Quando a AIJ sistêmica cursa com plaquetas com valores mais baixos ($\leq 181 \times 10^9$/L), é preciso pensar em SAM.[4] Na doença de Kawasaki, a trombocitose precoce é fator preditor para resistência à imunoglobulina e geralmente surge na fase subaguda da doença. Trombocitopenia pode ocorrer no LES, é relacionada à atividade de doença e em geral relaciona-se a artrite, manifestações neurológicas e nefrite lúpica. Também pode ocorrer na síndrome do anticorpo antifosfolípide, principalmente se estiver relacionada ao LES.[3,5,6]

## EAS

Proteinúria, hematúria, cilindrúria e piúria ocorrem no LES. As vasculites podem cursar com hematúria e cilindros hemáticos. O uso de anti-inflamatórios não hormonais pode ser responsável por necrose papilar renal, gerando alterações no exame de urina. Na doença de Kawasaki pode ocorrer piúria com urinocultura negativa, por uretrite. Hipercalciúria é característica de sarcoidose e entra no diagnóstico diferencial das hematúrias.

## REAGENTES DE FASE AGUDA

São proteínas plasmáticas produzidas pelo fígado que têm sua produção aumentada ou reduzida durante inflamação aguda ou lesão tecidual, estimuladas pelas citocinas inflamatórias. Podem estar alterados nas infecções, traumas, neoplasias, infartos. A velocidade de hemossedimentação (VHS) reflete a presença no plasma das proteínas de fase aguda, principalmente do fibrinogênio. É aferida pela medida das hemácias precipitadas em uma coluna vertical após 1 hora de observação (mm/h). O fibrinogênio neutraliza o ácido siálico eritrocitário, que inibe a agregação de hemácias. Portanto, sua presença no plasma permite maior agregação das hemácias e facilita sua precipitação. Geralmente seus valores são maiores em mulheres e em idades mais avançadas, também podendo estar aumentados na gestação, anemia, hipercolesterolemia, obesidade, macrocitose e doença renal crônica. A VHS está reduzida na leucocitose extrema, policitemia, hemoglobinopatias, caquexia, hipogamaglobulinemia, insuficiência cardíaca e hipofibrinogenemia. Fatores técnicos como a temperatura ambiente e o tempo de realização do exame também podem alterar o resultado.[2] A proteína C-reativa (PCR) é uma proteína de fase aguda que tem capacidade de se ligar a patógenos e promover ativação do complemento e fagocitose de micro-organismos, bem como a depuração de células apoptóticas e necróticas. Os seus valores sobem rapidamente em resposta à inflamação e caem rapidamente em resposta ao tratamento. A ferritina sérica é uma proteína que tem como principal função a armazenagem de ferro, mas também é um reagente de fase aguda. Seus níveis refletem atividade de doença na AIJ, no LES e, principalmente, é um marcador laboratorial para SAM.[2]

## FATOR REUMATOIDE (FR)

São anticorpos de diferentes isotipos (IgM, IgA ou IgG) que se ligam à porção Fc da imunoglobulina G. O fator reumatoide pode ser dosado por ensaio de imunoabsorção enzimática (ELISA), que tem capacidade de detectar os diferentes isotipos, ou pela nefelometria, que mede somente IgM. A detecção de IgM é mais comum, porém a detecção de IgG e IgA está relacionada a doença mais ativa e pior prognóstico de doença. No indivíduo saudável, o FR IgM tem um papel fisiológico de apresentador de antígeno, facilitando a fagocitose e remoção de complexos imunes e fixação do complemento. Contudo, essas ligações são de baixa afinidade, enquanto as ligações patológicas são de alta afinidade. O FR geralmente é solicitado na suspeita clínica de artrite idiopática juvenil, mas apenas 5-10% dos pacientes com AIJ apresentam positividade do FR. Segundo a classificação da ILAR (*International League of Associations of Rheumatology*), a AIJ pode ser subdividida em 7 subtipos, sendo 2 deles a forma poliarticular com FR positivo e forma poliarticular com FR negativo. Para ser utilizado como critério de classificação, devemos ter 2 testes positivos com pelo menos 3 meses de diferença nos primeiros 6 meses de doença em pacientes com acometimento poliarticular, ou seja, mais de 4 articulações. A doença da forma poliarticular FR positivo se comporta de forma parecida com a artrite reumatoide do adulto. Geralmente a positividade do FR se correlaciona com doença mais tardia, de duração mais longa, de acometimento simétrico de pequenas e grandes articulações, presença de nódulos subcutâneos, erosão articular e pior classe funcional. Por estar relacionado a um pior prognóstico, geralmente requer utilização de terapias mais agressivas de forma precoce. Portanto, FR é mais um exame prognóstico do que diagnóstico em pacientes com AIJ.[7-9]

Cabe ressaltar, no entanto, que o FR não é um exame específico para AIJ. Ele pode estar positivo na síndrome de Sjögren, febre reumática, LES, vasculites, crioglobulinemias, linfomas, hanseníase, tuberculose, doença de Lyme, osteomielite, sífilis, endocardite infecciosa, hepatite C e outras infecções.[7]

## ANTICORPO CONTRA PEPTÍDEOS CÍCLICOS CITRULINADOS (ACPA OU ANTI-CCP)

O anti-CCP tem alta especificidade para artrite reumatoide, tendo sido incorporado aos seus critérios diagnósticos. Na AIJ, a sensibilidade do exame é baixa, sendo mais frequentemente encontrado em pacientes FR positivo. Está associado a risco de doença mais agressiva e erosiva, indicando uma abordagem de tratamento também mais agressiva.[8]

## ANTICORPO ANTINUCLEAR (ANA) OU FATOR ANTINUCLEAR (FAN)

São anticorpos direcionados a diversos antígenos celulares, que incluem ácidos nucleicos, nucleossomos, fosfolípides, proteínas nucleares e nucleolares. Durante a apoptose celular esses antígenos ficam expostos pelas células apresentadoras de antígenos. Os métodos geralmente utilizados para detectar o FAN são imunofluorescência indireta ou ELISA. Enquanto células humanas epiteliais (Hep-2) são utilizadas como fonte de antígenos na imunofluorescência, antígenos nucleares purificados são usados para ELISA. A imunofluorescência tem maior sensibilidade por expressar maior quantidade de antígenos e, por esse motivo, é recomendada na triagem de autoanticorpos. A imunofluorescência identifica o padrão de distribuição dos antígenos contra os quais os anticorpos estão direcionados. Entretanto, para a identificação deles, são necessários os testes específicos para cada anticorpo por ELISA. O Consenso Brasileiro para pesquisa de autoanticorpos em células Hep-2 padronizou cinco grupos principais de padrões de imunofluorescência: nucleares (homogêneo, pontilhado), nucleolares, citoplasmáticos (fibrilar, pontilhado, anéis e bastões), aparelhos mitóticos e mistos. Os antígenos nucleares extraíveis (ENA) são complexos de antígenos proteicos expostos no núcleo da célula quando extraídos com solução salina. Eles incluem Ro, La, Sm, Jo-1 (descobertos inicialmente nos pacientes Robert, Lavine, Smith e John), RNP (deflagrados contra ribonucleoproteínas) e Scl-70 (associados a esclerodermia).[10,11]

O FAN não é encontrado apenas no LES. Pode estar positivo na artrite reumatoide, artrite idiopática juvenil, DMTC, dermatomiosite juvenil, síndrome de Sjögren, miastenia *gravis*, esclerose sistêmica, hepatite autoimune, cirrose biliar primária, colite ulcerativa, tireoidite autoimune, infecções, neoplasias e drogas. O ideal, já que o exame é sensível, seria aumentar a sua especificidade. Para isso, devemos considerar apenas resultados com titulação acima de 1:80 como valores significativos. Além disso, o exame deve ser solicitado em situações em que a sua positividade seja muito útil para o diagnóstico da doença, como no LES ou na esclerose sistêmica.[11] Na AIJ, o FAN é importante como fator prognóstico, para identificar risco de o paciente desenvolver uveíte anterior crônica. Tem maior prevalência nas doenças de acometimento oligoarticular de início precoce, geralmente em meninas.[9]

## AUTOANTICORPOS

O padrão de imunofluorescência (IF) homogêneo difuso geralmente está relacionado à presença de anticorpos anti-dsDNA (anti-DNA dupla hélice) e anti-histonas. Os anticorpos anti-dsDNA são patognomônicos de LES, são positivos nas crianças com doença ativa e estão presentes em altos títulos nas crianças com nefrite. Já os anticorpos anti-histonas estão relacionados ao lúpus induzido por drogas. O padrão pontilhado fino na IF se apresenta com antígenos nucleares e citoplasmáticos nomeados ENA (anti-Ro/SSA, anti-La/SSB, Jo-1, RNP e Scl-70). O anti-Ro/SSA está associado ao lúpus cutâneo subagudo, fotossensibilidade cutânea, síndrome de Sjögren, esclerose sistêmica, hepatite autoimune e miosite. O anti-Ro está relacionado ao lúpus neonatal e à sua mais grave consequência, o bloqueio cardíaco congênito. O anti-La/SSB também está associado ao LES neonatal e síndrome de Sjögren. Quase sempre ocorre em associação com o anti-Ro e ambos podem estar presentes em baixas titulações em indivíduos normais. O anti-RNP pode ser encontrado em 95-100% dos pacientes com DMTC. O padrão de imunofluorescência anticentrômero na IF tem um padrão pontilhado diferente e está associado à esclerodermia localizada, enquanto os pacientes com esclerodermia sistêmica têm resultados positivos para anti-Scl 70.[7,10] O Quadro 1 mostra como interpretar padrões do FAN e as doenças associadas.

**Quadro 1** Interpretação dos padrões de FAN

| Padrão de imunofluorescência | Autoanticorpo | Doença relacionada |
|---|---|---|
| Homogêneo difuso | Anti-dsDNA<br>Anti-histona | LES (60-90%)<br>LES induzido por drogas (50-80%) |
| Pontilhado fino | Anti-Sm<br>Anti-U1-RNP<br>Anti-Ro, anti- La<br>Anti-Jo 1<br>Anti-Scl-70<br>Anti-Mi-2<br>Anti-Ku | LES (20-40%), específico<br>DMTC (95-100%)<br>Sjögren (40-80%)<br>Polimiosite (25-35%)<br>Esclerose sistêmica<br>Dermatomiosite<br>*Overlap* Esclerose sistêmica-dermatomiosite |
| Centrômero | CENP-B | Esclerose sistêmica (30%) |
| Nuclear múltiplo | SP 100<br>Anti-Mj/NXP-2 | Cirrose biliar primária<br>Dermatomiosite juvenil |
| Nucleolar pontilhado | RNA polimerase<br>U3-nRNP | Esclerose sistêmica (30%) |
| Nucleolar difuso | PM Scl 100 | Esclerose sistêmica<br>Polimiosite/dermatomiosite |

LES = lúpus eritematoso sistêmico; DMTC = doença mista do tecido conjuntivo; anti-dsDNA = anti-DNA dupla hélice; RNP = ribonucleoproteína; PM Scl = polimiosite esclero; Anti-Scl-70 = antiesclero 70.
Fonte: Adaptado de Suresh, 2019[10] e Francescantonio et al., 2014.[11]

## ANTICORPOS ANTIFOSFOLÍPIDES

Os anticorpos antifosfolípides comercialmente dosados até o momento incluem o anticorpo anticardiolipina (aCL) IgM e IgG, anticoagulante lúpico (LAC) e anticorpo anti-beta2 glicoproteína 1 IgM e IgG. Podem ser positivos em neoplasias, infecções, doenças inflamatórias e autoimunes. Para o diagnóstico de síndrome do anticorpo antifosfolípide, é preciso pelo menos um critério clínico (trombose ou perda gestacional) e um critério laboratorial. Os critérios laboratoriais deverão ser aferidos em duas ou mais ocasiões no intervalo de 12 semanas e englobam: anticoagulante lúpico (medido segundo as diretrizes da Sociedade Internacional de Trombose e Hemostasia), anticorpo anticardiolipina (aCL) IgG e/ou IgM no plasma em títulos médios ou altos (> 40 GPL or MPL, ou > Percentil 99) e medidos por ELISA, anticorpo anti-b2 glicoproteína 1 IgG e/ou IgM no plasma (em títulos > Percentil 99). O anticorpo anticardiolipina é o anticorpo mais sensível, medido por ELISA, não sendo influenciado pelo uso de warfarina ou heparina. Pode ser detectado em baixos títulos (< 40 GPL ou MPL), títulos moderados (40 a 80 GPL ou MPL) ou altos títulos (> 80 GPL ou MPL). Com relação ao anticoagulante lúpico (LAC), a recomendação atual é utilizar a demonstração do prolongamento de um ensaio de coagulação dependente de fosfolipídeos, como o PTT ativado, que estará prolongado na presença de LAC, e testes com veneno da serpente de Russell (dRVVT). A associação de trombose parece ser mais forte com anticoagulante lúpico do que com os outros dois anticorpos. A beta-2GPI que não se liga à cardiolipina pode ser detectada por um teste separadamente, se presente em título médio a alto, o resultado é considerado significativo.[10,12]

## ANTICORPO ANTINEUTRÓFILO CITOPLASMÁTICO (ANCA)

São anticorpos contra antígenos localizados nos grânulos citoplasmáticos de neutrófilos e monócitos. Estão associados a um grupo de doenças denominadas vasculites relacionadas ao ANCA, que incluem a granulomatose com poliangiite (GPA) (anteriormente conhecida como granulomatose de Wegener), a poliangiite microscópica (PAM) e a granulomatose eosinofílica com poliangiite (antiga síndrome de Churg-Strauss). Os exames mais utilizados na prática clínica para a sua detecção são a imunofluorescência indireta (IFI) e ensaio imunoenzimático antígeno específico (ELISA). Pelo padrão da imunofluorescência podemos classificar o ANCA como p-ANCA ou perinuclear, c-ANCA ou citoplasmático ou ANCA atípico. O ELISA, por sua vez, detecta os antígenos contra os quais os anticorpos se dirigem. O c-ANCA dirige-se contra a proteinase-3, enquanto o p-ANCA relaciona-se principalmente à mieloperoxidase (MPO), mas também à catepsina, lisozima ou lactoferrina. Um estudo multicêntrico realizado em 2016 avaliou a precisão diagnóstica de novos imunoensaios para a detecção de ANCA, comparados à IFI. O resultado da análise de pacientes recém-diagnosticados com GPA e PAM mostrou grande variabilidade de resultados na IFI, enquanto os imunoensaios para PR3-ANCA e MPO-ANCA tiveram alto desempenho diagnóstico. Isso gerou um Consenso de novas recomendações em 2017 que incluem: atenção ao critério clínico para solicitação do ANCA, ensaios específicos de alta qualidade para MPO-ANCA e PR3-ANCA como exames de triagem e, se os resultados forem negativos apesar de forte suspeita clínica, repetir com outro imunoensaio ou imunfluorescência indireta. Um diagnóstico de vasculite associada ao ANCA não pode ser excluído se o MPO-ANCA ou PR3-ANCA forem negativos. Nas vasculites relacionadas ao ANCA, podemos encontrar tanto o c-ANCA quanto o p-ANCA, porém o c-ANCA/PR3-ANCA está mais relacionado a granulomatose com poliangiite, enquanto o p-ANCA/MPO-ANCA a doenças crônicas, poliangiite microscópica e granulomatose eosinofílica com poliangiite. O ANCA também pode ser positivo em diversas doenças gastrintestinais (doença inflamatória intestinal, colangite primária esclerosante, cirrose biliar primária, hepatite autoimune, hepatites virais), infecções (endocardite, tuberculose, malária), medicamentos e outras doenças autoimunes (artrite reumatoide, LES, doença antimembrana basal glomerular).[10,12-14]

## AUTOANTICORPOS ESPECÍFICOS DE MIOSITE (MAS) E AUTOANTICORPOS RELACIONADOS À MIOSITE (MAA)

As miopatias inflamatórias idiopáticas juvenis (JIIM) podem apresentar duas classes de anticorpos: os anticorpos específicos de miosite (MAS), encontrados nas miosites, e os anticorpos associados à miosite (MAA), presentes nos pacientes com miosite e outras doenças autoimunes. Os MAS podem identificar subgrupos específicos de dermatomiosite juvenil e seu prognóstico. Os MAS mais comuns nas JIIM são os anti-p155/140 (TIF-1-gama) e relacionam-se a doença cutânea grave, curso crônico de doença e lipodistrofia. É encontrado na dermatomiosite, mas não na polimiosite juvenil. Outro anticorpo comum em crianças é o anti-MJ (ou NXP-2), relacionado à doença crônica e calcinose, acometimento muscular e de trato gastrintestinal grave e pior prognóstico. Anti-MDA5 está relacionado a doença intersticial pulmonar, ulcerações cutâneas e acometimento articular.[15,16]

## OUTROS EXAMES

As enzimas musculares são bastante úteis no diagnóstico das miopatias inflamatórias idiopáticas. Pelos novos critérios de classificação do EULAR/ACR, entram no escore de pontuação creatinoquinase (CK), lactato desidrogenase (LDH), aspartato aminotransferase (TGO) e alanina aminotransferase (TGP).[17] A aldolase também é uma enzima muscular e deve ser dosada. O controle laboratorial das enzimas musculares deve ser realizado regularmente, pois pode predizer a ocorrência de reativação da doença.[18]

A avaliação das frações do sistema complemento, que são proteínas de fase aguda, mostra níveis de C3 e C4 reduzidos na atividade do LES, embora níveis normais de complemento possam ocorrer mesmo na doença ativa. Deve-se dosar o CH50 para excluir deficiência congênita de componentes do complemento.[7]

A dosagem da enzima conversora da angiotensina (ECA) geralmente está aumentada na sarcoidose e se relaciona à atividade de doença.[7]

Durante amigdalites, é importante colher cultura de orofaringe ou fazer teste rápido para pesquisa de estreptococos do grupo A, tanto pela possibilidade de evolução para febre reumática nas infecções não tratadas como para excluir infecção bacteriana na febre periódica com estomatite aftosa, faringite e adenite (PFAPA). Na suspeita de febre reumática, dosar curva de antiestreptolisina O e anti-DNase B, pois nessa ocasião a cultura de orofaringe deve se mostrar negativa.[7]

A pesquisa do HLA-B27 deve ser realizada diante da possibilidade de artrite relacionada à entesite, ou seja, meninos com lombalgia inflamatória, sacroiliíte, entesite, uveíte aguda ou parente próximo com história de espondilite anquilosante.[9]

## EXAME DO LÍQUIDO SINOVIAL

Geralmente o líquido sinovial é viscoso, claro e contém menos de 100 células/mm$^3$. A principal indicação de artrocentese e análise do líquido articular é a suspeita de artrite séptica. Celularidade alta, proteína alta e glicose baixa sugerem artrite séptica. O material deve ser mandado para cultura para isolamento do agente e adequação do esquema antibiótico.[2]

## DESAFIOS ATUAIS

A Reumatologia Pediátrica tem avançado na identificação de biomarcadores que, antes mesmo das alterações clínicas de algumas doenças, demonstram sua remissão ou reativação laboratorial. Isso permitirá que se possa cada vez mais identificar precocemente as doenças, permitindo um diagnóstico mais específico e um tratamento mais individualizado.

## ORIENTAÇÕES AOS PAIS

Os profissionais de saúde devem deixar claro para os pais que, diante da possibilidade de uma doença reumatológica, a evolução clínica dos sinais e sintomas é o principal guia para a solicitação dos exames pelo médico. Para os pais, pode parecer mais adequado solicitar todos os exames possíveis encontrados na reumatologia para se chegar a um diagnóstico. Mas a melhor forma de ser assertivo em relação a um diagnóstico é observar a história clínica e o exame físico e solicitar exames específicos somente para aquelas hipóteses mais prováveis. Isso evita os resultados falso-positivos e as expectativas erradas em relação a diagnósticos de doenças potencialmente graves.

Diante de uma doença articular, acompanhada ou não de sintomas sistêmicos, como febre, exantema, fadiga, alterações visuais, os pais devem levar seus filhos precocemente ao pediatra, para que se possa avaliar adequadamente, solicitar os exames pertinentes e, se for o caso, encaminhá-los ao especialista.

## ✓ CONCLUSÃO

Diante da possibilidade de uma doença reumatológica, devemos sempre tentar excluir outras causas para os sintomas, como doenças infecciosas, estando atentos para doenças que exigem intervenções precoces, como a doença de Kawasaki. Os exames laboratoriais iniciais servem como guia dessa investigação.

Quando a história, o exame clínico e os exames laboratoriais iniciais sugerem alguma possibilidade de doença autoimune, deve-se solicitar os exames mais específicos relacionados a essa enfermidade e encaminhar o paciente ao especialista mais adequado. Em cada doença os exames serão importantes nessa definição diagnóstica e, como muitas enfermidades são crônicas, também auxiliam a orientar o médico assistente quanto à atividade da doença e o tratamento proposto. Espera-se que os biomarcadores sejam cada vez mais aprimorados, para um diagnóstico cada vez mais precoce e tratamentos mais específicos e com menos efeitos adversos.

## REFERÊNCIAS BIBLIOGRÁFICAS

1. Madu AJ, Ughasoro MD. Anaemia of chronic disease: an in-depth review. Med Princ Pract. 2017; 26:1-9.

2. Breda L, Nozzi M, De Sanctis S, Chiarelli F. Laboratory test in the diagnosis and follow up of pediatric rheumatic diseases: an update. Semin Arthritis Rheum. 2010; 40:53-72.
3. Mehta J. Laboratory testing in pediatric rheumatology. Pediatr Clin N Am. 2012; 59:263-84.
4. Gasparyan AY, Ayvazyan L, Mukanova U, Yessirkepov M, Kitas GD. The platelet-to--lymphocyte ratio as an inflammatory marker in rheumatic diseases. Ann Lab Med. 2019; 39:345-57.
5. Xie T, Wang Y, Fu S, Wang W, Xie C, Zhang Y et al. Predictors for intravenous immunoglobulin resistance and coronary artery lesions in Kawasaki disease. Pediatr Rheumatol. 2017; 15:17.
6. Ravelli A, Minoia F, Davì S, Horne AC , Bovis F, Pistorio A et al. 2016 Classification criteria for macrophage activation syndrome complicating systemic juvenile idiopathic arthritis. A European League Against Rheumatism/American College of Rheumatology/Paediatric Rheumatology International Trials Organisation Collaborative Initiative. Ann Rheum Dis. 2016; 75:481-9.
7. Saikia B, Rawat A, Vignesh P. Autoantibodies and their Judicious Use in Pediatric Rheumatology Practice. Int J Rheum Dis. 2018; 21:2036-40.
8. Mahmud SA, Binstadt BA. Antibodies in the Phatogenesis, Diagnosis, and Prognosis of Juvenile Idiopathic Arthritis. Front Immunol. 2019; 9:3168.
9. Martini A, Ravelli A, Avcin T, Beresford MW, Burgos-Vargas R, Cuttica R et al. Towards new classification criteria for juvenile idiopathic arthritis: first steps, Pediatric Rheumatology International Trials Organization International Consensus. J Rheumatol. 2019; 46:190-7.
10. Suresh E. Laboratory tests in rheumatology: A rational approach. Clev Clin J Med. 2019; 46:190-7.
11. Francescantonio PLC, Cruvinel WM, Dellavance A, Andrade LEC, Taliberti BH, Von Muhlen CA et al. IV Consenso Brasileiro para pesquisa de autoanticorpos em células Hep-2. Rev Bras Reumatol. 2014; 54: 44-50.
12. Lopes MRU, Danowski A, Funke A, Rêgo J, Levy R, de Andrade DCO. Update on antiphospholipid antibody syndrome. Rev Assoc Med Bras 2017; 63:994-9.
13. Damoiseoux J, Csemok E, Rasmussen N, Moosig F, van Paassen P, Baslund B et al. Detection of antineutrophil cytoplasmic antibodies (ANCAs): a multicenter European Vasculitis Study Group (EUVAS) evaluation of the value of indirect immunofluorescence (IIF) versus antigen-specific immunoassays. Ann Rheum Dis. 2017; 76:647-53.
14. Bossuyt X, Tervaert JC, Arimura Y, Blockmans D, Flores-Suárez LF, Guillevin L. Revised 2017 international consensus on testing of ANCAs in granulomatosis with polyangiitis and microscopic polyangiitis. Nat. Rev. Rheumatol. 2017; 13:683-92.
15. Pachman LM, Khojah AM, Advances in juvenile dermatomyositis: myositis specific antibodies aid in understanding disease heterogeneity. J Pediatr. 2018; 195:16-27.
16. Rider LG, Nistala K. The juvenile idiopathic inflammatory myopathies: pathogenesis, clinical and autoantibody phenotypes, and outcomes. J Intern Med. 2016; 280:24-38.
17. Bottai M, Tjärnlund A, Santoni G, Werth VP, Pilkington C, de Visser M. EULAR/ACR classification criteria for adult and juvenile idiopathic inflammatory myopathies and their major subgroups: a methodology report. RMD Open. 2017; 3:e000507.
18. Huber AM. Juvenile idiopathic inflammatory myopathies. Pediatr Clin N Am. 2018; 65:739-56.

SEÇÃO II

# DOR MUSCULOESQUELÉTICA

4

# DORES FUNCIONAIS NOS MEMBROS

*Adriana Rodrigues Fonseca*
*Marta Cristine Felix Rodrigues*

**OBJETIVOS**

- ✓ Conceituar as dores funcionais nos membros.
- ✓ Listar os grupos de causas orgânicas de dores nos membros.
- ✓ Caracterizar as principais causas de dores funcionais nos membros.

## INTRODUÇÃO

Cerca de 10-15% das consultas pediátricas são por queixas de dores nos membros inferiores, sendo esses pacientes frequentemente encaminhados aos serviços de reumatologia para investigação.[1] No entanto, as dores nos membros na infância são de origem funcional em cerca de 90% dos casos, ou seja, não se identifica uma condição patológica subjacente, seja anatômica, infecciosa, inflamatória, metabólica ou neoplásica.[1,2]

É importante, para o amplo diagnóstico diferencial das dores nos membros na infância, o conhecimento de que existem seis grupos de condições relacionadas à dor de origem orgânica (mecânicas, inflamatórias, infecciosas, hematológicas, neoplásicas e metabólicas), listadas no Quadro 1.[3] Já o grupo de causas funcionais de dores nos membros, também chamadas de síndromes dolorosas idiopáticas ou síndromes de amplificação da dor musculoesquelética (SADM),[3] incluem as dores de crescimento, a fibromialgia juvenil, a síndrome de dor regional complexa, a fobia escolar e o reumatismo psicogênico.

São características fundamentais das dores funcionais: períodos assintomáticos entre as crises dolorosas, quadro clínico crônico não progressivo, crescimento e desenvolvimento neuropsicomotor preservados, normalidade do exame físico e exames complementares. Além disso, pode haver indícios de distúrbios emocionais na criança ou na família, problemas de adaptação ou de relacionamento no âmbito familiar ou escolar, queixas prévias ou concomitantes de dores funcionais em outros sítios (cefaleia, dor abdominal) ou convivência com familiar com o mesmo tipo de dor (sugerindo a possibilidade de um componente hereditário e/ou de comportamento imitado).[4]

**Quadro 1** Grupos de condições associadas a dores nos membros na infância e adolescência

| | |
|---|---|
| **Mecânicas**<br>Osteocondroses – Legg-Calvé-Perthes (epífise femoral proximal), Osgood-Schlatter (tuberosidade anterior da tíbia), Sever (apófise do calcâneo), Freiberg (epífise dos metatarsianos) e Köhler (navicular)<br>Síndrome da hipermobilidade articular<br>Epifisiólise femoral proximal<br>Displasias ósseas | **Metabólicas/nutricionais**<br>Hipotireoidismo<br>Hipertireoidismo<br>Hipoparatireoidismo<br>Hiperparatireoidismo<br>Hipercortisolismo<br>Osteoporose<br>Hipervitaminose A<br>Escorbuto<br>Raquitismo |
| **Reumatológicas/inflamatórias**<br>Febre reumática<br>Artrite idiopática juvenil<br>Doenças autoimunes do tecido conjuntivo<br>Vasculites | **Funcionais/síndromes dolorosas idiopáticas**<br>Dores de crescimento<br>Fibromialgia<br>Dor regional complexa<br>Reumatismo psicogênico |
| **Infecciosas**<br>Artrite séptica, osteomielite, piomiosite, discite<br>Artrites reativas, sinovite transitória de quadril, miosite viral<br>Tuberculose, hanseníase, sífilis, toxoplasmose, leptospirose, infecções fúngicas | **Hematológicas**<br>Anemia falciforme<br>Talassemias<br>Hemofilia |
| **Neoplásicas**<br>Leucemia, linfoma, neuroblastoma, histiocitose, tumores ósseos | |

Fonte: Adaptado de Sztajnbok e Rocha, 2014.[3]

## ASPECTOS EPIDEMIOLÓGICOS

A dor funcional em membros é mais frequente na faixa etária de 4 a 14 anos, tendo discreto predomínio no sexo feminino.[4,5] O quadro clínico difere da faixa etária adulta com acometimento maior das extremidades inferiores e melhor resposta a terapia física e ocupacional.

## FISIOPATOLOGIA

Crianças e adolescentes com SADM se apresentam com dor musculoesquelética sem que nenhuma causa primária para a dor seja encontrada, e o quadro álgico é desproporcional aos achados de exame físico ou amplificado. As causas são desconhecidas, embora a presença isolada ou combinada de trauma físico ou psicológico e a existência de comorbidades como lúpus eritematoso sistêmico, artrite, diabetes, paralisia cerebral e hipermobilidade articular tenha sido descrita.[3-8]

## QUADRO CLÍNICO

### Dor musculoesquelética idiopática da infância ("dor de crescimento")

As dores de crescimento representam a causa mais frequente de dores nos membros na infância, acometendo cerca de 20-40% das crianças e adolescentes.[9] A faixa etária preferencial de acometimento é entre 4 e 14 anos de idade, sem predomínio de gênero.[10-13]

Sabe-se que, apesar do termo já consagrado, ela não é diretamente causada pelo crescimento, já que não coincide com os períodos de aceleração do crescimento e nem ocorre em locais específicos de estirão.[3-7]

Sua etiopatogenia ainda não é completamente estabelecida, mas diferentes fatores, de forma isolada ou em associação, podem explicar o seu aparecimento: fadiga óssea e muscular em resposta a uso excessivo dos membros, fatores anatômicos (hipermobilidade articular), limiar de dor reduzido, fatores psicológicos (distúrbios emocionais, ou no ambiente familiar), fatores genéticos (correlação entre gêmeos e parentes de primeiro grau).[12,13]

O diagnóstico de dor de crescimento é de exclusão. Caracteriza-se por dor intensa, episódica, difusa, geralmente unilateral alternante ou bilateral nos membros inferiores (face anterior das coxas e tíbias, panturrilhas ou ocos poplíteos em 80% dos casos), sendo raro o envolvimento dos membros superiores. As dores são de duração breve, podem se manifestar como cãibras, têm predomínio vespertino ou noturno (podendo até despertar do sono, mas a criança acorda sem queixas no dia seguinte), têm resolução espontânea ou com massagem feita pelos pais. Sua evolução é benigna e autolimitada. Cursam com exames físico, complementares e de imagem absolutamente normais.[3-7]

O diagnóstico diferencial da dor de crescimento já é inicialmente direcionado pela anamnese e pelo exame físico. Certas características da dor permitem diferenciar a dor de crescimento de causas orgânicas. Sendo assim, uma dor unilateral sempre na mesma topografia, incapacitante, com despertar noturno, pode ser sugestiva de osteoma osteoide, mas, ao contrário da dor de crescimento, esta neoplasia cursa com dor de intensidade e frequência progressivas e o exame radiológico simples demonstra as alterações características. Da mesma forma, a dor que tem início matinal ou que seja desencadeada por atividade física pode ser compatível com artrite inflamatória ou dor de origem mecânica/ortopédica, respectivamente. A presença de dor articular associada a edema ou calor também é sugestiva de etiologia inflamatória. Sendo assim, na presença de uma história atípica, de achados anormais ao exame físico ou na presença de manifestações de doença sistêmica, devem ser obtidos exames laboratoriais, inicialmente hemograma, velocidade de hemossedimentação (VHS) e proteína C reativa (PCR), bem como radiografias dos sítios sintomáticos, para o diagnóstico diferencial.[8-9]

O tratamento consiste na tranquilização dos pais e do paciente, orientando-se sobre a benignidade do quadro e quanto à resolução em um período de um a dois anos do início. Para o alívio da dor estão indicados: prática regular de exercícios físicos, calor local, massagens, alongamento e analgésicos (em casos selecionados).[3-8]

## Fibromialgia juvenil

Consiste em uma síndrome dolorosa idiopática, que cursa com dor musculoesquelética difusa, mas sem acometimento inflamatório, articular ou evolução para deformidades.[13]

Tem predomínio no sexo feminino (em uma razão de 3:1), geralmente na adolescência, e frequentemente há história familiar positiva, bem como outra dor recorrente funcional prévia. Há frequente associação com fadiga crônica, insônia ou sono não restaurador, ansiedade, depressão e transtornos alimentares.[14-15]

O diagnóstico baseia-se nos critérios estabelecidos pelo American College of Rheumatology: dor difusa por período superior a três meses, dor em pelo menos 11 dos 18 pontos-gatilho padronizados, dor nos dimídios direito e esquerdo, dor acima e abaixo da cintura, dor axial (coluna vertebral e arcos costais). Deve-se comparar o limiar de dor com três a quatro pontos de controle, ou seja, pontos supostamente indolores, como o terço médio do antebraço, falanges ou a fronte. Esses critérios foram desenvolvidos em pacientes adultos, devendo-se ter cautela na sua estrita aplicação para o diagnóstico da fibromialgia juvenil, que tende a cursar com dor em menor número de pontos-gatilho.[4-7,11]

Os exames laboratoriais e de imagem não exibem alterações. O tratamento deve ser individualizado e baseado em uma abordagem multidisciplinar. Consiste no uso de medicações, atividade física aeróbica regular, psicoterapia de apoio e higiene adequada do sono. Entre os medicamentos mais usados encontram-se os analgésicos e antidepressivos tricíclicos.[13,15]

## Outras causas de dores funcionais nos membros

Outras causas menos comuns de dores funcionais nos membros são a síndrome de dor regional complexa (anteriormente denominada de distrofia simpático-reflexa), a fobia escolar e o reumatismo psicogênico.[4-7,11]

A dor regional complexa caracteriza-se por dor unilateral, intensa e de padrão neuropático, geralmente acompanhada de hiperestesia, alodinia e manifestações autonômicas, e que pode evoluir para impotência funcional completa do membro afetado. O diagnóstico é clínico, mas nos casos avançados pode ser complementado por radiografias do membro acometido, as quais podem evidenciar desmineralização óssea, e pela cintilografia óssea que pode evidenciar hipercaptação difusa do radioisótopo.[4-7,11]

Dor e cansaço, geralmente nos membros inferiores, antes do horário escolar, mas que cessam nos fins de semana e feriados, caracterizam a fobia escolar. Já o reumatismo psicogênico ocorre preferencialmente em escolares e adolescentes, com dores de localizações variadas e distintas, sem pontos dolorosos específicos, com exames complementares e de imagem normais. Frequentemente há associação com depressão, ansiedade, distúrbios do sono, transtornos alimentares e queixas de paresias ou plegias sem correlação anatomofisiológica.[4-7,11]

# PROPEDÊUTICA

É fundamental realizar anamnese e exame físico minuciosos, muitas vezes sendo necessárias várias consultas para uma melhor caracterização da dor e de sua evolução. Além do relato do paciente e da família sobre a queixa de dor, os recordatórios em diários sobre os episódios dolorosos, escalas da intensidade da dor, eventos precipitantes, atitudes dos pais durante a crise de dor, fatores de melhora e de piora, bem como o uso de medicamentos, também são muito úteis.[3-8]

Na anamnese, é primordial a obtenção de informações para caracterização da dor: localização (difusa, localizada, simétrica ou assimétrica, bilateral ou unilateral ou alternante, fixa ou migratória), intensidade, início (gradual ou súbito), horário preferencial (início matinal sugere dor inflamatória, porém a ocorrência ao fim do dia sugere dor mecânica), frequência, duração, influência do repouso e da movimentação, necessidade de analgesia e resposta, além de repercussão sobre atividades diárias da criança (tanto de lazer quanto escolares e esportivas). Também é imprescindível pesquisar sobre manifestações sistêmicas (queda do estado geral, febre, emagrecimento), envolvimento de outros órgãos e sistemas (lesões cutâneas, adenomegalia, hepatoesplenomegalia, alterações oculares, fraqueza muscular, alteração de marcha, entre outras), ocorrência prévia de sintomas similares, comorbidades, estresse psicológico e história familiar.[3-8]

O exame físico deve ser detalhado, sempre incluindo o exame físico osteoarticular e uma revisão minuciosa de todos os órgãos e sistemas (aferição dos sinais vitais, manifestações cutâneas, adenopatias, visceromegalias, pulsos periféricos, força muscular e reflexos tendinosos). O exame físico já se inicia quando da entrada do paciente na sala, ocasião em que se pode observar seu estado geral e sua marcha. Muito importante é a identificação do sítio doloroso, já que a dor pode ser articular, periarticular (geralmente partes moles), óssea, ligamentar, muscular ou localizada na inserção dos tendões e ligamentos aos ossos (chamada de entese). É essencial frisar que, na infância e adolescência, muitas vezes a dor articular pode ser referida, isto é, o sítio acometido é distinto do local que o paciente relata como doloroso. Assim, afecções da parte lombar da coluna podem cursar com dores inguinais, e doenças que afetam as articulações coxofemorais podem causar apenas dores nos joelhos.[3-5] O exame articular propriamente dito já foi descrito em detalhes no Capítulo 2 da Seção I.[3-8]

Qualquer exame laboratorial deve ser solicitado e interpretado com cautela, já que, quanto mais testes são realizados, maior é a probabilidade de resultados falso-positivos, gerando preocupação crescente dos familiares ou do paciente de tratar-se de uma doença grave ou muito rara. A rotina laboratorial mínima deve constar de hemograma completo, provas de atividade inflamatória (VHS e PCR), elementos anormais e sedimentoscopia urinários (EAS), além de exame parasitológico de fezes. Essa rotina mínima vai sendo acrescida de novos exames à medida que a evolução do quadro clínico ou algum exame laboratorial ou de imagem sugiram algum diagnóstico específico. Nos casos em que não houver remissão dos sintomas, está indicado o acompanhamento periódico, com consultas subsequentes em intervalos breves e vigilância constante quanto ao aparecimento de sinais de alerta.[3-5]

## TRATAMENTO

Após certificar-se do diagnóstico de dor funcional, deve-se explicar aos pais sobre a evolução benigna do quadro e da ausência de doença orgânica. Os principais objetivos do tratamento são o alívio da dor e evitar qualquer limitação das atividades da vida diária.[3-7]

Diversas intervenções não farmacológicas mostram-se eficazes para o alívio da dor, por exemplo: desviar a atenção da criança para atividades prazerosas, incentivar a regularidade da frequência escolar e o convívio social. Novas consultas em intervalos breves são de grande valia para fortalecer o vínculo médico-paciente-família, bem como para reavaliar fatores de alívio e piora da dor a fim de detectar e intervir em fatores emocionais subjacentes. Além disso, as consultas periódicas funcionam como apoio e pode-se aproveitá-las para orientar os pacientes e familiares a lidar com a dor, de forma que haja a menor interferência possível nas atividades habituais.[3-7]

Muitas crianças e adolescentes com SADM necessitam de tratamento médico e multidisciplinar com terapia física e ocupacional além de acompanhamento psicológico. Nos casos de maior cronicidade, como os de dor regional complexa e fibromialgia, pode ser necessário o tratamento farmacológico para controle da dor com analgésicos, antidepressivos e relaxantes musculares.[3-7]

## PROGNÓSTICO

Muitas crianças têm resolução espontânea da dor, sobretudo na dor de crescimento, e raramente um adulto tem essa queixa. O prognóstico da fibromialgia juvenil é mais favorável do que em adultos e nem sempre há necessidade de terapia farmacológica. Recaídas podem ocorrer nas SADM e podem indicar um distúrbio psicológico subjacente. Além da recorrência, pode ocorrer associação com outras dores crônicas como cefaleia e dor abdominal, além de outros distúrbios psicológicos, incluindo os de conversão (cegueira, paralisia), pânico, automutilação, distúrbios alimentares e do sono, fadiga crônica e até tentativa de suicídio.[3-6]

## DESAFIOS ATUAIS

A abordagem das dores funcionais nos membros é um desafio, pois requer o conhecimento de todas as manifestações e dos possíveis diagnósticos diferenciais de causas orgânicas. Por essa razão, são sempre importantes a anamnese e o exame físico minuciosos, a busca de possíveis sinais de alerta para causas orgânicas que possam sugerir a necessidade de uma investigação diagnóstica mais específica, bem como valorizar a queixa dolorosa, mas ressaltando a evolução benigna das dores funcionais. Os efeitos da dor e da disfunção secundária na vida do paciente e de sua família devem ser valorizados e, ocasionalmente, intervenções multidisciplinares são necessárias para evitar limitações da vida diária.

## ORIENTAÇÕES AOS PAIS

As dores nos membros são um sintoma muito frequente na infância, podem ter diferentes causas, mas na grande maioria dos casos não têm uma causa orgânica. É importante informar, e até registrar em diários, sobre o local da dor, a duração, o modo de início, em que momento do dia ocorre mais comumente, uso de medicações e sua influência na dor, visando, assim, a auxiliar o pediatra no raciocínio diagnóstico da causa da dor.

## ✓ CONCLUSÃO

As dores nos membros na infância são de origem funcional em cerca de 90% dos casos, ou seja, não se identifica uma condição patológica subjacente, seja anatômica, infecciosa, inflamatória, metabólica ou neoplásica.

As dores de crescimento representam a causa mais frequente de dores nos membros na infância, acometendo preferencialmente a faixa etária entre 4 e 14 anos de idade. Caracterizam-se por dor intensa, episódica, difusa, geralmente unilateral alternante ou bilateral nos membros inferiores (face anterior das coxas e tíbias, panturrilhas ou ocos poplíteos), de duração breve, têm predomínio vespertino ou noturno (podendo até despertar do sono, mas a criança acorda sem queixas no dia seguinte), têm resolução espontânea ou com massagem feita pelos pais. Sua evolução é benigna e autolimitada. Cursam com exames físico, complementares e de imagem absolutamente normais.

## REFERÊNCIAS BIBLIOGRÁFICAS

1. Barbosa CMPL, Hangai L, Terreri MT, Len CA, Hilário MOE. Dor em membros em um serviço de reumatologia pediátrica. Rev Paul Med. 2005; 23(2):63-8.
2. Fuglkjær S, Dissing KB, Hestbaek L. Prevalence and incidence of musculoskeletal extremity complaints in children and adolescents. A systematic review. BMC Musculoskeletal Disorders. 2017;18:418.
3. Sztajnbok F, Rocha KLBM. Dores musculoesqueléticas de origem ortopédica, onco-hematológica e metabólica. In: Júnior DC, Burns DAR, Lopes FA. Tratado de Pediatria da Sociedade Brasileira de Pediatria. 3.ed. São Paulo: Manole, 2014. p.2701-12.
4. Puccini RF, Bresolin AMB. Dores recorrentes na infância e adolescência. J Pediatr. 2003; 79(suppl 1):S65-S76.
5. Liquornik PA, Fonseca AR, Gabel J. Dores recorrentes funcionais. In: Júnior DC, Burns DAR, Lopes FA. Tratado de Pediatria da Sociedade Brasileira de Pediatria. 3.ed. São Paulo: Manole, 2014. p.2473-80.
6. Oliveira SKF. Síndromes da amplificação da dor. In: Oliveira SKF. Reumatologia para pediatras. 2.ed. Rio de Janeiro: Revinter, 2014. p.319-28.
7. Goldenzon AV, Rodrigues MCF. Diagnóstico diferencial de artromialgias na infância. In: Ferreira EL, Vasconcelos MM, Fonseca EMGO. Medicina ambulatorial. Rio de Janeiro: Guanabara Koogan, 2012. p.219-34.
8. Len CA, Terreri MTRA. Síndromes de amplificação da dor musculoesquelética (SAD). In: Júnior DC, Burns DAR, Lopes FA. 3.ed. Tratado de Pediatria da Sociedade Brasileira de Pediatria. São Paulo: Manole, 2014. p.2695-9.
9. Uziel Y, Hashkes P. Growing pains in children. Pediatr Rheumatol. 2007; 5:1-4.
10. Lowe RM, Hashkes PJ. Growing pains: a noninflammatory pain syndrome of early childhood. Nature Rheumatol. 2008; 4(10):542-9.
11. Pavone V, Vescio A, Valenti F, Sapienza M, Sessa G, Testa G. Growing pains: What do we know about etiology? A systematic review. World J Orthop. 2019; 10(4):192-205.
12. Mohanta MP. Growing pains: practitioners' dilemma. Indian Pediatr. 2014; 51:379-83.

13. Lehman PJ, Carl RL. Growing pains: when to be concerned. Sports Health. 2017; 9(2):132-8.
14. Weiss JE, Stinson JN. Pediatric pain syndromes and noninflammatory musculoskeletal pain. Pediatr Clin N Am. 2018; 65:801-26.
15. Weiss JE, Schikler KN, Boneparth AD, Connelly M. Demographic, clinical, and treatment characteristics of the juvenile primary fibromyalgia syndrome cohort enrolled in the Childhood Arthritis and Rheumatology Research Alliance Legacy Registry. Pediatr Rheumatol. 2019; 17:51.

# 5

# DORES MUSCULOESQUELÉTICAS MECÂNICAS

*Marta Cristine Felix Rodrigues*
*Paula Carolina Rocha Silva*

**OBJETIVOS**

- ✓ Conceituar as dores musculoesqueléticas de origem mecânica.
- ✓ Caracterizar as principais manifestações clínicas iniciais e evolutivas, além dos achados nos exames complementares das principais doenças causadoras de dores mecânicas.
- ✓ Correlacionar a fisiopatogenia e os principais tratamentos em curso para as doenças causadoras de dores mecânicas.

## INTRODUÇÃO

As dores musculoesqueléticas não inflamatórias são mais frequentes do que as dores de origem inflamatória e englobam causas infecciosas, funcionais e malignidades já abordadas em outros capítulos. As dores de origem mecânica se diferenciam basicamente das dores de origem inflamatória por não causarem rigidez de repouso e se intensificarem com o movimento, com piora ao longo do dia.[1]

As crianças e os adolescentes em crescimento são suscetíveis a várias dores musculoesqueléticas mecânicas (DMM) que variam em localização e gravidade. Os principais fatores envolvidos são traumas agudos ou repetitivos e superuso, associados a defeitos musculoesqueléticos de ossificação, desalinhamentos, desequilíbrios musculares, tendinosos e proprioceptivos, considerando, ainda, um sistema musculoesquelético em maturação. As DMM, portanto, se localizam mais comumente nas áreas submetidas a um maior impacto como os membros inferiores (quadris, joelhos e tornozelos) e coluna vertebral, com os sintomas relacionados à intensidade da atividade física. São dores geralmente de localização precisa, embora as dores mecânicas possam ser generalizadas em condições que afetam vários sítios suscetíveis, como a síndrome de hipermobilidade articular. O início da dor pode ser agudo, como nas lesões traumáticas; insidioso, como nas osteocondroses; ou intermitente de longa duração, geralmente associado à intensidade do esforço físico, como as lesões de superuso nos atletas jovens e microtraumas por esforço repetitivo.[2]

O diagnóstico e o manejo dessas condições requer uma avaliação inicial atenta do pediatra, que pode diagnosticar e orientar causas comuns e de evolução benigna. O encaminhamento precoce para o acompanhamento especializado com ortopedista deve ocorrer em algumas dessas doenças que podem evoluir com complicações e deformidades. As principais causas de desordens dolorosas de origem mecânica estão listadas no Quadro 1.

**Quadro 1** Causas mecânicas de dores musculoesqueléticas

| |
|---|
| 1 - Síndrome de hipermobilidade articular |
| 2 - Lesões de superuso:<br>▪ Osteocondroses<br>▪ Traumas por esforço repetitivo<br>▪ Fraturas por estresse |
| 3 - Deslocamento epifisário proximal do fêmur (epifisiólise) |
| 4 - Síndrome patelofemoral, plica sinovial, cisto poplíteo |
| 5 - Osteocondrite dissecante |
| 6 - Espondilólise e espondilolistese |

Fonte: Adaptado de Sztajnbok, 2014.[3]

## ASPECTOS EPIDEMIOLÓGICOS

As DMM são mais frequentes nas faixas etárias de maior velocidade de crescimento, entre 10 e 15 anos de idade, embora algumas doenças possuam certas peculiaridades e afetem faixa etária mais jovem (pré-escolar). Ambos os sexos são acometidos e geralmente estão mais relacionadas ao grau de condicionamento físico em relação à intensidade das atividades físicas diárias. Em muitas dessas doenças há história familiar presente.[1]

## FISIOPATOLOGIA

A ocorrência das DMM está associada principalmente ao desequilíbrio entre as alterações do crescimento fisiológico na faixa etária pediátrica, ao desenvolvimento do sistema musculoesquelético do ponto de vista biomecânico e às forças impostas de sobrecarga de peso e impacto com lesões por tração e avulsão. Algumas condições anatômicas podem predispor a traumas e lesões recorrentes, como a hipermobilidade e as desordens posturais. As fases de maior velocidade de crescimento na criança e no adolescente podem causar desequilíbrio biomecânico nos vários componentes do sistema musculoesquelético. Os músculos e tendões podem ser comparativamente mais fortes do que as placas de crescimento e causar injúrias por avulsão nos locais de fixação óssea (apófises). O desequilíbrio entre essas forças é acentuado por desordens associadas, como doenças endócrinas e metabólicas, displasias, sobrepeso, treinamentos esportivos vigorosos e, às vezes, incorretamente executados, superuso nos atletas, sedentarismo, falta de condicionamento físico e lesões por atividades repetitivas.[1-4]

## PRINCIPAIS CAUSAS DE DORES MUSCULOESQUELÉTICAS MECÂNICAS

### Síndrome de hipermobilidade articular benigna

O termo síndrome de hipermobilidade articular benigna (SHAB) é aplicado a dores musculoesqueléticas associadas com hipermobilidade generalizada e frouxidão das articulações, com maior potencial de lesões musculoesqueléticas, sem nenhuma associação com síndromes congênitas ou anormalidades de tecido conjuntivo. Ela é a causa mais comum de dores mecânicas nos membros em crianças, entretanto, nem todo indivíduo com frouxidão articular apresenta queixa dolorosa.[3]

Estima-se que a frequência da hipermobilidade varie entre 8-20%. As crianças mais afetadas têm idade entre 3-10 anos, e meninas cerca de duas vezes mais que meninos. É comum haver a história familiar de SHAB.[4]

Apesar de a maioria das crianças que preenchem os critérios para SHAB apresentar frouxidão articular generalizada, é comum a frouxidão estar presente apenas em algumas articulações, por exemplo, pés planos posturais e *genu recurvatum* (Figura 1). Outras condições musculoesqueléticas são associadas à hipermobilidade: disfunção temporomandibular, síndrome patelofemoral, entorses repetitivas nos tornozelos, certo grau de dificuldade na coordenação motora e estabilidade do tronco. Não há evidências de alteração estrutural nas articulações afetadas.[4,5]

O quadro clínico é caracterizado por queixas dolorosas que surgem à tarde ou à noite, após um período de atividade física. Os pacientes estão raramente incapacitados pela dor, mas algumas evidências sugerem associação com dor crônica recorrente e fibromialgia. As manifestações dolorosas tendem a reduzir com a idade, apesar de alguns adolescentes e adultos continuarem hipermóveis.[3,6]

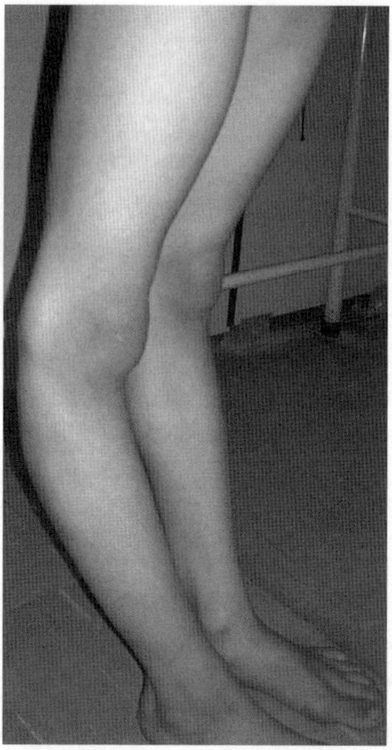

**Figura 1** Hiperextensão dos joelhos – *genu recurvatum* (arquivo pessoal das autoras).

Para o diagnóstico clínico de SHAB é atualmente recomendada a aplicação do escore de Beighton, composto por pontuações na avaliação de amplitude aumentada de alguns movimentos (Quadro 2).[4] Os critérios para o diagnóstico de SHAB de Brighton incorporam a pontuação da escala de Beighton e associam sintomas musculoesqueléticos e extraesqueléticos (Quadro 3).[7,8]

**Quadro 2** Critérios de Beighton para hipermobilidade articular

| |
|---|
| 1 - Dorsiflexão passiva da quinta articulação metacarpofalangeana > 90° |
| 2 - Aposição passiva do polegar na face anterior do antebraço |
| 3 - Hiperextensão dos cotovelos > 10° |
| 4 - Hiperextensão dos joelhos > 10° |
| 5 - Colocação das palmas das mãos no chão, sem flexão dos joelhos |
| Manobras 1 a 4: 1 ponto para cada lado (esquerdo e direito) |
| Manobra 5: 1 ponto |
| Total possível: 9 pontos |
| **Hipermobilidade articular generalizada: pontuação ≥ 4** |
| **SHA: pontuação ≥ 4 com sintomas** |

Fonte: Adaptado de LeBlanc e Houghton, 2016.[4]

**Quadro 3** Critérios de Brighton para SHAB

| Critério maior |
|---|
| 1 - Escore de Beighton ≥ 4 pontos do total de 9 pontos |
| 2 - Artralgia ≥ 4 articulações por mais de 3 meses de duração |
| **Critério menor** |
| 1 - Escore de Beighton 1 ponto, 2 pontos ou 3 pontos do total de 9 pontos |
| 2 - Artralgia em 1 a 3 articulações ou dor na coluna/espondilólise/espondilolistese |
| 3 - Deslocamento/subluxação em mais de uma articulação ou em uma por mais de uma vez |
| 4 - Reumatismo de partes moles (tenossinovite, epicondilite, bursite) ≥ 3 lesões |
| 5 - Fenótipo marfanoide |
| 6 - Alterações da pele: estrias ou afinamento da pele ou hiperextensibilidade ou cicatrizes |
| 7 - Olhos: pálpebras caídas, inclinação antimongólica ou miopia |
| 8 - Veias varicosas ou hérnias ou prolapso retal/uterino |
| **Considerar SHAB: 2 critérios maiores OU 1 maior + 2 menores OU 4 menores** |

Fonte: Adaptado de Grahame et al., 2000.[8]

No manejo da SHAB está indicado o uso de calçados específicos, palmilhas e órteses de proteção. Eventuais doses de anti-inflamatórios não hormonais ou analgésicos (pós-atividade) podem ser necessárias. As crianças mais afetadas podem se beneficiar com fisioterapia com foco em restabelecer a força muscular e o recondicionamento físico ou terapia ocupacional. Natação também é uma excelente opção visando ao reforço da musculatura periarticular, de modo a reduzir a instabilidade articular e melhorar os sintomas dolorosos. Embora a hipermobilidade capacite esses indivíduos para um melhor desempenho em atividades como ginástica olímpica e balé, a piora da dor e a ocorrência de lesões de impacto devem orientar as opções seguras da prática esportiva.[6]

A presença de outros sintomas associados além da hipermobilidade pode orientar na identificação de doenças herdadas que cursam com hipermobilidade articular: síndromes de Marfan, Ehlers-Danlos, Stickler e Down.[3]

## Osteocondroses

Os termos osteocondrose, ou osteocondrite, ou apofisite são usados para descrever um grupo de desordens que afeta o esqueleto em crescimento e que pode acometer as epífises ou os equivalentes epifisários (apófise ou ossos curtos do carpo ou tarso). Têm em comum entre si características anatomopatológicas e de imagem, além de curso clínico autolimitado pelo término da maturação do esqueleto. As diferenças entre elas estão no sítio de localização e potenciais fatores que contribuem para sua etiologia ainda não conhecida completamente.

As osteocondroses resultam de crescimento anormal, trauma, superuso da placa de crescimento em desenvolvimento e dos sítios de ossificação circunjacentes. As lesões que acometem as apófises parecem ser secundárias ao trauma de tração, que pode estar associado ao crescimento assimétrico de estruturas ósseas, musculares e tendinosas. A etiologia das lesões epifisárias parece ser multifatorial com envolvimento de fatores genéticos, endócrinos, traumáticos, vasculares e a existência do crescimento epifisário acelerado. Os atletas jovens com imaturidade esquelética são de alto risco para desenvolverem quadros lesionais dolorosos e algumas desordens esqueléticas. As crianças atualmente treinam de forma excessiva e microtraumas repetitivos podem levar a apofisites e desarranjos nos centros de ossificação epifisários.[6]

No geral, as osteocondroses acometem mais os meninos entre 10 e 14 anos e clinicamente se manifestam com dor localizada, que piora com os exercícios e pode haver edema local. As áreas mais acometidas são quadris, joelhos, pés e coluna. Os sintomas duram por alguns meses até dois anos, quando normalmente se resolvem de forma espontânea com a maturação esquelética. O tratamento conservador é normalmente efetivo e inclui repouso, redução de carga, exercícios de alongamento e, com menos frequência, se faz necessário o uso de analgésicos, gelo e terapia física. O tratamento cirúrgico é raramente necessário. O prognóstico é bom, mas alguns sítios, como o quadril, podem resultar em limitação permanente, incongruência osteoarticular, fratura subcondral com luxação articular e deformidade óssea com desequilíbrio postural e osteoartrite precoce secundária. A prevenção é a melhor forma de atuação para as lesões por superuso.[1,9,10]

O diagnóstico se baseia no quadro clínico, e os achados da evolução das fases patológicas da doença nos exames de imagem: radiografia simples (RX) e ressonância magnética (RM). Na fase patológica inicial ocorre necrose do osso e da cartilagem, e o RX pode demonstrar esclerose óssea. Entretanto, nessa fase o RX pode ainda ser normal, e a RM detecta alterações mais precocemente. Em uma segunda fase, o osso necrosado pode, quando submetido a estresse, sofrer fragmentação e colapso. Segue-se o estágio de revascularização, formação do tecido de granulação, reabsorção dos segmentos necrosados e remodelação do osso, geralmente com alteração da forma e volume.[9,11]

Historicamente, a osteocondrose de cada osso recebe o nome de quem descreveu a doença pela primeira vez, uma prática que resultou em uma lista volumosa de epônimos.

## Doença de Osgood-Schlatter (DOS) e doença de Sinding-Larsen-Johansson (DSLJ)

São osteocondroses que causam dor no joelho ao correr, saltar, subir e descer escadas. Afetam estruturas incompletamente ossificadas (apófises) na origem e na inserção do tendão patelar. A tração do tendão patelar resulta em microfraturas por avulsão na inserção do polo inferior da patela na DSLJ e na tuberosidade anterior da tíbia (TAT) na DOS. Ambas afetam mais comumente meninos; com início entre 10-15 anos na DOS, e na DSLJ entre 9-13 anos.[1]

A DOS é a osteocondrose mais comum em adolescentes, especialmente os praticantes de esportes, pode ser bilateral em até 30% dos casos. Tanto a DOS como a DSLJ causam dor localizada na região anterior do joelho, que piora com atividade de impacto, dor e edema local na TAT (Figura 2A) e no polo inferior da patela, respectivamente.[1,3]

O exame radiológico permite a confirmação diagnóstica pela presença de fragmentação da TAT, ou, muitas vezes, uma verdadeira avulsão dessa tuberosidade na DOS (Figura 2B), e ossificação e calcificação do polo inferior da patela na DSLJ. A ultrassonografia e a RM podem ser realizadas em casos específicos quando há suspeita de complicações como avulsões, fibrose e bursite. O prognóstico é bom, embora em alguns casos a dor persista por até dois anos. O tratamento é conservador e consiste na diminuição das atividades esportivas durante a fase de necrose e fragmentação, terapia física com gelo, fortalecimento muscular adjacente e alongamento.[4]

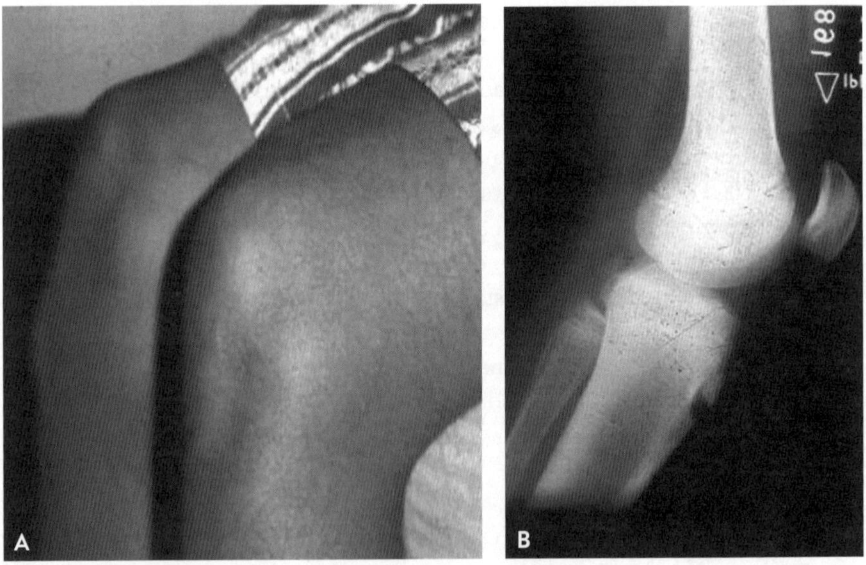


**Figura 2** Doença de Osgood-Schlatter: A) Aumento de volume da região da TAT. B) RX com avulsão da TAT (acervo pessoal das autoras).

## Doença de Sever

Na DS há acometimento da apófise do calcâneo consequente à tração exagerada e repetitiva do tendão do calcâneo e/ou compressão por sobrecarga axial. Tem como principais fatores envolvidos o sobrepeso e a prática de atividades esportivas de impacto, mais comumente o futebol. Os meninos na faixa etária de 8-12 anos são mais afetados e frequentemente é bilateral.[4,10]

A principal queixa é a dor na região plantar do calcanhar que piora com a atividade física. O exame físico evidencia região dolorosa e, às vezes, edema na inserção e na contratura do tendão do calcâneo, além de dificuldade na dorsiflexão do tornozelo. Pode haver claudicação com marcha na ponta do pé, evitando apoiar o calcanhar. Embora seja controversa a necessidade da radiografia para o diagnóstico, a irregularidade da apófise com fragmentação e esclerose pode ocorrer. A RM está indicada nos casos de dor persistente, apesar das orientações terapêuticas conservadoras como repouso das atividades de impacto, crioterapia, analgesia, fisioterapia com alongamento do pé e panturrilha, uso de palmilhas, elevação dos saltos e arco longitudinal do pé visando à redução da carga sobre o calcâneo. A RM pode identificar fraturas por estresse na metáfise do calcâneo com necessidade de imobilização, além do diagnóstico diferencial com fascite plantar e tendinite do calcâneo. O prognóstico habitualmente é excelente, com regressão da dor em duas semanas a dois meses.[9,11]

## Doença de Legg-Calvé-Perthes

É uma osteonecrose idiopática da epífise femoral e ocorre frequentemente em meninos entre 4-10 anos de idade. Pode ser bilateral, mas casos sincrônicos são mais sugestivos de outra etiologia, como a displasia epifisária. A causa exata do distúrbio de vascularização é desconhecida. Há incidência aumentada nos pacientes com baixo peso ao nascer, história familiar e retardo da maturação esquelética.[9,11] Os pacientes apresentam claudicação inicialmente intermitente e insidiosa por semanas, acompanhada ou não de dor no quadril ou dor referida na coxa, região inguinal ou joelho. No exame físico há limitação dolorosa da abdução, rotação medial do quadril afetado. Quadros avançados já mostram discrepância entre os membros e atrofia do membro e do glúteo.

O RX em anteroposterior em dupla abdução ("posição de rã") revela graus variáveis de fragmentação, achatamento e esclerose da epífise femoral, além de aumento do espaço articular (Figura 3). A RM tem maior sensibilidade nas fases iniciais da doença. Apesar de autolimitada, a doença pode evoluir com complicações graves, como osteoartrite secundária à remodelação anormal e alterações anatômicas. O acompanhamento especializado por ortopedia é indispensável. O objetivo do tratamento é manter a mobilidade e congruência do quadril com a epífise femoral centrada no acetábulo. O tratamento conservador inclui repouso

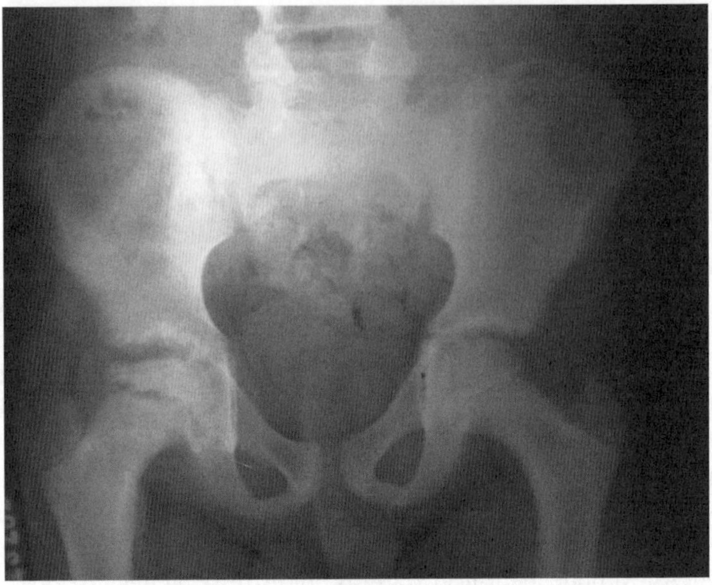

Figura 3 Doença de Legg-Calvé-Perthes: fêmur direito (acervo pessoal das autoras).

das atividades que agravam e inclui o uso de muletas ou órteses para tração ou abdução, além de fisioterapia para manter a mobilidade do quadril. O tratamento cirúrgico está indicado quando ocorre necrose de mais de 50% da cabeça femoral.[9-11]

## Doença de Köhler

A doença incide mais em meninos na idade de 4-8 anos e afeta o osso navicular do tarso, bilateral em 25% dos casos. Há dor na região mediotarsal associada a edema e eritema na região do osso navicular e marcha antálgica com apoio na face lateral do pé. Pode ser visualizado ao RX o osso navicular deformado, achatado, fragmentado e com múltiplas áreas de reabsorção e ossificação irregular com esclerose óssea (Figura 4). O tratamento é conservador com repouso, analgesia, crioterapia, palmilha com apoio do arco plantar e, em alguns casos, imobilização. O prognóstico é bom com resolução em poucos meses.[1,4]

## Doença de Freiberg

É uma osteocondrose das cabeças dos metatarsos, mais frequentemente do 2º e do 3º, afeta sobretudo adolescentes do sexo feminino, está associada à dança. Uma etiologia multifatorial é descrita: traumas, estresses repetitivos, anormalidades biomecânicas, vascularização, calçados impróprios ("salto alto") e fatores

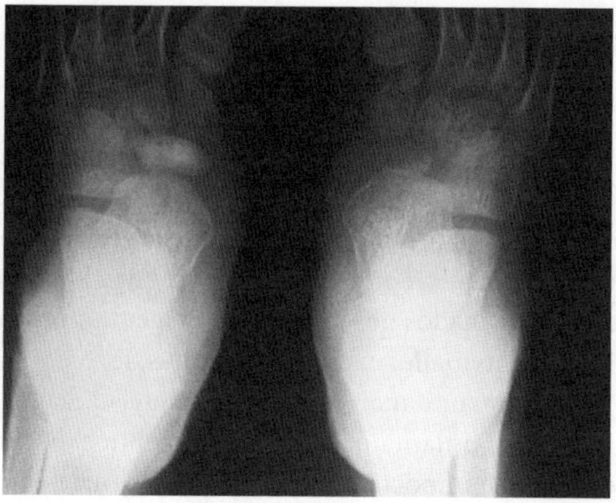

**Figura 4** Doença de Köhler: osteocondrose do osso navicular esquerdo (acervo pessoal das autoras).

genéticos. Há dor na região plantar anterior e nos metatarsos envolvidos, provocando claudicação. As alterações radiológicas precoces incluem aumento da articulação metatarsofalangeana, com achatamento da cabeça do metatarso. A resolução completa ocorre em aproximadamente 2 a 3 anos com a redução de peso sobre a articulação, palmilhas, uso de sapatos com sola rígida e algumas vezes imobilização. Tratamento cirúrgico para os casos refratários.[4]

## Doença de Scheuermann

É uma causa comum de cifose torácica rígida não postural, associada a dor na região dorsal, decorrente da osteocondrose das vértebras torácicas durante o estirão de crescimento. Incide na faixa etária adolescente entre 12 e 15 anos e pode haver história familiar. A apresentação clínica mais frequente é a deformidade torácica, sendo a dor ocasional e geralmente precipitada por atividades físicas. No exame físico há deformidade torácica não corrigida pela hiperextensão da coluna e no decúbito dorsal. As alterações mais comuns no RX anteroposterior e lateral da coluna são cifose (45 graus, ângulo de Cobb), geralmente entre T4 e T9, com deformidade anterior em cunha do corpo vertebral (acima de 5 graus), além de irregularidades das placas de crescimento terminais, estreitamento dos discos intervertebrais e escoliose. O tratamento da doença de Scheuermann é geralmente conservador com fisioterapia e, em alguns casos, coletes para prevenir a flexão da coluna com acompanhamento do ortopedista. A intervenção cirúrgica é raramente necessária e indicada no caso de curvaturas acima de 70 graus, dor persistente ou alterações neurológicas.[4,10]

## Outras causas de dor mecânica

### Dor na coluna

Não é uma condição que afeta apenas os adultos, com uma incidência que se eleva à medida que se passa da infância para a adolescência. Deve-se ao crescimento acelerado associado à deficiente condição física e a hábitos sedentários ou lesões por superuso. Diferentemente do quadro na faixa etária adulta, é comum a correlação da dor com achados nos exames de imagem. A probabilidade de uma causa morfológica – como malformações congênitas, infecções e tumores – para a dor na coluna é maior quanto mais jovem o paciente. O diagnóstico diferencial com as espondiloartrites inflamatórias no adolescente e discite infecciosa nos lactentes e pré-escolares é importante. Na avaliação clínica é fundamental considerar sinais de alerta na faixa etária pediátrica: idade menor que cinco anos, dor irradiada, duração superior a quatro semanas e que limite as atividades diárias, história de trauma, contato com tuberculose, perda ponderal, sinais sistêmicos ou história sugestiva de neoplasia.

A doença de Scheuermann, a escoliose e a espondilólise são causas mecânicas frequentes. A escoliose idiopática não está normalmente associada à dor, exceto se houver curvatura toracolombar acentuada ou patologia da medula espinhal associada.[12]

#### *Espondilólise e espondilolistese*

A espondilólise é um defeito na porção cartilaginosa da *pars interarticularis* da parte lombar da coluna, mais frequentemente L5 e L4, unilateral ou bilateral e secundária, geralmente, a um trauma agudo ou fratura por estresse. É a causa mais comum de dor na coluna em atletas jovens nas lesões por superuso ou, menos frequentemente, trauma agudo, em que ocorre hiperextensão e rotação da coluna repetidamente (mergulho, remo, ginastas, dança, *skate*, futebol). Outros fatores são também associados, como predisposição genética e defeitos espinhais preexistentes, como a espinha bífida.

Ocorre mais frequentemente no adolescente, é rara antes dos cinco anos e incomum na idade adulta. A espondilólise é uma condição benigna geralmente assintomática, mas o esforço físico ocasional pode ocasionar dor lombar que tende a melhorar com medidas conservadoras, como repouso transitório e fisioterapia.

A maior preocupação é quando a vértebra afetada desliza anteriormente sobre a outra e causa a espondilolistese, que pode causar dor lombar mais intensa com irradiação para o glúteo e região posterior da coxa. No exame físico pode ocorrer hiperlordose, espasmo da musculatura paravertebral e dor precipitada pela hiperextensão da parte lombar da coluna com elevação do membro inferior e palpação local. No RX da parte lombossacral da coluna AP, lateral e oblíqua há alongamento da *pars interarticularis* ou esclerose, indicando a fratura por estresse e também o deslizamento, geralmente de L5 sobre S1. A tomografia computadorizada (TC) e a cintilografia podem também diagnosticar, mas atualmente, pela radiação excessiva, são substituídas pela RM. A RM é especialmente útil nos casos de dor refratária às medidas conservadoras, casos atípicos e sintomas neurológicos associados à espondilolistese. A maioria dos pacientes responde ao tratamento conservador com repouso das atividades físicas esportivas e fisioterapia, e a cirurgia raramente é necessária.[12]

#### *Herniação do disco lombar*

A protrusão discal pode ocorrer em adolescentes atletas submetidos a trauma por esportes de colisão e superuso, principalmente naqueles com alterações vertebrais preexistentes (doença de Scheuermann, espondilolistese, escoliose). Geralmente acomete as regiões de L4-5 ou L5-S1 e causa dor lombar com ou sem componente ciático. Ao exame há limitação da flexão anterior da coluna e postura com escoliose antálgica. A RM confirma o diagnóstico e afasta fraturas apofisárias que podem estar associadas a grandes herniações. O tratamento conservador é quase sempre resolutivo e a cirurgia limitada aos raros casos associados a manifestações neurológicas.[4]

### Dor no quadril

É fundamental o diagnóstico e o manejo precoce das patologias que acometem a articulação do quadril na faixa etária pediátrica, já que podem levar a complicações graves como instabilidade do quadril, deformidades do crescimento e doença degenerativa na idade adulta. A história clínica de instalação da claudicação, dor local ou referida para coxa e joelho, o exame físico com limitação da mobilidade e os exames de imagem auxiliam no diagnóstico diferencial, que variam de condições autolimitadas e agudas, como a sinovite transitória do quadril, a quadros de artrite séptica e condrólise. A doença de Legg-Calvé-Perthes anteriormente abordada neste capítulo e a epifisiólise são causas frequentes de patologia no quadril na faixa etária pediátrica.

#### *Epifisiólise*

É o deslocamento da epífise femoral proximal, causando translação e rotação lateral da metáfise em relação à epífise femoral. Pode ser bilateral em 18 a 60% dos casos. É a patologia do quadril mais frequente no adolescente. Acomete mais a faixa etária de 8-15 anos, o sexo masculino e os obesos. Há também associação com as fases de crescimento rápido, doenças endócrinas e metabólicas (hipotireoidismo, pan-hipopituitarismo e deficiência de hormônio de crescimento-GH) e fatores biomecânicos como retroversão femoral.[13]

O início pode ser insidioso, intermitente ou agudo se precipitado por um trauma, com dor no quadril, região inguinal, coxa ou joelho. A marcha é antálgica e claudicante, e o membro inferior mantido em abdução e rotação lateral com limitação da adução e rotação medial.

O RX do quadril em AP, lateral e dupla abdução confirma o diagnóstico e define o grau do deslizamento. Há alargamento da placa de crescimento, irregularidade e deslizamento posteroinferior da cabeça femoral.

A RM está indicada nos casos duvidosos e nos casos com necessidade de avaliar o quadril contralateral em pacientes de risco para um novo deslizamento. Pode evidenciar alargamento da fise, sinovite, derrame articular, edema em torno da fise e casos já complicados por necrose avascular e condrólise secundária.

O tratamento é sempre cirúrgico, mediante fixação com parafuso e estabilização da epífise (Figura 5). O acometimento bilateral pode ocorrer especialmente entre 12 e 18 meses do primeiro deslizamento. Os pacientes com idade abaixo de 10 anos, acima de 16 anos e não obesos devem ser investigados para doenças da tireoide e anormalidades do hormônio do crescimento (GH). O pior prognóstico está associado ao atraso do tratamento e à gravidade do deslizamento com aumento do risco de osteonecrose, condrólise, síndrome do impacto femoroacetabular e osteoartrite.[4]

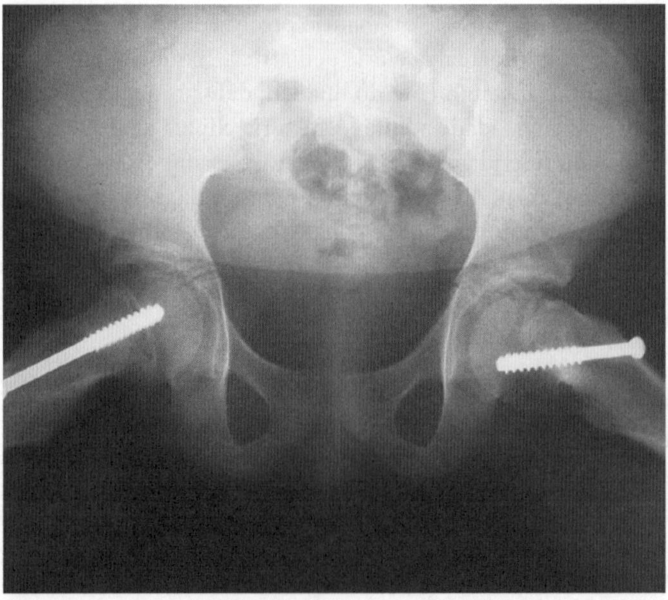

**Figura 5** Epifisiólise da cabeça femoral esquerda com fixação bilateral (acervo pessoal das autoras).

*Apofisite da pelve*

São lesões por estresse e superuso na inserção de músculos abdominais e do quadril na pelve. Algumas vezes pode haver fraturas por avulsão da apófise em virtude de contraturas musculares e tendinosas súbitas e intensas. Os locais de maior frequência são a crista e espinhas ilíacas, túber isquiático e trocanter menor. Os adolescentes atletas normalmente se apresentam com dor local e limitação do movimento. A RM é útil nos casos de avulsão suspeita não visualizada ao RX. O tratamento é conservador com repouso, crioterapia, fisioterapia e analgesia.[4]

## Dor no joelho

É uma das queixas de dor musculoesquelética de causa mecânica mais frequente na criança e no adolescente praticantes de esportes. Pode ser causada por doenças do joelho ou dor referida por alterações de estruturas adjacentes ou até mesmo patologias do quadril. As osteocondroses que causam dor no joelho (DOS e DSLJ) já foram abordadas anteriormente.

*Osteocondrite dissecante*

É uma necrose óssea idiopática que causa perda da continuidade do osso subcondral, da cartilagem articular e fragmentos soltos no espaço articular. Embora outras articulações como cotovelo e tornozelo possam ser acometidas, na maioria das vezes (75%) o joelho é afetado no côndilo medial do fêmur. A faixa etária de 10 a 19 anos e o sexo masculino são os mais afetados. Alguns fatores de risco como traumas repetitivos, história familiar e doenças endócrinas podem estar implicados na patogenia. O quadro clínico cursa com dor difusa no joelho, sensação de "joelho travado ou frouxo" durante a atividade física e efusão articular recorrente. O diagnóstico é radiológico e a RM auxilia na identificação de fragmentos soltos. O tratamento é inicialmente conservador com repouso, imobilização e fisioterapia. A artroscopia pode ser útil na remoção dos fragmentos soltos.[1,4,5]

*Síndrome patelofemoral (SPF)*

É uma das principais causas de dor na região anterior do joelho na pediatria, mais comum em adolescentes do sexo feminino. O desequilíbrio de forças que controlam a estabilidade da patela durante a flexão e extensão resulta em dor ao redor e por trás da patela, desencadeada por superuso, exercícios de impacto como correr, agachamento, subir e descer escadas ou permanecer sentado com o joelho em flexão. Ao exame físico pode ser observado desalinhamento da extremidade inferior com discrepância de comprimento, deformidades anatômicas e posturais do joelho (valgo), pés planos, anterversão femoral, desequilíbrio da musculatura do quadril, tronco e quadríceps. Os exames de imagem são normais e devem ser indicados em casos de dor sem alívio após fisioterapia. A condromalacia ou condropatia patelar pode ocorrer, mas isoladamente não é mais considerada associada à causa da dor no joelho.[1,4]

#### *Plica sinovial*

O joelho possui pregas remanescentes embrionárias que geralmente não produzem qualquer sintoma, mas que podem causar dor em razão da inflamação por microtraumas repetitivos e superuso. O diagnóstico pode ser feito com auxílio do ultrassom ou da RM. O tratamento é conservador com analgesia, crioterapia e fisioterapia. A cirurgia raramente é necessária.[3,4]

#### *Cisto poplíteo*

Também conhecido por cisto de Baker, é um cisto sinovial que pode aparecer na região posteromedial, que geralmente não causa dor e involui espontaneamente. Causa dor quando atinge grandes tamanhos.[5]

### Traumas agudos, repetitivos e fraturas por estresse

As lesões por superuso são causadas pela prática desordenada e não corretamente supervisionada de atividades esportivas e várias delas já foram abordadas como causa mecânica de dor musculoesquelética. Algumas atividades associadas aos hábitos da vida diária, como o uso excessivo de mídia digital, digitar mensagens de texto, *videogame*, além de introdução precoce de adolescentes em atividades laborais podem causar dor em qualquer segmento do corpo, mais comumente membros superiores, partes cervical e lombar da coluna. Essas lesões podem ser complexas, inclusive com roturas de tendões.

O osso normal submetido a um estresse repetitivo e excessivo, com desequilíbrio entre a reabsorção e a regeneração óssea, pode sofrer fraturas por estresse. Os locais mais frequentes estão no terço médio da tíbia e nos metatarsos. O RX pode ser normal nas duas primeiras semanas e a RM detecta precocemente as fraturas.

Edema localizado na articulação após um trauma agudo sugere hemartrose e pode estar associado a lesões ligamentares e menisco. No caso de recorrência desses quadros é importante afastar coagulopatias associadas, como a hemofilia e a doença de von Willebrand.[1,2]

## DESAFIOS ATUAIS

As dores de origem mecânica aumentam a cada dia sua incidência na faixa etária pediátrica e estão relacionadas diretamente aos ajustes nos hábitos da vida diária, atividades físicas supervisionadas e a identificação precoce de condições de crescimento e desenvolvimento anormal de estruturas do sistema musculoesquelético.

## ORIENTAÇÕES AOS PAIS

As dores de origem mecânica na faixa etária pediátrica estão bastante associadas ao condicionamento físico em um organismo imaturo em crescimento. As atividades físicas devem ser estimuladas de uma forma supervisionada, adequando a intensidade, o tipo e, quando ocasionarem qualquer manifestação dolorosa, devem ser interrompidas e investigadas pelo médico assistente.

## ✓ CONCLUSÃO

As dores mecânicas musculoesqueléticas são causadas por um grupo de desordens em que se identifica um desequilíbrio biomecânico, com o sistema musculoesquelético em maturação submetido a forças de sobrecarga de peso e impacto. As queixas de dor aparecem geralmente na faixa etária escolar e adolescente nas fases de crescimento rápido.

A síndrome de hipermobilidade articular benigna é a causa mais frequente de dor mecânica generalizada que não limita as atividades da vida diária.

Dores localizadas estão associadas à combinação de um distúrbio do crescimento, superuso ou traumas repetitivos e são mais comuns nos membros inferiores e na coluna vertebral.

As osteocondroses são doenças que acometem as epífises, apófise ou ossos curtos, podendo estar associadas a atividades esportivas e superuso. A doença de Osgood-Schlatter é uma causa frequente de dor no joelho de evolução benigna e curso autolimitado, assim como a doença de Sever no calcâneo. Algumas osteocondroses, como a doença de Scheuermann e a doença de Legg-Calvé-Perthes, podem evoluir com complicações graves e necessitam sempre um acompanhamento profissional especializado com ortopedista. O mesmo ocorre com outras doenças que acometem o quadril (epifisiólise) e a coluna vertebral (espondilólise e espondilolistese). O diagnóstico diferencial das dores mecânicas inclui várias desordens ortopédicas, e o tratamento da maioria delas na faixa etária pediátrica é conservador, com repouso da região dolorosa, crioterapia e terapia física.

## REFERÊNCIAS BIBLIOGRÁFICAS

1. Weiss JE, Stinson JN. Pediatric pain syndromes and noninflammatory musculoskeletal pain. Pediatr Clin North Am. 2018; 65(4):801-26.

2. Haines KA. The approach to the child with joint complaints. Pediatr Clin North Am. 2018; 65(4):623-38.
3. Sztajnbok FR. Condições ortopédicas. In: Oliveira SKF. Reumatologia para pediatras. 2.ed. Rio de Janeiro: Revinter, 2014. p.493-5.
4. LeBlanc C, Houghton K. Noninflammatory causes of musculoskeletal pain. In: Petty RE, Laxer RM, Lindsley CB, Wedderburn RL. Textbook of Pediatric Rheumatology. 7.ed. Philadelphia: WB Saunders, 2016. p.663-92.
5. Falkerslev S, Baagø C, Alkjær T, Remvig L, Halkjær-Kristensen J, Larsen PK et al. Dynamic balance during gait in children and adults with generalized joint hypermobility. Clin Biomech. 2013; 28(3):318-24.
6. Sztajnbok FR, Campos LL, Marques AFGS, Almeida RG, Silva RM, Carneiro BL et al. Dores nos membros. Adolesc Saude. 2009; 6(3):24-9.
7. Beighton P, Solomon L, Soskolne CL. Articular mobility in an African population. Ann Rheum Dis. 1973; 32(5):413-8.
8. Grahame R, Bird HA, Child A. The revised (Brighton 1998) criteria for the diagnosis of benign joint hypermobility syndrome (BJHS). J Rheumatol. 2000; 27(7):1777-9.
9. Jr Atanda A, Shah SA, O' Brien K. Osteochondrosis: common causes of pain in growing bones. Am Fam Physician. 2011; 83(3):285-91.
10. Danger F, Wasyliw C, Varich L. Osteochondroses. Semin Musculoskel Radiol. 2018; 22(1):118-24.
11. Doyle SM, Monahan A. Osteochondroses: a clinical review for the pediatrician. Curr Opin Pediatr. 2010; 22(1):41-6.
12. Hasler CC. Back pain during growth. Swiss Med Wkly. 2013; 143:1-22.
13. Dobbe AM, Gibons PJ. Common paediatric conditions of lower limb. J Paediatr and Child Health. 2017; 53(11):1077-85.

6

# DORES MUSCULOESQUELÉTICAS DE ORIGEM HEMATOLÓGICA

*Hélia Anita Pedro Cidade*
*Laís de Paiva Gabriel*
*Elaine Sobral da Costa*

**OBJETIVOS**

- ✓ Citar as principais causas de dor musculoesquelética de origem hematológica.
- ✓ Abordar a fisiopatologia das principais doenças hematológicas que podem causar dor musculoesquelética.
- ✓ Orientar o pediatra geral sobre como suspeitar e realizar o início da investigação diagnóstica.

## INTRODUÇÃO

As dores musculoesqueléticas são manifestações relativamente comuns na infância. Diferenciar as causas benignas e as de origem reumatológica, daquelas secundárias a doenças hematológicas benignas ou não, é de suma importância no tratamento de doenças potencialmente malignas ou deformantes.

O diagnóstico precoce permanece sendo o divisor de águas no curso da doença de base em crianças, uma vez que em algumas situações há necessidade de tratamento urgente, dada a gravidade de certas enfermidades. É fundamental a realização de anamnese e exame físico completos para uma melhor elucidação diagnóstica, sejam as dores de causa hematológica ou não.

Em algumas doenças hematológicas a dor óssea, a artralgia ou a artrite podem ser a primeira manifestação clínica, sendo necessário ter conhecimento das principais etiologias para um diagnóstico precoce e, consequentemente, um manejo adequado com melhor sobrevida.

Felizmente, o diagnóstico da maioria das doenças vem se tornando cada vez mais aprimorado e acessível, por exemplo, o teste do pezinho no diagnóstico da anemia falciforme, o que permite um manejo adequado e precoce desses pacientes.

Neste capítulo serão abordadas a doença falciforme, as talassemias, as leucemias agudas e os linfomas.

## DOENÇA FALCIFORME

As hemoglobinopatias são doenças causadas por mutações pontuais nos genes das cadeias proteicas que compõem a hemoglobina (Hb).[1] A mais frequente delas é causada por uma mutação pontual no gene da cadeia beta (β) da Hb, que leva à troca de um ácido glutâmico por uma valina na posição 6. Tal mutação acarreta uma alteração estrutural da proteína, levando a uma Hb variante - a HbS. Quando ocorre em homozigose (HbSS) é chamada anemia falciforme (AF), que é uma doença de origem hereditária autossômica recessiva.[2] Se há heterozigose (HbA/HbS) o indivíduo não tem doença, mas é portador do chamado traço falciforme ou traço falcêmico. Por fim, quando ocorre em associação com outras doenças da hemoglobina (as talassemias ou as hemoglobinopatias), denominamos essas condições sob o nome genérico de doença falciforme (DF). Nesse grupo estão contidas, por exemplo, a talassemia $\beta^{+}$/S, a talassemia $\beta^{0}$/S (sendo $\beta^{+}$: um gene acometido e $\beta^{0}$: dois genes acometidos para talassemia), as hemoglobinopatias SC, SD, etc.[3]

### Aspectos epidemiológicos

A anemia falciforme se originou no continente africano, mas atualmente está presente em todos os continentes como consequência de migrações populacionais. O Brasil apresenta uma das populações com maior diversidade genética do mundo, com grande número de doentes falcêmicos. A maior prevalência desses doentes está nas regiões Sudeste, Nordeste e Norte. Estima-se que 4% da população brasileira tenham o traço falciforme e que 25.000-50.000 pessoas tenham a doença em estado homozigótico (SS – anemia falciforme) ou na condição de heterozigotos compostos (SC, SD, SE, S).[1]

### Fisiopatologia

A alteração estrutural da Hb variante HbS faz com que uma área hidrofóbica de proteína seja exposta. Há a formação de polímeros de HbS que, associados a um processo de desidratação celular e enrijecimento da membrana plasmática, geram a deformação das hemácias em forma de foice (falcilização).[2] A nova forma das hemácias dificulta a circulação na microvasculatura. A formação de microtrombos (processo de vaso-oclusão) causa pequenos infartos em diferentes tecidos e no sistema musculoesquelético, gerando a dactilite e a osteonecrose. Associado a isso, os microinfartos no baço provocam um dano no processo de opsonização por germes encapsulados, favorecendo complicações infecciosas como osteomielite e artrite séptica.

## Quadro clínico

O quadro clínico varia dependendo da região acometida, do tipo de lesão ou da complicação ocasionada pela DF. A dor vaso-oclusiva aguda que gera dano tissular é o principal sintoma na DF e é o principal fator de internação hospitalar nesses pacientes. A dor pode ter um curso de 3-4 dias e até estender-se por semanas se houver complicações. A dor vaso-oclusiva pode predispor a diversas complicações, principalmente as ortopédicas, por perda da arquitetura da medula óssea (colapso ósseo, substituição gordurosa da medula óssea na tentativa de compensar a anemia hemolítica crônica, etc.).[2]

Na infância, principalmente em crianças entre seis meses e dois anos de idade, a dactilite é o principal sinal da doença. Na síndrome mão-pé ocorre uma inflamação aguda, por vaso-oclusão, dos tecidos ao redor dos ossos de mãos e pés. Essa crise, que tem apresentação intermitente, gera dor importante nos lactentes, deixando-os muito irritados e chorosos. Já nas crianças com mais idade ocorrem as complicações como infartos ósseos e necrose. A necrose avascular de cabeça do fêmur pode ocasionar dor óssea, claudicação e dor muscular. A queixa dolorosa também pode ser causada por outras complicações associadas, como osteomielite, artrite séptica e úlceras nos membros inferiores. Esses múltiplos processos de agressão ao sistema musculoesquelético, com o passar dos anos, podem causar osteopenia e alteração do crescimento dessas crianças.

Como a DF é uma doença com múltiplos acometimentos, as dores musculoesqueléticas podem estar associadas a um quadro clínico amplo, como anemia hemolítica, sequestro esplênico, acidente vascular cerebral, hipertensão pulmonar, priapismo, pneumonias, entre outras.[2]

## Propedêutica

O diagnóstico das diversas formas de doença falciforme é dividido em período neonatal e após o sexto mês de vida. No recém-nascido, a triagem é realizada com o teste do pezinho, que deverá ser confirmado após os seis meses para um diagnóstico preciso, com hemograma, eletroforese de hemoglobina e dosagens da hemoglobina fetal. Quando ocorre suspeita de associação com talassemia alfa (cerca de 20% dos casos),[1] o diagnóstico só é possível por técnicas de genética molecular, como reação em cadeia pela polimerase (PCR) e *Southern blotting*.[1] Após o sexto mês de vida, no hemograma, o volume corpuscular médio (VCM) e hemoglobina corpuscular média (HCM) podem estar reduzidos, sugerindo indícios de hemoglobinopatia.[2]

É sempre importante reforçar que uma boa anamnese com histórico familiar é de suma importância. Nos diagnósticos tardios da anemia falciforme ou nas crises falcêmicas, o exame físico pode contribuir mais na avaliação. Com o passar do tempo, os exames de imagem mostram-se cada vez mais alterados, como visceromegalias à ultrassonografia, imagens de raios X sugestivas de infartos ósseos, entre outros achados.

### Tratamento

O objetivo do tratamento é atenuar o curso natural da doença, evitar lesões osteomusculares incapacitantes e promover intervenção nos casos com lesões osteomusculares permanentes que necessitem de programas de reabilitação. Esse objetivo é atingido mantendo-se níveis reduzidos das hemácias falcêmicas na corrente sanguínea com a terapia de troca e o uso da hidroxiureia, associados ao uso de antibiótico profilático continuamente, na tentativa de minimizar as complicações infecciosas e, nos casos graves, transplante de medula óssea.

Há necessidade de um acompanhamento multidisciplinar e o tratamento dependerá do modo de apresentação da doença e das intempéries que o paciente vai apresentar no percurso.

### Prevenção e prognóstico

A triagem neonatal com o teste do pezinho e posterior confirmação do diagnóstico com a eletroforese de hemoglobina, que será possível após os 6 meses de idade, faz com que o início do tratamento seja estabelecido mais precocemente.

Atualmente, com o diagnóstico precoce e as novas terapias disponíveis, a história natural da doença se modificou. As crianças apresentam menos complicações e lesões incapacitantes permanentes. O grande desafio da DF é manter um alto índice de diagnóstico precoce, buscar novos tratamentos para controle da doença e disponibilizar tratamento adequado a essas crianças.

## TALASSEMIAS

As talassemias são hemoglobinopatias quantitativas, que englobam um grupo heterogêneo de doenças. São decorrentes de mutações pontuais nos genes das cadeias proteicas que formam a Hb. Tais mutações promovem a redução ou a ausência de síntese de uma ou mais cadeias de globina, ocasionando um desequilíbrio na produção das cadeias de globina alfa e não alfa (beta, gama e delta), sendo as formas mais comuns as talassemias alfa e beta.[4]

## Aspectos epidemiológicos

A talassemia alfa é mais comum em pacientes afrodescendentes, em virtude de sua maior prevalência nas regiões endêmicas para malária. Já a talassemia beta é uma doença mais prevalente em pacientes com origem na região do Mediterrâneo. Embora a mutação genética tenha sido encontrada em vários grupos étnicos, a maioria das crianças é de origem italiana. No Sul do Brasil, em razão da intensa migração europeia, encontra-se a maior concentração de pacientes beta-talassêmicos.[5]

## Fisiopatologia

As talassemias constituem um grupo heterogêneo de doenças genéticas caracterizadas pela redução ou ausência da síntese de um dos tipos de cadeias de globina que formam as hemoglobinas. Dependendo da cadeia cuja síntese esteja afetada, são classificadas em talassemias alfa ou talassemias beta. O indivíduo afetado pode ser heterozigoto (tem somente um gene beta-talassêmico) ou homozigoto (tem dois genes beta-talassêmicos).

As talassemias exibem grande heterogeneidade molecular: há diversos subtipos de genes beta-talassêmicos que diferem quanto à gravidade. Assim, muitos homozigotos são na verdade heterozigotos compostos porque possuem dois genes beta-talassêmicos com defeitos moleculares diferentes, o que origina grande variedade clínica.

## Quadro clínico

A doença é subdividida em três apresentações: 1) talassemia minor/traço talassêmico (paciente é assintomático ou apresenta anemia leve); 2) talassemia intermediária (varia de um quadro leve a moderado); e 3) talassemia maior, em que o paciente é muito sintomático, com necessidade transfusional crônica.

A sintomatologia vai decorrer do grau de anemia, da expansão eritroide extramedular e do número de transfusões sanguíneas. Os pacientes mais graves podem apresentar, desde tenra idade, dor, deformidades ósseas e dentárias, decorrentes da eritropoiese extramedular.[3] Com o passar dos anos, aparecem as complicações endócrinas como hipotireoidismo, hipogonadismo, hipoparatireoidismo, osteoporose e suas consequências. Por fim, podem ocorrer lesões renais, hepáticas e de outros órgãos por sobrecarga de ferro.

## Propedêutica

Como sempre, a abordagem diagnóstica deve se iniciar com anamnese e exame físico minuciosos. O diagnóstico laboratorial é complexo e necessita de uma suspeita diagnóstica para iniciar a investigação. A eletroforese qualitativa e quantitativa de Hb é utilizada como método de triagem para detecção das hemoglobinopatias. Também pode ser usada a cromatografia líquida de alta performance – HPLC (do inglês *High Performance Liquid Chromatography*) para pesquisa de hemoglobinas variantes e para quantificação da concentração da Hb A2, da Hb A e da Hb F.[4] A etapa final para identificação das hemoglobinas variantes ou incomuns consiste nos métodos de biologia molecular realizados por meio de reação em cadeia de polimerase (PCR) e sequenciamento de DNA.[4]

O hemograma e a eletroforese de hemoglobina são fundamentais para o diagnóstico de talassemias. No entanto, nas talassemias beta minor/traço talassêmico, por terem manifestações mais discretas, o diagnóstico definitivo necessita da utilização de técnicas de síntese de cadeias ou de biologia molecular com sondas de ácido desoxirribonucleico (DNA).[4] Esses pacientes apresentam discreto grau de anemia microcítica e hipocrômica, sendo muitas vezes erroneamente tratados como anemia por deficiência de ferro.

Já na talassemia beta maior, há uma redução ou ausência de síntese das cadeias beta, manifestando anemia já no primeiro ano de vida. E tais crianças passam a depender de transfusões sanguíneas, tornando com isso a suspeição diagnóstica mais forte. Laboratorialmente, em geral há moderada a intensa microcitose e hipocromia, cursando com algum grau de hemólise e reticulocitose.[4] Além disso, pode haver pancitopenia na presença de hiperesplenismo, mostrando um quadro mais exuberante de sinais e sintomas com o passar do tempo.

Conforme o crescimento da criança e as consequências da doença, o exame físico é mais característico. Podem ser observados palidez mucocutânea, hepatoesplenomegalia, deformidades ósseas, pigmentação marrom da pele, assim como sinais e sintomas de distúrbios cardíacos e distúrbios endócrinos.

## Tratamento

Nas apresentações mais graves das síndromes talassêmicas as transfusões sanguíneas regulares são o ponto central no tratamento, visando a atingir um adequado transporte de oxigênio aos tecidos e assim propiciar crescimento e desenvolvimento adequados.[3] Além disso, a correção da anemia evita a eritropoiese extramedular, que por sua vez previne as deformidades ósseas. Outra medida importantíssima é a quelação do ferro proveniente das múltiplas transfusões, evitando, assim, danos orgânicos.

### Prevenção e prognóstico

A talassemia é uma doença congênita, a qual só pode ser prevenida se os pais souberem que são portadores do gene. Dessa forma, o médico pode fazer o aconselhamento genético para as gestações futuras, dando o poder de escolha aos pais e esclarecendo as dúvidas e especificações da doença em cada caso. Ter esse diagnóstico precocemente melhora o prognóstico, uma vez que essa criança poderá ser mais bem manejada do ponto de vista terapêutico, quando necessário.

## LEUCEMIAS AGUDAS E LINFOMAS

### Aspectos epidemiológicos

As neoplasias hematológicas na pediatria são doenças malignas multifatoriais. Os tipos mais comuns são as leucemias agudas e os linfomas de Hodgkin e não Hodgkin.

As leucemias são subdivididas em crônicas e agudas. As formas agudas são responsáveis por 95% das causas na infância.[6] Podem ser classificadas, de acordo com a linhagem celular de origem, em leucemia linfoblástica aguda (LLA), para as que acometem os precursores linfoides, ou leucemia mieloide aguda (LMA), para as que acometem os precursores mieloides. Em menores de 15 anos, a LLA corresponde a 25,4% dos casos de neoplasia em crianças, enquanto a LMA representa 5%.[7]

Já os linfomas são classificados em linfoma de Hodgkin e não Hodgkin. O primeiro corresponde a 4% das neoplasias pediátricas, e o segundo a 5,9%.[7]

### Quadro clínico

Ao contrário dos tumores nos adultos que frequentemente cursam com perda de peso ou síndrome consumptiva, as neoplasias da infância em geral não alteram o ganho ponderal nas fases iniciais. Como exceção vale ressaltar o linfoma de Hodgkin, que cursa com perda de peso, febre, sudorese e anorexia.

A infiltração blástica da medula óssea sempre está presente na leucemia, porém nos linfomas só ocorre quando há leucemização. Quando presente, leva a palidez e astenia pela anemia, infecções pela neutropenia e sangramentos pela plaquetopenia.

No linfoma não Hodgkin, a apresentação vai depender da localização, podendo envolver linfonodos abdominais, intestino, mediastino, pele, pulmão e músculos. Os subtipos mais comuns na infância são o linfoma de Burkitt, o linfoma linfoblástico, o linfoma de grandes células e o linfoma anaplásico.

As manifestações musculoesqueléticas, que mimetizam doenças de origem reumatológica ou ortopédicas são mais comuns na leucemia aguda, mas também podem fazer parte do quadro clínico dos linfomas. A fisiopatologia da dor óssea nas leucemias e nos linfomas é explicada pela produção aumentada de células blásticas na medula óssea dos ossos longos com compressão do endósteo, enquanto a artralgia é relacionada a lesões periosteais.[7] É comum dor óssea, artrite, artralgia ou mialgia. Geralmente, o sintoma é desproporcional aos achados menos evidentes do exame físico.[8] A dor em membros pode ser a primeira manifestação de um câncer hematológico,[9] o que comumente leva o pediatra a encaminhar seus pacientes para ortopedistas e reumatologistas, causando um retardo no diagnóstico correto e tratamento.[9] É necessário lembrar que esses doentes muitas vezes são conduzidos erroneamente com a prescrição de corticoides. O uso de corticoides antes da avaliação da medula óssea levará a um maior atraso para o diagnóstico hematológico, cursando com alteração da citologia e histologia da medula óssea, além de uma possível redução subsequente da resposta ao tratamento quimioterápico.[10]

## Propedêutica

Na anamnese a criança pode referir dor óssea, sangramentos ou até mesmo astenia, porém muitas vezes essas crianças encontram-se em bom estado geral, com poucas queixas ou mesmo com queixas inespecíficas. No exame físico pode-se evidenciar dor óssea desproporcional ao exame físico, palidez, petéquias, equimoses. É possível que o paciente também apresente linfonodomegalias e hepatoesplenomegalia. Lembrando que não é necessário que estes estejam presentes ao diagnóstico.

Na infiltração medular por células blásticas, ocorre a diminuição da hematopoiese normal, levando a sintomas relacionados com a diminuição da produção de cada linhagem celular: *i*) trombocitopenia que ocasiona petéquias, equimoses, sangramentos, *ii*) neutropenia que leva a infecções e *iii*) anemia, que em crianças maiores acarreta astenia, taquicardia e hipotensão, e em crianças menores cursa com taquicardia, taquipneia e hepatomegalia transitória. Nas leucemias agudas, o restante do quadro clínico dependerá do local de infiltração, sendo possível o acometimento de testículos, sistema nervoso central, linfonodos, baço e fígado. É comum o paciente apresentar linfonodomegalia generalizada e hepatoesplenomegalia.

No linfoma de Hodgkin, as apresentações mais comuns são as adenomegalias cervicais, supraclaviculares ou mediastinais, que podem levar a dispneia e síndrome de compressão da veia cava – pletora, edema de face e do membro superior direito. Os linfonodos costumam ser firmes, indolores, aderidos a planos profundos e de crescimento rápido.

A suspeição laboratorial da leucemia ou do linfoma leucemizado é feita quando estão presentes alterações no hemograma, como anemia, plaquetopenia, leucocitose ou leucopenia. É importante salientar que nos linfomas sem acometimento de medula óssea o hemograma é normal. Ambas as patologias podem apresentar bioquímica alterada (chamada de "bioquímica de lise") com diminuição de cálcio e aumento de potássio, fósforo, ácido úrico e lactato desidrogenase (LDH).

Na leucemia, o esfregaço de sangue periférico evidencia na maioria dos casos os blastos, porém o padrão-ouro para o diagnóstico é feito com o aspirado da medula óssea. Este será encaminhado para avaliação de morfologia, citogenética, imunofenotipagem e biologia molecular para confirmação do diagnóstico. No entanto, é importante salientar que o hemograma sem alterações e a lâmina de sangue periférico sem blastos não excluem o diagnóstico de leucemia aguda, pois ambos podem ser normais nos casos iniciais. Comumente, quanto mais intensa a manifestação musculoesquelética na leucemia linfoblástica aguda, menos evidente a alteração laboratorial. Portanto, em vigência de forte suspeita clínica de leucemia aguda, é fundamental a realização de mielograma para exclusão do diagnóstico de leucemia aguda, principalmente quando o paciente será submetido à corticoterapia.

Lesões esqueléticas radiológicas podem ocorrer nas leucemias agudas, levando a erros diagnósticos. As principais alterações encontradas são: osteoporose, banda radioluscente metafisária (tarja leucêmica), reação periosteal, lesão lítica, osteoesclerose, fraturas patológicas e infiltração maciça.[10]

O diagnóstico dos linfomas será feito pela avaliação anatomopatológica, citogenética e molecular do linfonodo extraído por biópsia.

## Tratamento

O tratamento das leucemias e linfomas é feito com base em corticoterapia e quimioterapia. Na minoria dos casos é necessário associar radioterapia. Dependendo da etiologia e do curso clínico-laboratorial, o paciente pode ser encaminhado para o transplante de medula óssea.

Apesar da melhora clínica com o tratamento quimioterápico da dor óssea causada pela patologia, ela pode retornar com o uso de corticoides, em razão do efeito colateral desta medicação.

### Prognóstico

A sobrevida dos cânceres hematológicos infantis com o tratamento adequado é elevada, portanto é fundamental a suspeita precoce e o encaminhamento ao hematologista pediátrico. Os pais e os pediatras gerais devem estar cientes das possíveis complicações pós-quimioterápicas em longo prazo, o que torna necessário um acompanhamento multidisciplinar mesmo após o término do tratamento.

## DESAFIOS ATUAIS

É de suma importância que o pediatra geral tenha conhecimento das principais manifestações clínicas das doenças hematológicas benignas e malignas na infância, uma vez que são importantes no diagnóstico diferencial das doenças reumatológicas. Vale ressaltar que certas intervenções terapêuticas prévias ao diagnóstico podem dificultar a avaliação diagnóstica e interferir no prognóstico dos pacientes.

## ORIENTAÇÕES AOS PAIS

As dores nos membros e na coluna podem ter causas variadas na faixa etária pediátrica, incluindo doenças hematológicas como anemias de causas genéticas e até neoplasias malignas. Torna-se fundamental a suspeição e o atendimento precoces para o tratamento mais eficaz.

## ✓ CONCLUSÃO

As doenças hematológicas podem causar dores musculoesqueléticas secundárias à infiltração neoplásica, como nas leucemias e linfomas, osteopenia e até fraturas patológicas.

Na doença falciforme o infarto tecidual, seja osteoarticular ou muscular, pode causar dor secundária aos episódios de vaso-oclusão.

As consequências em longo prazo da evolução crônica e dos diversos tratamentos dessas doenças também podem causar dor musculoesquelética secundária a osteopenia e infiltração e disfunção de órgãos por sobrecarga de ferro.

## REFERÊNCIAS BIBLIOGRÁFICAS

1. Zago MA. Considerações gerais sobre as doenças falciformes. In: Agência Nacional de Vigilância Sanitária (Anvisa). Manual de Diagnóstico e Tratamento de Doenças Falciformes. 1.ed. Brasília: Ministério da Saúde, 2002. p.10-3.

2. George A, DeBaun MR, DeBaun MR. Acute and chronic bone complications of sickle cell disease. (Ed.) UpToDate. Última atualização em 07 de agosto de 2020. Disponível em: https://www.uptodate.com/contents/acute-and-chronic-bone-complications-of--sickle-cell-disease?search=Acute%20and%20chronic%20bone%20complications%20of%20sickle%20cell%20disease.&source=search_result&selectedTitle=1~150&usage_type=default&display_rank=1; acesso em: 07 de setembro de 2020.
3. Giardina PJ, Rivella S. Thalassemia syndromes. In: Hoffman R, Jr EJB, Silberstein LE, Heslop HE, Weitz JI, Anastasi J (eds). Hematology: Basic principles and practice. 6.ed. Philadelphia: Saunders Elsevier Inc, 2013. p.505-34.
4. BRASIL. Ministério da Saúde. Secretaria de Atenção à Saúde. Departamento de Atenção Especializada e Temática. Orientações para diagnóstico e tratamento das talassemias beta / Ministério da Saúde, Secretaria de Atenção à Saúde, Departamento de Atenção Especializada e Temática. – 1.ed., atual. – Brasília: Ministério da Saúde, 2016.
5. Belisário AR, Carneiro-Proietti AB, Sabino EC, Araújo A, Loureiro P, Máximo C et al. Hb S/β-Thalassemia in the REDS-III Brazil Sickle Cell Disease Cohort: Clinical, Laboratory and Molecular Characteristics. Hemoglobin. 2020; 44(1):1-9.
6. Spector LG, Charboneau B, Robison LL. Epidemiology and etiology. In: Pui C-H. Childhood leukemias. 3.ed. Cambridge: Cambridge University Press, 2012. p.49-70.
7. Scheurer ME, Bondy ML, Gurney JG. Epidemiology of childhood cancer. In: Pizzo PA, Poplack DG, Adamson PC, Blaney SM, Helman LJ (eds). Principles and practice of Pediatric Oncology. 7.ed. Philadelphia: Lippincott/Wolters Kluwer, 2015. p.2-16.
8. Riccio I, Marcarelli M, Del Regno N, Fusco C, Di Martino M, Savarese R et al. Musculoskeletal problems in pediatric acute leukemia. J Pediatr Orthop B. 2013; 22(3):264-9.
9. Brix N, Hasle H, Rosthøj S, Herlin T. Characteristics of children with acute lymphoblastic leukemia presenting with arthropathy. Clin Rheumatol. 2018; 37(9):2455-63.
10. Gutierrez A, Silverman RB. Acute lymphoblastic leukemia. In: Orkin SH, Fisher DE, Look AT, Lux SE, Ginsburg D, Nathan DG. Hematology and oncology of infancy and childhood. 8.ed. Philadelphia: Elsevier, 2015. p.1535-6.

SEÇÃO III

# ARTRITES RELACIONADAS À INFECÇÃO

7

# ARTRITE SÉPTICA

*Leonardo Rodrigues Campos*
*Vívian Santos Carvalho Oliveira*
*Vivian Ribeiro Motta de Almeida*

OBJETIVOS

- ✓ Conceituar e caracterizar artrite séptica.
- ✓ Reconhecer sinais clínicos sugestivos da doença.
- ✓ Apontar diagnósticos diferenciais.
- ✓ Ressaltar a importância e opções de tratamento.

## INTRODUÇÃO

Artrite séptica é uma doença articular aguda causada pela presença de um micro-organismo dentro do espaço sinovial, normalmente uma bactéria, micobactéria ou fungo, sendo a bacteriana a mais comum.[1,2,3] Muitas vezes chamada de artrite piogênica, artrite supurativa ou artrite purulenta, a artrite séptica é causada por disseminação hematogênica ou penetração direta do micro-organismo no espaço articular por trauma, cirurgia, punção ou osteomielite adjacente.[2,3] Qualquer articulação pode ser acometida; e o tratamento clínico e cirúrgico deve ser iniciado o mais rápido possível, já que existe um alto risco de dano articular irreversível, podendo levar até mesmo à incapacidade funcional.

## ASPECTOS EPIDEMIOLÓGICOS

Em relação à idade de acometimento, nota-se predomínio em menores de 20 anos (50% dos casos),[2] sendo mais frequente em lactentes e pré-escolares, mais especificamente em menores de 4 anos.[4] O sexo masculino tem maior prevalência sobre o feminino.[4] Não há predileção étnica. As articulações mais frequentemente acometidas são joelho e quadril.

Fatores predisponentes variam de acordo com a idade, apesar de a maioria das crianças diagnosticadas com artrite séptica bacteriana não apresentar doenças preexistentes.[1] Para os neonatos, os fatores de risco englobam cateterismo umbilical, acesso venoso central, coleta de sangue do sítio femoral, osteomielite e até mesmo infecção materna no momento do parto.[5,6] Outros fatores de risco gerais incluem imunodeficiências, hemoglobinopatias, diabetes, cirurgia articular e artrite subjacente. Já pacientes com doença articular prévia, como artrite idiopática juvenil (AIJ), principalmente aqueles em tratamento com imunossupressores, são predispostos a quadros com patógenos não usuais e maior dificuldade e até mesmo atraso no diagnóstico.[1]

## FISIOPATOLOGIA

Os micro-organismos podem entrar no espaço articular por disseminação hematogênica, inoculação direta ou extensão de um foco contíguo de infecção (p. ex.: osteomielite), sendo a primeira forma a mais comum. Isso ocorre uma vez que a membrana sinovial é altamente vascularizada e não possui membrana basal que impeça a passagem de micro-organismos para o espaço articular durante a circulação no sangue (p. ex.: bacteremia).[2]

A maior incidência de artrite séptica em lactentes se dá por conta da presença de uma abundante rede de capilares que nutrem a metáfise e perfuram a placa epifisária, permitindo, assim, a extensão até o espaço articular, anatomia que costuma se remodelar e atrofiar por volta dos 18 meses de vida.

A infecção adjacente de partes moles (celulite, abscesso, piodermite), infecção óssea (osteomielite) ou trauma penetrante (acidental ou cirúrgico) correspondem somente a 15-20% dos casos. Nesses casos, pode-se observar a presença de mais de um patógeno, principalmente quando há procedimento cirúrgico prévio. Articulações como quadris, ombros, tornozelos e cotovelos possuem, em comum, o fato de que a cápsula articular está em contato íntimo com a metáfise óssea, local frequente de osteomielite, motivo pelo qual a artrite séptica dessas articulações pode ser comumente secundária a esse quadro infeccioso.[7]

O dano articular ocorre por diversos mecanismos: (1) proliferação bacteriana na membrana sinovial, com acúmulo de polimorfonucleares, (2) citocinas pró-inflamatórias como fator de necrose tumoral alfa (TNF-alfa) e interleucina-1 beta que causam danos na cartilagem por meio das metaloproteinases e (3) aumento da pressão no espaço intra-articular, levando à diminuição do fluxo sanguíneo e necrose avascular (principalmente da cabeça do fêmur, quando o quadril é acometido).[7]

## ETIOLOGIA

Antes da vacinação para *Haemophilus influenzae* tipo b (Hib), 50% dos casos de artrite séptica em crianças menores de 5 anos eram causados por essa bactéria. Atualmente, o *Staphylococcus aureus* é o agente mais frequente em todas as faixas etárias. Vale lembrar que houve aumento da incidência de *S. aureus* resistente à oxacilina (MRSA) - chegando a até 25% dos casos em alguns países.[1,2]

Os principais agentes por faixa etária são:[1]

- Menores de 3 meses: *S. aureus* (sensível ou MRSA), estreptococos do grupo B (*Streptococcus agalactiae*), bacilos Gram-negativos (enterobactérias) e *Neisseria gonorrhoeae.*
- 3 meses a 3 anos: *S. aureus* (sensível ou MRSA), *Kingella kingae*, estreptococos do grupo A (*S. pyogenes*), *S. pneumoniae*, Hib (em crianças parcialmente ou não imunizadas).
- Maiores de 3 anos: *S. aureus* (sensível ou MRSA), estreptococos do grupo A (*S. pyogenes*), *S. pneumoniae* e *N. gonorrhoeae* (pacientes adultos jovens sexualmente ativos).

A artrite séptica por *Candida spp.* pode ser uma complicação de uma infecção sistêmica em recém-nascidos ou em pacientes imunossuprimidos. Já a infecção por estafilococo coagulase-negativo pode ser observada em pacientes com próteses articulares.

## QUADRO CLÍNICO

Caracteriza-se por febre (2-5 dias), muitas vezes alta, além de dor articular intensa associada à limitação de movimento e outros sinais inflamatórios (edema, calor e/ou eritema).[8]

Na maioria dos casos se observa monoartrite (80% dos casos), que é mais frequente em membros inferiores (sobretudo joelho e quadril) e raramente bilateral.[2] Infecção poliarticular é mais comum em neonatos e com determinados patógenos (*Neisseria meningitidis*, *Neisseria gonorrhoeae* e ocasionalmente *Staphylococcus aureus*).[8,9]

O acometimento do cotovelo, punho e ombros ocorre em 25% dos casos. A articulação sacroilíaca costuma estar acometida em pacientes maiores de 10 anos. Pacientes com AIJ podem apresentar artrite séptica em virtude do uso de corticoide intra-articular ou do uso de imunossupressores, e a piora clínica de uma única articulação acometida deve ser diferenciada da atividade da doença de base.

Em recém-nascidos e menores de 3 meses pode ocorrer o acometimento de mais de uma articulação por patógenos distintos; a osteomielite é mais frequente e pode estar no contexto de sepse. Nesses casos observam-se pseudoparalisia de membros e irritabilidade ao manuseio.[3]

Em crianças maiores os sinais clínicos mais evidentes são a claudicação e/ou recusa para andar, com limitação severa da articulação acometida.[3] Além de sintomas inespecíficos constitucionais, como mal-estar, falta de apetite, irritabilidade e taquicardia nos primeiros dias da infecção.[9]

## PROPEDÊUTICA

A artrite séptica deve ser lembrada como possível diagnóstico diferencial principalmente em pacientes com monoartrite aguda (< 6 semanas de evolução). Eventualmente, podemos observar quadros crônicos causados por infeção pelo *Mycobacterium tuberculosis.*

Após avaliação do quadro clínico deve-se levar em consideração exames complementares como forma de auxiliar no diagnóstico e, consequentemente, afastar diagnósticos diferenciais.

Em relação aos exames complementares:[8]

- Hemograma completo: pode-se observar leucocitose com neutrofilia, mas também pode estar normal na fase inicial do quadro e em recém-nascidos.
- Velocidade de hemossedimentação (VHS)/proteína C reativa (PCR): normalmente bem aumentados; quando normais, tornam o diagnóstico pouco provável; servem para acompanhamento da resposta ao tratamento.
- Hemocultura: pode ser positiva em até 40% dos pacientes (colher sempre duas amostras para germes aeróbios ou 1 amostra para aeróbios + 1 para anaeróbios).
- Análise do líquido sinovial: o mais importante para o diagnóstico. Deve-se realizar coleta com seringa heparinizada e enviar para: citologia, bacterioscopia (pelo método de Gram), pesquisa de BAAR, cultura (aeróbio e anaeróbio) e antibiograma. Os achados no líquido sinovial são: leucócitos geralmente acima de 50.000-100.000/mm$^3$ (predomínio de polimorfonuclear sugere infecção bacteriana); Gram/cultura: os germes podem ser identificados em até 60% dos casos; germes de crescimento lento (*K. kingae*, *N. gonorrhoeae*) podem não ser identificados em exames de rotina (na suspeita desses agentes o laboratório deve ser comunicado); reação em cadeia da polimerase (PCR) para agentes específicos (p. ex: *Neisseria gonorrhoeae*, *Borrelia burgdorferi*); se houver suspeita de micobactéria ou fungo, a cultura deve ser feita em meio específico.

- Radiografia: agrega pouco valor na fase inicial, mas pode mostrar aumento do espaço articular e aumento de partes moles na fase tardia (2-4 semanas). Erosão epifisária ou metafisária podem ser vistas, sugerindo osteomielite. Sempre solicitar imagens bilaterais para fins de comparação.
- Ultrassonografia: útil para detectar derrame articular (principamente no quadril) e até mesmo para guiar a aspiração de líquido sinovial. O achado de aumento de fluxo no Doppler pode sugerir infecção, mas sua ausência não exclui o diagnóstico.
- Ressonância magnética (RM): pode ser de difícil acesso e ainda requer sedação em crianças pequenas. Deve ser considerada por ser sensível para detectar derrames pequenos, além de demonstrar alteração da intensidade de sinal da medula óssea, edema de partes moles e destruição de cartilagem. Muito útil em pacientes que não melhoram com antibioticoterapia e quando há suspeita da presença de complicações (abscesso ou osteomielite), auxiliando também na abordagem cirúrgica.
- Tomografia computadorizada (TC): não utilizada rotineiramente na avaliação e suspeita de artrite séptica, mas pode ser útil na avaliação de articulações de anatomia complexa (ombro, quadril e sacroilíaca).
- Cintilografia óssea: geralmente não é utilizada, exceto quando há suspeita de osteomielite ou múltiplos focos. O achado característico na artrite séptica é a captação precoce em ambos os lados da articulação acometida; já na osteomielite, somente um lado costuma ter captação.

Após anamnese detalhada, exame físico, achados laboratoriais e de imagem, é possível diferenciar a artrite séptica de outras condições como: artrite viral (dor e edema, mas raramente calor e eritema, acometimento de mais de uma articulação); artrite reativa (costuma ter história prévia de infecção gastrintestinal, respiratória, ou geniturinária); osteomielite (não há acometimento da articulação, é possível realizar movimentação do membro, diferente da artrite séptica, em que a limitação de movimento é bem evidente, pode estar associada à artrite séptica como complicação); celulite (pode estar associada ou não à artrite séptica); piomiosite do obturador (quando a localização é no quadril, é um diagnóstico diferencial importante, porém, os exames de imagem auxiliam na diferenciação).[8]

## TRATAMENTO

Antes de iniciar o tratamento, devem ser considerados os seguintes aspectos: idade e micro-organismos geralmente envolvidos, resultado da análise do líquido sinovial, possibilidade de infecção por germe multirresistente e presença de imunossupressão. A cobertura para *S. aureus* (a causa mais comum de artrite bacteriana) deve ser incluída no regime empírico para crianças de todas as idades. A cobertura para patógenos adicionais pode ser necessária com base na idade da criança, circunstâncias clínicas particulares e coloração de Gram.[10] O tratamento inicial deve ser sempre intravenoso (IV) e posteriormente, após melhora clínica e ausência de febre por > 48-72 h, pode ser trocado para via oral (VO) – Tabela 1.

A terapia empírica pode ser alterada quando o padrão de suscetibilidade da bactéria causadora é conhecido.[10]

**Tabela 1** Esquema antimicrobiano empírico sugerido

| **Crianças < 3 meses de idade** | |
|---|---|
| Germes | Antibiótico (IV) |
| *Staphylococcus aureus* e estreptococos do grupo B | **Oxacilina** (até 28 dias de vida: 100 mg/kg/dia, 6/6h; > 28 dias: 150-200 mg/kg/dia, 4/4h – máximo 12 g/dia)<br>**Vancomicina** (até 28 dias de vida: de acordo com a Cr sérica; > 28 dias de vida: 60 mg/kg/dia, 6/6h – máximo 4 g/dia) |
| Bacilos Gram-negativos | **Ceftriaxona** (até 28 dias de vida: 50-75 mg/kg/dia; > 28 dias: 80-100 mg/kg/dia em dose única ou 12/12h – máximo 4 g/dia)<br>*OU*<br>**Cefotaxima** (até 28 dias: 150-200 mg/kg/dia, 8/8h; > 28 dias: 150-200 mg/kg/dia, 6/6h ou 8/8h – máximo 12 g/dia)<br>*OU*<br>**Cefepima** (50 mg/kg/dose; 8/8h – máximo 2 g/dia) |
| **Crianças > 3 meses de idade** | |
| *Staphylococcus aureus* | *Hemodinamicamente instável*<br>Combinação de 3 drogas:<br>Vancomicina +<br>Ceftriaxona +<br>**Uma das drogas abaixo:**<br>Cefazolina<br>Oxacilina<br>*OU*<br>Combinação de 2 drogas:<br>Vancomicina + Cefepima<br><br>*Hemodinamicamente estável e baixo risco de MRSA*<br>**Oxacilina**<br>*OU*<br>**Cefazolina** (100 mg/kg/dia; 8/8h – dose máxima 6 g/dia)<br><br>*Hemodinamicamente estável e risco de MRSA*<br>**Vancomicina ou clindamicina** |

*(continua)*

**Tabela 1** Esquema antimicrobiano empírico sugerido *(continuação)*

| Germes | Antibiótico (IV) |
|---|---|
| **Situações especiais** | |
| Gram-negativos | **Ceftriaxona ou cefepima** |
| História atual ou prévia de trauma penetrante | **Cefepima** em monoterapia (cobertura de *P. aeruginosa* e *S. aureus*)<br>*OU*<br>**Cefepima + Clindamicina/vancomicina** (em casos de aumento de risco para MRSA – ver neonatos – associar cobertura para MRSA com clindamicina para MRSA de comunidade; presença de sepse ou lesão cutânea grave, associar cobertura para MRSA com vancomicina)<br>OBS: se resistência > 10% à clindamicina na região, usar vancomicina |
| História de úlceras orais e idade de 6-36 meses | **Cefazolina** (para cobrir *K. kingae*) – só se adiciona a cefazolina caso o paciente não tenha melhora com o esquema empírico para a idade |
| Imunização incompleta para *Haemophilus influenzae* em crianças < 2 anos<br>Imunização incompleta para pneumococo em crianças < 2 anos ou naquelas com alto risco de doença invasiva ou uso de penicilinas 30 dias antes do desenvolvimento de artrite séptica (risco de *pneumococo* resistente à penicilina)<br>Doença falciforme (risco de *Salmonella*) | **Ceftriaxona**<br>*OU*<br>**Cefoxatima** (somente para neonatos < 15 dias de vida)<br>*OU*<br>**Cefepima** |
| Cirurgia recente do trato gastrintestinal ou malformação do trato urinário | **Cefotaxima, ceftriaxona ou cefepima** (se tiver risco de *P. aeruginosa*) |
| Atividade sexual | **Cefotaxima**<br>*OU*<br>**Ceftriaxona + azitromicina** (1 g, VO – dose única) |
| Uso de drogas injetáveis | **Cefepima** |

Fonte: Krogstad, 2019.[10]

- Analgesia: o controle da dor é importante e pode ser feito com analgésicos comuns, anti-inflamatórios não hormonais e, em casos de dor refratária, opioides. Não há evidências científicas para indicar o uso de corticoide nas crianças com artrite séptica.[10]
- Fisioterapia: é importante para prevenir contraturas e deve ser iniciada assim que possível, podendo ser necessário estender após o término do tratamento.[10]

- Drenagem e lavagem da articulação comprometida: com o objetivo de coletar líquido sinovial para análise e descomprimir a articulação. As indicações definitivas para drenagem articular são: (1) artrite séptica do quadril ou do ombro; (2) ausência de melhora após 48 h de antibioticoterapia; (3) cultura do líquido sinovial persistentemente positiva, caso haja coleta seriada.[10,11]

O infectologista pediátrico deve ser consultado para auxílio no manejo da criança com artrite séptica nas seguintes condições: (1) infecção no pós-operatório; (2) artrite de evolução crônica; (3) trauma penetrante; (4) patógenos não usuais e (5) quando há história de alergia a antibióticos.

A duração do tratamento depende da resposta clínico-laboratorial. As crianças com menos de 1 mês de vida devem completar todo o esquema terapêutico internadas com antibiótico intravenoso. O esquema IV pode ser trocado para VO quando todos os seguintes pré-requisitos forem preenchidos:[10]

- Idade maior que 1 mês.
- Melhora clínica – diminuição dos sinais flogísticos (eritema, edema) e melhora da limitação de movimento.
- Ausência de febre 48-72h.
- Melhora dos marcadores inflamatórios (PCR e VHS).
- Criança estar com o calendário vacinal em dia para pneumococo e hemófilo.
- Capaz de deglutir e fazer uso de medicação VO – administrar as primeiras doses ainda no hospital.
- A família é orientada o suficiente para retornar para o acompanhamento ambulatorial e administrar a medicação em casa.
- O patógeno foi identificado e é sensível ao antibiótico VO que será utilizado, ou, caso o patógeno não tenha sido isolado, a cobertura do antibiótico VO é a mesma que o utilizado na forma IV.

A dose do antibiótico via oral é maior para tratamento da artrite séptica e, preferencialmente, deve ser a dose máxima permitida e tolerada pelo paciente.

Posologia dos antibióticos mais utilizados (VO):[10]

- Amoxicilina: 100 mg/kg/dia, 6/6h (dose máxima 4 g/dia).
- Cefalexina: 100 mg/kg/dia, 6/6h (dose máxima 6 g/dia).
- Clindamicina: 30 mg/kg/dia, 8/8h (dose máxima 2,7 g/dia).
- Linezolida: $<$ 12 anos: 30 mg/kg/dia, 8/8h; $\geq$ 12 anos: 600 mg 12/12h.
- Probenecida: 40 mg/kg/dia, 6/6h (dose máxima 2 g/dia) para potencializar o beta-lactâmico e permitir o uso de dose menor (no caso de infecção por pneumococo). Utilizada em caso de diarreia.[10]

Os pacientes devem ser acompanhados semanalmente e devem ser monitorizados quanto à resposta clínica, laboratorial (queda da VHS e PCR) e possíveis efeitos adversos do tratamento (com a realização de hemograma, hepatograma e função renal).[10]

O tempo total de tratamento depende da suscetibilidade do patógeno e resposta clínico-laboratorial. De modo geral, ocorre da seguinte forma:[10]

- Germe não identificado: 2 semanas.
- *S. aureus:* mínimo de 3 semanas.
- *S. pneumoniae*, estreptococo do grupo A e B, K. *kingae*, *N. meningitidis*, *H. influenzae*: 2-3 semanas.
- *Salmonella* e outros Gram-negativos (principalmente com história de trauma penetrante ou cirurgia gastrintestinal): 3 semanas.

O antibiótico pode ser interrompido quando houver melhora clínica, VHS/PCR estiverem normalizadas e não houver evidências radiográficas de complicações (p. ex.: osteomielite) na radiografia obtida a partir da 2ª-3ª semana.

## PROGNÓSTICO

Quanto às crianças que não se enquadram em grupos de risco para complicações, o tratamento clínico/cirúrgico iniciado sem atraso implica um prognóstico favorável.

## DESAFIOS ATUAIS

Mesmo com tratamento adequado, o risco de complicações na artrite séptica do quadril (até 40%) e do joelho (até 10%) é alto, por isso deve-se ter sempre em foco a necessidade de um diagnóstico precoce como forma de evitá-las.

Complicações podem ser evitadas ao atentarmos para as seguintes questões: atraso no início do tratamento maior que 7 dias, envolvimento do quadril ou ombro (principalmente quando há osteomielite concomitante), idade menor que 1 ano e artrite séptica causada por *S. aureus* ou *Enterobacteriaceae.*

## ORIENTAÇÕES AOS PAIS

Sempre deve ser orientado e esclarecido aos pais sobre a provável evolução do quadro, complicações e sequelas possíveis, além do prognóstico, envolvendo fatores avaliados no momento do diagnóstico, reforçando a necessidade de adesão ao tratamento.

## CONCLUSÃO

A artrite séptica é uma doença articular aguda que possui tratamento, deve ser diagnosticada o mais precoce possível e seu tratamento iniciado rapidamente, evitando, assim, possíveis complicações, já que apresenta prognóstico favorável. Entretanto, pode se apresentar de forma grave e com sequelas irreversíveis, se não for reconhecida e tratada a tempo.

## REFERÊNCIAS BIBLIOGRÁFICAS


1. Krogstad P. Bacterial arthritis: Epidemiology, pathogenesis, and microbiology in infants and children. UpToDate, Torchia MM (Ed). Última atualização em 11/02/2020. Disponível em: https://www.uptodate.com/contents/bacterial-arthritis-epidemiology-pathogenesis-and-microbiology-in-infants-and-children; acesso em: 12 de julho de 2020.
2. Krogstad P. Septic arthritis. In: Cherry JD, Demmler-Harrison GJ, Kaplan SL, Steinbach WJ, Hotez PJ (eds.). Feigin and Cherry's Textbook of Pediatric Infectious Diseases. 8.ed. Philadelphia: Elsevier, 2018. p.529-34.e2.
3. Nade S. Septic arthritis. Best Pract Res Clin Rheumatol. 2003; 17:183-200.
4. Okubo Y, Nochioka K, Marcia T. Nationwide survey of pediatric septic arthritis in the United States. J Orthop. 2017; 14:342-6.
5. Frederiksen B, Christiansen P, Knudsem FU. Acute osteomyelitis and septic arthritis in the neonate, risk factors and outcome. Eur J Pediatr. 1993; 152:577-80.
6. Ferroni A, Al Khoury H, Dana C, Quesne G, Berche P, Glorion C et al. Prospective survey of acute osteoarticular infections in a French paediatric orthopedic surgery unit. Clin Microbiol Infect. 2013; 19(9):822-8.
7. Swami SK, Eppes SC. Bone and joint infections. In: Zaoutis LB, Chiang WV (eds.). Comprehensive Pediatric Hospital Medicine. 2.ed. New York: McGraw Hill Education, 2018. p.566-71.
8. Krogstad P. Bacterial arthritis: Bacterial arthritis: Clinical features and diagnosis in infants and children. UpToDate, Torchia MM (Ed). Última atualização em 06/12/2018. Disponível em: https://www.uptodate.com/contents/bacterial-arthritis-clinical-features-and-diagnosis-in-infants-and-children; acesso em: 04 de outubro de 2019.
9. Hong DK, Gutierrez K. Infectious and inflammatory arthritis. In: Long SS, Prober CG, Fischer M (eds.). Principles and Practice of Pediatric Infectious Diseases. 5.ed. Philadelphia: Elsevier, 2018. p.487-92.
10. Krogstad P. Bacterial arthritis: Treatment and outcome in infants and children. UpToDate, Torchia MM (Ed). Última atualização em 30/04/2019. Disponível em: https://www.uptodate.com/contents/bacterial-arthritis-treatment-and-outcome-in-infants-and-children; acesso em: 04 de outubro de 2019.
11. Ross JJ. Septic arthritis of native joints. Infect Dis Clin North Am. 2017; 31(2):203-18.

8

# ARTRITES VIRAIS

*Cynthia Torres França da Silva*

**OBJETIVOS**

✓ Conceituar as artrites virais.
✓ Abordar os quadros clínicos possíveis no intuito de diferenciá-los.
✓ Citar os possíveis diagnósticos diferenciais que devem ser descartados.

## INTRODUÇÃO

As alterações do sistema imune desencadeadas por vírus podem levar a quadros de artralgias mais do que a própria artrite. Artrites virais costumam ser leves, autolimitadas e tratadas apenas com sintomáticos, mas podem se tornar crônicas em alguns casos, principalmente em adultos. O acometimento articular é mais comum em adultos do que em crianças, frequentemente poliarticular (pequenas e grandes articulações), migratório, dura de 2 a 15 dias e costuma não deixar sequelas.[1-5]

## ASPECTOS EPIDEMIOLÓGICOS

A incidência e a prevalência são dependentes do tipo do vírus e da faixa etária acometida. Crianças são mais suscetíveis à infecção pelo parvovírus B19 que os adultos,[1-5] embora raramente apresentem artrite. As artrites virais não apresentam predileções étnicas. A predileção por sexo também vai depender do tipo de vírus. Vários são os agentes etiológicos responsáveis por desencadear manifestações musculoesqueléticas, conforme exibido no Quadro 1.

**Quadro 1** Agentes etiológicos das artrites virais

| Etiologia |
|---|
| Enterovírus (Echovírus e Coxsackie vírus) |
| Parvovírus B19 |
| Vírus da rubéola e vírus vacinal da rubéola |
| Vírus das hepatites (vírus da hepatite A [HAV], vírus da hepatite B [HBV] e vírus da hepatite C [HCV]) |
| Vírus da caxumba |
| Adenovírus |
| Herpes-vírus<br>- Vírus Epstein-Barr (EBV)<br>- Vírus varicela-zóster (VZV)<br>- Herpes simples vírus (HSV)<br>- Citomegalovírus (CMV) |
| Alfavírus (vírus da chikungunya) |
| Flavivírus<br>- Vírus da dengue<br>- Zika vírus |
| Retrovírus (HIV) |

Fonte: Adaptado de Khouqeer et al., 2019;[2] e Moore et al., 2018.[3]

## FISIOPATOLOGIA

Os vírus podem causar infecções diretamente nas articulações ou serem cofatores no desenvolvimento das doenças reumáticas, dependendo do hospedeiro ou do próprio vírus. Os fatores associados ao hospedeiro incluem idade, sexo, genética, história infecciosa e resposta imune. Os fatores associados aos agentes virais incluem o mecanismo da entrada do vírus no hospedeiro, tropismo tecidual, replicação, efeitos das citocinas, habilidade para causar infecções virais latentes ou persistentes e alterações dos antígenos do hospedeiro.[1-5]

A fisiopatologia pode ser explicada por uma diversidade de mecanismos que ocorrem isolados ou combinados de acordo com a interação vírus-hospedeiro: células infectadas podem sofrer apoptose; os complexos antígeno-anticorpo podem ser depositados na sinóvia; autoimunidade vírus-induzida, ativação policlonal de células B e imunodeficiência podem resultar em infecções oportunistas em virtude da inabilidade do sistema imune em eliminar certos vírus (p. ex., HIV); o mimetismo molecular pode causar autorreatividade anormal e exacerbada pela alteração da tolerância imune.[2-5]

## QUADRO CLÍNICO

A artrite ocorre durante os pródromos virais ou concomitante com os exantemas característicos. O acometimento articular costuma envolver as pequenas ou grandes articulações de forma simétrica, embora possam ocorrer diferentes padrões de artrite. Os achados físicos em pacientes com artrites virais variam substancialmente, dependendo do tipo de vírus causador do quadro articular.[1-5]

### Echovírus e Coxsackie vírus

O período de incubação é curto, 3 a 5 dias, seguido de sintomas constitucionais.[2-5] A maior parte dos casos de poliartrites virais inespecíficas é causada pelos enterovírus, acometendo tanto grandes como pequenas articulações. A artrite é incomum mas, como é grande o número de pacientes acometidos por enteroviroses, se torna elevado o número de casos de pacientes acometidos por artrite autolimitada. Associa-se a febre, odinofagia, mialgia, dor pleurítica, miocardite e exantema. No hemograma podem ocorrer leucocitose e velocidade de hemossedimentação (VHS) aumentada.

### Parvovírus B19

É o vírus responsável pelo eritema infeccioso, comum na faixa etária escolar. O período de incubação varia de 7 a 18 dias e a fase de viremia de 5 a 6 dias. A maioria (70%) das crianças pode apresentar sintomas sistêmicos como febre, odinofagia, tosse, anorexia, vômitos, diarreia ou artralgia. O exantema eritematoso é típico, com aspecto de "face esbofeteada", sendo menos característico nos adolescentes. Os sintomas articulares (artralgia e, sobretudo artrite) são raros (5-10%), podendo se manifestar como oligoartrite ou poliartrite em joelhos, mas pode acometer quadris, articulações metacarpofalangeanas e interfalangeanas.[1-4] A resposta aos anti-inflamatórios não hormonais (AINH) é boa, o quadro pode durar 3 a 4 semanas, mas pode ser mais prolongado em adolescentes e adultos, sendo aventada a hipótese de ser um agente desencadeante de artrite crônica. O diagnóstico pode ser confirmado por sorologia específica IgM positiva que persiste em torno de 3 meses. Pode haver positividade do fator reumatoide (FR), anti-DNA, anticorpos antinucleares (ANA) e anticorpos anticardiolipina.[2-5]

### Rubéola

Causada por vírus RNA de cadeia única do gênero Rubivírus (família *Togaviridae*), com transmissão por via respiratória. Acomete principalmente o sexo feminino e de transmissão por via respiratória. Cerca de 50-75% dos casos são sintomáticos, e o restante subclínico. Houve redução da incidência com a vacinação disseminada. Pode ocorrer febre baixa, mal-estar generalizado e coriza. O exantema tem apresentação maculopapular de intensidade leve a intensa, primeiramente em face, tronco, extremidades superiores e então extremidades inferiores, poupando palmas e plantas. A linfonodomegalia é característica em regiões cervical posterior, pós-auricular e occipital. A artralgia é mais comum que a artrite e pode se iniciar antes ou uma semana após o aparecimento do quadro cutâneo, com duração breve (dias a semanas), rigidez matinal e sendo poliarticular e simétrica (metacarpofalangeanas, interfalangeanas, joelhos, punhos, tornozelos e cotovelos). O quadro articular pode durar 3 a 4 semanas, mas em alguns casos meses ou anos, geralmente responsivo ao uso de AINH.[1-5] O quadro pós-vacinal ocorre de 10 a 28 dias após a imunização, geralmente apenas artralgia. Nos casos de infecção natural, o diagnóstico se dá pela sorologia IgM específica com pico de 8-21 dias, reduzindo-se ao longo de 5 semanas. A IgG específica permanece longo tempo elevada. Já houve isolamento do vírus nos linfócitos e líquido sinovial.[2-5]

## Hepatite B

A artrite costuma se iniciar dias a semanas antes da icterícia, mas pode persistir mesmo após a resolução do quadro hepático agudo. Manifesta-se por mal-estar, febre, náuseas, vômitos e anorexia, que regridem em cerca de 4 semanas.[1-5] O acometimento articular pode ser migratório ou cumulativo e geralmente simétrico nas pequenas articulações das mãos e joelhos.[1-5] Quando existe artrite, urticária, leucopenia, consumo de complemento sérico e presença de ANA deve-se fazer o diagnóstico diferencial com lúpus eritematoso sistêmico (LES).[1,2,4] O diagnóstico deve ser aventado nos casos de icterícia com elevação das bilirrubinas e transaminases. A sorologia específica com positividade do antígeno de superfície da hepatite B (HBsAg), o antígeno precoce da hepatite B (HBeAg), o IgM anti-HBsAg (indicativo de infecção aguda) e o DNA viral pela reação em cadeia da polimerase (*Polymerase Chain Reaction* – PCR) confirmam o diagnóstico. O tratamento é sintomático e o uso de AINH deve ser evitado em razão do acometimento hepático.[2-4]

## Hepatite C

O acometimento reumatológico em geral é secundário à crioglobulinemia mista, com glomerulonefrite rapidamente progressiva, poliartrite (raramente artralgia) simétrica afetando mãos, punhos, ombros, joelhos e quadril, mas pode haver oligoartrite. A mialgia é comum. Também pode haver elevação das bilirrubinas e transaminases e o diagnóstico é confirmado pela dosagem do anti-HCV ou demonstração do RNA viral pelo PCR. A pesquisa das crioglobulinas e do FR deve ser realizada.[2-4]

## Epstein-Barr vírus (EBV)

Raramente ocorre artrite na mononucleose infecciosa causada pelo EBV. Quando apresenta acometimento articular provoca poliartrite aguda (interfalangeanas proximais) de forma simétrica, mas eventualmente pode ser monoartrite. As crianças podem se apresentar com leucopenia, trombocitose e ANA positivo, e, nesse caso, se impõe diagnóstico diferencial com LES. O diagnóstico pode ser feito por sorologias específicas positivas.[1-5]

## Varicela

Raramente causa monoartrite em crianças, com evolução aguda e benigna. Pode apresentar artrite séptica como complicação secundária da doença.[1]

## Caxumba

A artrite é rara, geralmente oligoarticular de grandes articulações, podendo preceder a parotidite ou, mais frequentemente, surgir de 1-3 semanas após, com duração de 1 a 2 semanas.[1,4]

## Adenovírus

Pode ocasionar poliartrite simétrica, mialgia, exantema, faringite, miocardite e leucocitose.

## Chikungunya

Descrito inicialmente na África, é um alfavírus da família *Togaviridae*, causador de uma arbovirose (*arthropode-borne* vírus), ocasionando manifestações musculoesqueléticas, febre e exantema como aspectos principais. O RNA viral já foi detectado em macrófagos sinoviais, mas não no líquido sinovial ou sinóvia.[6] A infecção apresenta-se com febre alta (39-40ºC), poliartralgia ou poliartrite migratória e simétrica de pequenas articulações das mãos, punhos, cotovelos, joelhos, tornozelos e pés, além de rigidez articular e edema. Os sintomas articulares se resolvem em 3-7 dias, mas podem persistir por alguns anos em cerca de 40% dos adultos.[7,8] A artralgia é por vezes tão intensa que o paciente se curva, mal conseguindo ficar em pé. A artrite é menos comum na infância, geralmente se resolve em 1-3 semanas, e apenas em 5-10% evolui para a fase crônica. Pode ocasionar exacerbação de doenças reumatológicas preexistentes e até destruição articular grave, necessitando drogas antirreumáticas modificadoras de doença, como o metotrexato. A fisioterapia está indicada em todas as fases da doença. As sorologias específicas mostram elevação da IgM na fase aguda (a partir do quinto dia de doença) e elevação de IgG a partir de 3 semanas do início do quadro. O diagnóstico diferencial entre dengue, zika e chikungunya é mandatório na fase aguda. O tratamento sintomático com hidratação e terapia antitérmica é necessário na fase aguda e, posteriormente, após a fase aguda, pode-se usar AINH ou corticosteroides em doses baixas.[9,10] Em caso de artrite crônica não responsiva a doses baixas de corticosteroides ou casos de córtico-dependência, pode-se usar drogas modificadoras de doença (DMARDs), sendo recomendado o tratamento com especialista em reumatologia pediátrica nesses casos.[9,10]

## Dengue

Doença comum e disseminada no Brasil, transmitida pela picada do mosquito *Aedes aegypti* infectado, que cursa com febre acima de 38ºC, mialgia generalizada e intensa, dor retro-orbitária, anorexia, cefaleia, exantema maculopapular eritematoso, dores abdominais, náuseas e vômitos de duração de 2 a 7 dias. O acometimento é prioritariamente miálgico, com dores generalizadas. Não deve ser administrado ácido acetil salicílico (AAS) nem AINH pelos riscos de sangramento e por ser uma infecção viral (síndrome de Reye).[1-5]

## Zika

Arbovirose transmitida pela picada do *Aedes aegypti*, se apresenta com febre baixa, cefaleia, dores generalizadas no corpo e nas articulações, exantema pruriginoso e hiperemia ocular. Tem duração de 3 a 7 dias. Pode complicar com encefalite, síndrome de Guillain-Barré, doenças neurológicas e microcefalia quando acomete gestante. O tratamento é feito com sintomáticos e a doença geralmente é autolimitada, breve e sem sequelas articulares.[2-5]

## Síndrome da imunodeficiência adquirida

A infecção pelo vírus da imunodeficiência humana (HIV) se associa a várias manifestações reumatológicas, sendo a artralgia a mais comum, ocorrendo também artrite reativa, artrite psoriásica e espondiloartropatia indiferenciada. Pode aparecer em qualquer estágio da infecção, sendo similar à artrite associada a outras desordens virais: início agudo, curta duração, recorrente e sem sequelas. A artrite reativa em associação com a infecção pelo HIV ocorre em 0,5-3%.[2-5] Esses casos devem ser acompanhados junto com o infectologista, com necessidade do uso de antirretrovirais e tratamentos profiláticos com sulfametoxazol, trimetoprim e pentamidina. O Quadro 2 cita as possíveis manifestações clínicas reumatológicas das infecções pelo HIV.

**Quadro 2** Manifestações reumatológicas das infecções pelo HIV

| Manifestações reumatológicas das infecções pelo HIV |
|---|
| Artralgias – 25-40% |
| Artrite psoriásica |
| Síndrome articular dolorosa – 10% |
| Espondiloartropatia indiferenciada |
| Miopatia inflamatória |
| Vasculite sistêmica |
| Síndrome linfocítica infiltrativa difusa (DILS) – 5% |
| Fibromialgia – 30% |
| Necrose avascular |
| Gota (muito raro em crianças) |

Fonte: Adaptado de Khouqeer et al., 2019,[2] e Moore et al., 2018.[3]

## DIAGNÓSTICO DIFERENCIAL DAS ARTRITES VIRAIS COM PATOLOGIAS REUMATOLÓGICAS

As artrites virais em crianças muitas vezes são confundidas com patologias reumatológicas agudas, ou crônicas inflamatórias específicas que necessitam ser investigadas. As artrites virais podem se apresentar como quadros autolimitados de curta duração que não necessitam de terapêutica específica, ou funcionar como gatilho para o desenvolvimento de quadros reumatológicos crônicos, como ocorre com a Chikungunya, a qual, em raros casos nas crianças evolui como artrite idiopática juvenil. Vários são os diagnósticos a serem pensados e descartados, como exemplifica o Quadro 3.

## TRATAMENTO E PROGNÓSTICO

O tratamento costuma ser sintomático, com analgésicos (dipirona e acetaminofeno), AINH ou baixa dose de prednisona/prednisolona. O AAS deve ser evitado, principalmente nas infecções pelo vírus da dengue e na maioria das viroses, em razão do risco de doença hemorrágica e da síndrome de Reye.[1-5]

**Quadro 3** Diagnóstico diferencial das artrites virais com patologias reumatológicas

| Diagnóstico diferencial das artrites virais com patologias reumatológicas |
|---|
| Febre reumática aguda |
| Artrite idiopática juvenil |
| Espondilite anquilosante e espondiloartropatia indiferenciada |
| Anemia aplástica |
| Crioglobulinemia |
| Doença de Lyme |
| Dermatomiosite juvenil |
| Artrite psoriásica |
| Síndrome de Sjögren |
| Lúpus eritematoso sistêmico (LES) |

Fonte: Adaptado de Khouqeer et al., 2019;[2] e Moore et al., 2018.[3]

Artrites virais são geralmente leves e autolimitadas, durando de dias a poucas semanas, não sendo necessária a internação na maioria das vezes.[1]

## PREVENÇÃO

Vacinação, saneamento básico, educação e sexo seguro (adolescentes).[1]

## DESAFIOS ATUAIS

Provavelmente as artrites virais são mais comuns do que conseguimos diagnosticar. As dificuldades diagnósticas se devem a: inespecificidade dos sinais e sintomas; quadros clínicos atípicos; são autolimitadas e benignas; e os métodos diagnósticos nem sempre estão disponíveis.

## ORIENTAÇÕES AOS PAIS

Vacinação em dia e completa pode evitar várias das doenças que causam as artrites virais. Os pais também devem ser orientados a proteger as crianças do contágio das arboviroses, usando roupas de manga comprida, calças e repelentes, mesmo durante o dia e nas idas à escola. Devem ser aconselhados a não expor as crianças a pessoas com doenças infectocontagiosas e a procurar assistência médica em casos febris com exantema e dores articulares, para que ocorra o correto diagnóstico e tratamento da doença em questão.

## ✓ CONCLUSÃO

Justamente por serem benignas e autolimitadas as artrites virais apresentam dificuldades diagnósticas, causam desconforto aos pequenos pacientes, ausências escolares, anorexia, perda de peso e ansiedade familiar quanto a seus filhos terem alguma doença que seja grave e com riscos. Novos métodos diagnósticos com mais acurácia e estudos sobre a fisiopatologia das artrites virais e pós-virais podem trazer mais esclarecimentos sobre essas doenças no futuro.

## REFERÊNCIAS BIBLIOGRÁFICAS


1. Pelajo CF, Rodrigues MCF. Artrites virais. In: Oliveira SKF. Reumatologia para Pediatras. 2.ed. Rio de Janeiro: Revinter, 2014. p.467-72.
2. Khouqeer RA, Cohen M, Diamond HS. Viral Arthritis: Practice Essentials. Atualizado em 12 de novembro de 2019. Disponível em: https://emedicine.medscape.com/article/335692; acesso em: 06 de junho de 2020.
3. Moore TL, Syed R, Schur PH, Romain PL. Viruses that causes arthritis. Atualizado em 27 de novembro de 2018. Disponível em: https://www.uptodate.com/contents/viruses-that-cause-arthritis; acesso em: 06 de junho de 2020.
4. Laxer RM, Wright J, Lindsley CB. Arthritis related to infection. In: Petty RE, Laxer RM, Lindsley CB, Wedderburn LR. Textbook of Pediatric Rheumatology. 7.ed. Philadelphia: Elsevier, 2016. p.533-50.
5. Silva NA, Ximenes AC, Bonfiglioli R, Rêgo J. Artrites infecciosas. In: Carvalho MAP, Lanna CCD, Bertolo MB, Ferreira GA. Reumatologia: diagnóstico e tratamento. 5.ed. Rio de Janeiro: Guanabara Koogan, 2019. p.621-4.
6. Chang AY, Martins KAO, Encinales L, Reid SP, Acuña M, Encinales C et al. Chikungunya arthritis mechanisms in the Americas: a cross-sectional analysis of chikungunya arthritis patients 22-months post-infection demonstrate no detectable viral persistence in synovial fluid. Art Rheumatol. 2018; 70(4):585-93.
7. Natesan SK, Chandrasekar PH, Windle ML, Bronze MS. Chikungunya virus. Atualizado em 01 de agosto de 2019. Disponível em: https://emedicine.medscape.com/article/2225687; acesso em: 06 de junho de 2020.
8. Kennedy AC, Fleming J, Solomon L. Chikungunya viral arthropathy: a clinical description. J Rheumatol. 1980; 7(2):231-6.
9. Marques CDL, Duarte ALB, Ranzolin A, Dantas AT, Cavalcanti NG, Gonçalves RSG. Recomendações da Sociedade Brasileira de Reumatologia para diagnóstico e tratamento da febre chikungunya. Parte 1 – Diagnóstico e situações especiais. Rev Bras Reumatol. 2017; 57(S2): S438-51.
10. Marques CDL, Duarte ALB, Ranzolin A, Dantas AT, Cavalcanti NG, Gonçalves RSG. Recomendações da Sociedade Brasileira de Reumatologia para diagnóstico e tratamento da febre chikungunya. Parte 2 – Tratamento. Rev Bras Reumatol. 2017; 57(S2):S421-37.

# 9

# FEBRE REUMÁTICA

*Andréa Valentim Goldenzon*
*Marta Cristine Felix Rodrigues*

**OBJETIVOS**

- ✓ Conceituar e caracterizar a febre reumática.
- ✓ Discutir os novos critérios diagnósticos publicados em 2015.
- ✓ Ressaltar a importância das profilaxias primária e secundária.
- ✓ Ressaltar a importância da educação da população, dos pacientes e dos familiares, bem como dos profissionais de saúde.

## INTRODUÇÃO

A febre reumática (FR) é uma doença aguda que resulta de uma resposta autoimune à infecção por *Streptococcus* beta hemolítico do grupo A. Ocorre após um período de latência de cerca de duas a três semanas e se caracteriza por envolvimento do tecido conjuntivo dos órgãos e sistemas, com preferência pelo coração, vasos, articulações e sistema nervoso central.[1]

## ASPECTOS EPIDEMIOLÓGICOS

A FR e a cardiopatia reumática são doenças de grande importância em saúde pública em todo o mundo. Apesar da incidência decrescente, ainda há um impacto significativo de suas sequelas, especialmente em países em desenvolvimento.

Estima-se que 37% das faringites são secundárias a *Streptococcus* do grupo A. Desse grupo, 0,3 a 3% dos pacientes podem desenvolver febre reumática se não forem adequadamente tratados.[2] Levantamentos recentes da prevalência global de cardiopatia reumática em países em desenvolvimento sugerem uma variação de 2,7 casos por 1.000 habitantes para doença clinicamente manifesta a 21,1 casos por 1.000 habitantes para doença clinicamente silenciosa,[3] mas essas estimativas são questionadas por não haver um critério ecocardiográfico aceito de forma universal e pela possibilidade de variações regionais e dos métodos utilizados. Estima-se que 34 milhões de indivíduos vivem com doença cardíaca adquirida crônica no mundo, com aproximadamente 320.000 mortes em todo o mundo em 2015,[4] sendo a maior causa de mortalidade cardiovascular em crianças e adultos jovens em países em desenvolvimento.

Na maioria das populações, a FR é igualmente comum em ambos os sexos. No entanto, a sequela cardíaca é mais comum no sexo feminino, com um risco relativo de 1,6 a 2,0 em comparação ao masculino, essa diferença pode ser mais acentuada em adolescentes e adultos do que em crianças.[5]

## FISIOPATOLOGIA

Em 1941, Kuttner e Krumweide definiram como reumatogenicidade a propriedade de componentes do estreptococo de desencadear o desenvolvimento da febre reumática. Existe uma relação entre o estímulo infeccioso e o desenvolvimento da doença autoimune celular e humoral (mimetismo molecular) em indivíduos predispostos. A predisposição genética também influencia na suscetibilidade para desenvolvimento de doença cardíaca crônica, e os polimorfismos em vários genes estão associados a febre reumática e lesão valvar.

Alguns indicadores sociais também contribuem, provavelmente por aumentar o risco da tonsilite. As citocinas pró-inflamatórias como fator de necrose tumoral alfa (TNF-alfa), interferon-gama (IFN-gama), interleucina 1 (IL-1) e interleucina 17 (IL-17) parecem estar associados à progressão da doença. A interleucina 10 (IL-10), uma citocina modulatória, está presente em níveis elevados em pacientes com cardiopatia reumática e tem correlação direta com o linfócito T CD8 +. Os macrófagos são abundantes no infiltrado inflamatório valvar e desempenham um papel importante na produção de citocinas e metaloproteinases matriciais, interferindo, assim, na remodelação dos componentes da matriz extracelular e fibrose.[4]

## QUADRO CLÍNICO

A FR pode ser considerada um quebra-cabeça que só foi montado completamente em 1886, quando as manifestações articulares, cardíacas e neurológicas foram reconhecidas como parte do quadro clínico.[1] Assim como em outras doenças reumatológicas, o diagnóstico da febre reumática pode não ser evidente e há grande risco de ser mascarado por tratamentos precoces, especialmente com anti-inflamatórios não hormonais (AINH). Não existe um sinal patognomônico da doença. O diagnóstico era baseado na soma de critérios clínicos e laboratoriais para o primeiro surto, definidos e modificados por Jones, e publicados em 1992. Posteriormente esses critérios foram adotados pela Organização Mundial da Saúde e, em 2004, novos critérios para o diagnóstico do primeiro surto, para recorrência e para cardiopatia reumática crônica foram definidos. Baseado nos critérios de Jones modificados, o diagnóstico é confirmado pela presença de dois critérios maiores ou um critério maior e dois menores, associados à infecção estreptocócica prévia.

Considerando indicadores socioeconômicos, desigualdade social e de oferta de serviços de saúde como aumento do risco da FR, algumas peculiaridades na abordagem de diferentes populações permitem definir fatores de risco para a doença e, assim, os critérios diagnósticos foram recentemente revisados pela *American Heart Association* (2015).[6] Os critérios passaram a ser avaliados conforme o risco da população, em baixo, médio ou alto risco (Quadro 1). Inclui monoartrite aguda e poliartralgia aguda como critérios maiores, e monoartralgia aguda e elevação da velocidade de hemossedimentação (VHS) acima de 30 mm como critérios menores, em populações de moderado e alto risco.[6] É importante frisar que o diagnóstico depende de uma avaliação inicial que leve em consideração a possibilidade da doença.

O critério maior mais prevalente é a poliartrite migratória de grandes articulações. Ocorre em 75% das crianças e tem como características importantes ser migratória e incapacitante, mas responder rapidamente ao uso de anti-inflamatórios e não produzir dano permanente. As articulações mais afetadas são os joelhos (75%), tornozelos (50%), cotovelos, punhos, quadril e pequenas articulações dos pés (12 a 15% cada uma) e ombros e pequenas articulações das mãos (7 a 8%). Raramente se estende a outras articulações como as partes cervical ou lombossacral da coluna, articulações esternoclaviculares e temporomandibulares.[2] O uso indiscriminado de medicações como analgésicos, antitérmicos e anti-inflamatórios frequentemente mascara o quadro clínico, dificultando o diagnóstico precoce.

A cardite é a manifestação mais grave e ocorre em 50% das crianças, predominantemente caracterizada por valvulite mitral (regurgitação mitral) e, com menos frequência, aórtica (regurgitação aórtica). A cardiomegalia ocorre quando a regurgitação é moderada a grave.[5] A cardite é a única manifestação capaz de levar ao óbito durante a fase aguda, além de ter o potencial para acarretar anormalidades estruturais que podem determinar incapacidade funcional permanente. Pode ter desde um curso rapidamente letal, seja por ruptura de cordas tendíneas, perfuração de folhetos valvares ou insuficiência cardíaca congestiva, até uma evolução totalmente assintomática. As manifestações decorrem do acome-

**Quadro 1** Critérios de Jones modificados e revisados (2015) para febre reumática

| Critérios de Jones modificados | Critérios de Jones revisados | |
|---|---|---|
| | Populações de baixo risco | Populações de risco moderado a alto |
| **Critérios maiores** | | |
| Cardite | Cardite | Cardite |
| Poliartrite | Poliartrite (somente) | Mono ou poliartrite ou poliartralgia |
| Coreia | Coreia | Coreia |
| Nódulos subcutâneos | Nódulos subcutâneos | Nódulos subcutâneos |
| Eritema marginado | Eritema marginado | Eritema marginado |
| **Critérios menores** | | |
| Febre | Febre | Febre |
| Artralgia | Poliartralgia | Monoartralgia |
| Provas de atividade inflamatória elevadas | VHS ≥ 60 mm e/ou PCR ≥ 3,0 mg/dL | VHS ≥ 30 mm e/ou PCR ≥ 3,0 mg/dL |
| Aumento de PR no ECG | Aumento de PR no ECG | Aumento de PR no ECG |
| **Evidências de estreptococcia recente** | | |
| Cultura positiva da orofaringe para estreptococo beta-hemolítico do grupo A. | | |
| Títulos elevados de ASO ou outro anticorpo estreptocócico, teste rápido para antígenos do estreptococo, escarlatina recente. | | |
| O diagnóstico será positivo para FEBRE REUMÁTICA se houver a presença de dois critérios maiores ou de um critério maior e dois menores, se acompanhados de evidência de infecção estreptocócica anterior. | | |

Fonte: Baseado em Gewitz et al; *American Heart Association Committee on Rheumatic Fever, Endocarditis, and Kawasaki Disease of the Council on Cardiovascular Disease in the Young*, 2015.[6]

timento do pericárdio, miocárdio e/ou endocárdio. O desenvolvimento de sequela cardíaca é determinado pelo acometimento do endocárdio, manifestado por sopro cardíaco. As valvas mais acometidas são a mitral (valva atrioventricular direita), seguida da valva da aorta e, com menor frequência, da tricúspide (valva atrioventricular esquerda). A regurgitação mitral é a consequência mais comum de lesão valvar em pacientes com doença cardíaca crônica, decorrente de alterações morfológicas que provocam cicatrizes da valva mitral. Apesar de a valva da aorta ser menos acometida que a valva mitral, sua disfunção tem repercussão mais grave na função ventricular esquerda, qualidade de vida e prognóstico das crianças.[4] Complicações como insuficiência cardíaca, *flutter* e/ou fibrilação atrial, hipertensão pulmonar, acidente vascular cerebral, endocardite bacteriana e estenose mitral podem ocorrer nesses pacientes na idade adulta.

Desde 2004 a Organização Mundial da Saúde recomenda a realização de ecocardiograma bidimensional em todos os pacientes com suspeita de FR em países em desenvolvimento, independentemente da presença de sopro cardíaco. Em 2012 foram publicados novos critérios ecocardiográficos pela *World Heart Federation* que enfatizam a importância de programas de rastreamento da doença pelo uso de exame de imagem dinâmica, importante em razão da existência de formas subclínicas, sem ausculta cardíaca ao exame físico, mas com lesão valvar.[1]

A coreia de Sydenham é uma desordem neurológica que ocorre em 20-30% dos pacientes. Caracteriza-se por movimentos involuntários do tronco, membros e face. Os movimentos são bruscos e vagos, não repetitivos e costumam ser unilaterais. São comuns as expressões faciais peculiares, como sorriso sem motivo, associadas a grandes explosões de comportamento, inclusive com choros.[7]

Ainda entre os critérios maiores, o eritema marginado e os nódulos subcutâneos são manifestações cutâneas raras com frequência abaixo de 10%, associadas à cardite. O eritema marginado é representado por lesões eritematosas de 1 a 3 cm de diâmetro, não pruriginosas, passageiras e de cor rosada ou roxo pálido, que afetam principalmente o tronco e os membros. Cada lesão se difunde centrifugamente, deixando o centro claro e resultando em um aspecto serpinginoso. Os nódulos subcutâneos são pequenos (0,5 a 2,0 cm de diâmetro), firmes, arredondados e indolores, sem características inflamatórias. Localizam-se próximos a proeminências e tendões extensores, aparecendo depois das primeiras semanas de doença.[1]

Os critérios menores são representados por artralgia, febre, reagentes de fase aguda, como proteína C-reativa (PCR), velocidade de hemossedimentação (VHS) e elevação da alfa 1 glicoproteína ácida. Todos os reagentes são inespecíficos, mas podem auxiliar no monitoramento do processo inflamatório e de sua remissão. Outros achados podem contribuir para o diagnóstico da doença, como a radiografia de tórax para avaliar cardiomegalia e congestão pulmonar, o eletrocardiograma (ECG) que pode mostrar aumento do espaço PR, taquicardia sinusal, distúrbios de condução, alterações de ST-T e baixa voltagem do complexo QRS e da onda T no plano frontal.

## DIAGNÓSTICO DIFERENCIAL

O diagnóstico diferencial da FR depende da identificação da combinação das diversas manifestações e do padrão evolutivo, ou seja, da soma dos critérios já consagrados e recentemente revistos.[6] Diversas doenças pediátricas cursam com manifestações articulares agudas, o que leva o paciente a buscar atendimento. Inicialmente é importante afastar causas infecciosas, tanto virais como bacterianas, artrites reativas, doenças hematológicas e neoplásicas, além de outras doenças reumatológicas, que podem também cursar com artrite e alterações cardíacas e neurológicas semelhantes à FR. A leucemia linfocítica aguda pode apresentar poliartrite migratória de grandes articulações e dores ósseas em um terço dos casos. Outras causas de dores ósseas, como doenças neoplásicas e anemia falciforme, devem ser diferenciadas. A cardite deve ser diferenciada de outras causas de sopro, como pericardites e perimiocardites, alterações secundárias a outras doenças reumáticas como artrite idiopática juvenil e lúpus eritematoso sistêmico, bem como de alterações cardiovasculares diversas como sopro inocente, sopro anêmico, aorta bicúspide e prolapso de valva mitral.[7] As manifestações coreicas também podem se confundir com encefalites virais, reações a medicamentos, lúpus sistêmico com envolvimento do sistema nervoso central, síndrome do anticorpo antifosfolípide e doença de Wilson.[5]

## PROFILAXIA PRIMÁRIA E SECUNDÁRIA

O tratamento da tonsilite (profilaxia primária) visa a reduzir a exposição antigênica do paciente ao estreptococo, impedir sua propagação e prevenir complicações agudas.[2] A distinção entre as infecções virais e bacterianas e a presença de fatores de risco devem ser consideradas para indicar a profilaxia primária. A prevenção da doença se baseia no tratamento adequado da tonsilite estreptocócica, preferencialmente com a penicilina G benzatina. O risco de alergia ao medicamento é pequeno e passível de ser resolvido com medicação. A portaria nº 3.161, de 27 de dezembro de 2011 normatiza a utilização de penicilina nas unidades básicas de saúde e outras unidades do sistema SUS.[8]

O Escore de Centor Modificado (Quadro 2) é uma ferramenta validada para a indicação dessa profilaxia, que deve ser administrada sempre que houver 3 ou 4 pontos. Quando o escore resultar em 2 pontos, o tratamento dependerá da realização do teste rápido, o que pode ser indisponível, justificando seu uso em populações de médio e alto risco.[9]

**Quadro 2** Escore de Centor Modificado

| Escore de Centor Modificado | |
|---|---|
| 3-14 anos | + 1 |
| 15-44 anos | 0 |
| ≥ 45 anos | - 1 |
| Edema ou exsudato tonsilar | + 1 |
| Linfadenomegalia | + 1 |
| Ausência de tosse | + 1 |
| Presença de tosse | 0 |

Fonte: Baseado em Fine et al, 2012.[9]

A erradicação do estreptococo é feita com a penicilina G benzatina (600.000 UI abaixo de 20 kg a 1.200.000 UI acima de 20 kg) em dose única. Existem outras opções como amoxicilina, penicilina V e ampicilina durante 10 dias, porém com resultados menos satisfatórios. A administração da dose única de penicilina benzatina elimina o risco de tratamento incompleto, tem um custo menor e maior eficácia. Nos pacientes alérgicos à penicilina, é recomendada a eritromicina na dose de 20 a 40 mg/kg/dia durante 10 dias, podendo ser utilizada a azitromicina ou clindamicina.

Para evitar novos surtos da doença indica-se a profilaxia secundária, baseada na aplicação de penicilina G benzatina na mesma dose a cada 21 dias até 21 anos ou até cinco anos após o último surto nos pacientes sem doença cardíaca, e até 25 anos ou 10 anos após o último surto nos pacientes com febre reumática com cardite prévia, insuficiência mitral residual ou resolução da lesão valvar. Nos pacientes com lesão valvar residual moderada a grave a profilaxia será mantida até a quarta década de vida. A sulfadiazina é utilizada nos pacientes alérgicos, em dose de 500 mg/dia até 30 quilos e 1.000 mg/dia acima desse peso. Nos casos de alergia à penicilina e à sulfa, utiliza-se eritromicina em dose de 250 mg de 12/12 horas. Existe uma forte evidência de que a profilaxia secundária reduz a gravidade da doença cardíaca crônica, prevenindo a progressão da doença. A recorrência da doença é maior nos primeiros 5 anos após o primeiro surto.[7]

## TRATAMENTO

As opções de tratamento anti-inflamatório para tratamento da poliartrite, o qual deve ser mantido por período em torno de quatro semanas e reduzido de forma empírica de acordo com a resposta individual, incluem: o ácido acetilsalicílico (AAS) na dose de 80 a 100 mg/kg/dia em quatro tomadas diárias; o ibuprofeno (30 a 40 mg/kg/dia) a cada 6-8 horas; e o naproxeno (10 a 20 mg/kg/dia). É importante considerar a maior facilidade posológica (duas tomadas diárias) do naproxeno e os maiores riscos de toxicidade do AAS (trato gastrintestinal, renal e salicilismo).[7]

Nos pacientes com cardite, a medicação de escolha para controle da doença inflamatória é a prednisona em dose de 1 a 2 mg/kg/dia, mantida por 2 a 4 semanas e depois reduzida em até 20% por semana, associada ao repouso absoluto, fator essencial para a recuperação dos pacientes. Devem ser associadas medidas farmacológicas para controle da insuficiência cardíaca, como diuréticos, restrição de fluidos e inibidores da enzima conversora da angiotensina para alguns pacientes com regurgitação aórtica e disfunção ventricular.[7]

Os pacientes com coreia deverão permanecer em ambiente tranquilo, com repouso no leito, principalmente para aqueles com movimentos muito intensos. As medicações mais frequentemente utilizadas são o haloperidol (risco de impregnação e discinesia tardia), o ácido valproico e a carbamazepina. A associação de prednisona 1 a 2 mg/kg/dia pode ser útil na redução da intensidade e do tempo para remissão da coreia.[7]

A monitorização da resposta terapêutica deve ser realizada por observação clínica, acompanhamento das provas de atividade inflamatória, ecocardiograma, radiografia de tórax e eletrocardiograma após 4 semanas do início do quadro.[2] Idealmente, todos os pacientes com febre reumática aguda devem ser internados para confirmação diagnóstica, realização dos exames, inclusive ecocardiograma, e início do tratamento. Hospitalização é também uma oportunidade para educação dos pacientes e familiares quanto aos riscos da doença e à necessidade de manter a profilaxia regular após a alta.[5]

## DESAFIOS ATUAIS

- Aprofundar o conhecimento quanto ao efeito social, cultural e econômico da cardiopatia reumática e sua influência na dificuldade de adesão à profilaxia secundária.
- Desenvolvimento de formulações antibióticas para profilaxia secundária de maior aceitabilidade e confiabilidade.
- Desenvolvimento de vacinas estreptocócicas.[5,10]
- Identificação de fatores individuais (genéticos, imunológicos) relacionados à predisposição ao desenvolvimento da doença.

## ORIENTAÇÕES AOS PAIS

- Tonsilite: os sintomas habituais da tonsilite são dor à deglutição, febre alta, adenomegalia dolorosa, exsudato em orofaringe, ausência de tosse. As tonsilites devem ser valorizadas e sempre ser avaliadas por profissionais de saúde. O tratamento adequado é capaz de erradicar a infecção e prevenir a febre reumática.
- Febre reumática: a doença é causada por uma reação imunológica secundária às infecções estreptocócicas anteriores. É de extrema importância manter a profilaxia adequada, preferencialmente com penicilina benzatina, não só para evitar novos surtos da doença e piora da lesão valvar, o que determina limitações da vida diária, como também pela possibilidade da regressão total de lesões leves.

Esclarecer quanto ao uso crônico da antibioticoterapia, especialmente quanto a diversos preconceitos disseminados na população em relação a efeitos colaterais.

## ✓ CONCLUSÃO

Existe uma clara associação entre febre reumática aguda e baixa condição socioeconômica. É importante reafirmar as vantagens da penicilina G benzatina no tratamento da tonsilite bacteriana entre os profissionais de saúde. Reduzir a resistência à sua utilização entre a população teria um impacto muito significativo na incidência da doença e consequente redução de suas complicações.

É necessário o investimento em programas de reconhecimento da FR para a identificação de apresentações subclínicas nos países em desenvolvimento (populações de médio e alto risco), onde há uma prevalência maior da doença.

Os critérios de Jones devem ser suplementados pela exclusão ativa de diagnósticos diferenciais e acompanhamento vigilante, inclusive ecocardiográfico. A febre reumática provável e a febre reumática possível devem ser reconhecidas como categorias diagnósticas, o que implica profilaxia com penicilina pelo menos até a revisão do acompanhamento.

## REFERÊNCIAS BIBLIOGRÁFICAS


1. Taranta A, Markowitz M. Diagnósticos. In: Taranta A, Markowitz M (eds.). A febre reumática. Lancaster: Kluwer Academic Publishers, 1989. p.50-5.
2. Shaikh N, Leonard E, Martin JM. Prevalence of streptococcal pharyngitis and streptococcal carriage in children: a meta-analysis. Pediatrics. 2010; 126(3):e557-64.
3. Rothenbühler M, O'Sullivan CJ, Stortecky S, Stefanini GG, Spitzer E, Estill J et al. Active surveillance for rheumatic heart disease in endemic regions: a systematic review and meta-analysis of prevalence among children and adolescents. Lancet Glob Health. 2014; 2:e717-26.
4. Carapetis JR, Beaton A, Cunningham MW, Guilherme L, Karthikeyan G, Mayosi BM et al. Acute rheumatic fever and rheumatic heart disease. Nat Rev Dis Primers. 2016; 2:15084.
5. Leal MTBC, Passos LSA, Guarçoni FV, Aguiar JMS, Silva RBRD, Paula TMN et al. Rheumatic heart disease in the modern era: recent developments and current challenges. Rev Soc Bras Med Trop. 2019; 52:e20180041.
6. Gewitz MH, Baltimore RS, Tani LY, Sable CA, Shulman ST, Carapetis J et al.; American Heart Association Committee on Rheumatic Fever, Endocarditis and Kawasaki Disease of the Council on Cardiovascular Disease in the Young. Revision of the Jones Criteria for the diagnosis of acute rheumatic fever in the era of Doppler echocardiography: a scientific statement from the American Heart Association. Circulation. 2015; 131(20):1806-18.
7. Barbosa PJB, Müller RE, Latado AL, Achutti AC, Ramos AIO, Weksler C et al. Diretrizes Brasileiras para Diagnóstico, Tratamento e Prevenção da Febre Reumática da Sociedade Brasileira de Cardiologia, da Sociedade Brasileira de Pediatria e da Sociedade Brasileira de Reumatologia. Arq Bras Cardiol. 2009; 93(3 supl.4):1-18.
8. Brasil. Portaria nº 3.161, de 27 de dezembro de 2011. Dispõe sobre a administração da penicilina nas Unidades de Atenção Básica à Saúde, no âmbito do Sistema Único de Saúde (SUS). Brasília: DOU Diário Oficial da União. Publicado no D.O.U. em 29 de dezembro de 2011.
9. Fine AM, Nizet V, Mandl KD. Large-scale validation of the Centor and McIsaac scores to predict group A streptococcal pharyngitis. Arch Intern Med. 2012; 172(11):847-52.
10. Guilherme L, Postol E, Ferreira FM, DeMarchi LMF, Kalil J. StreptInCor: a model of anti-Streptococcus pyogenes vaccine reviewed. Auto Immun Highlights. 2013; 4(3):81-5.

10

# ARTRITES REATIVAS

*Andréa Valentim Goldenzon*

**OBJETIVOS**

- ✓ Conceituar e caracterizar a artrite reativa.
- ✓ Discutir os critérios diagnósticos.
- ✓ Discutir os fatores prognósticos.
- ✓ Revisar a conduta terapêutica.

## INTRODUÇÃO

A artrite reativa (ARe), antes conhecida como síndrome de Reiter, e a artrite pós-infecciosa são definidas como artrites causadas por uma reação inflamatória estéril após uma infecção extra-articular precedente.[1] Usamos ARe para a artrite que ocorre após infecções entéricas ou urogenitais e artrite pós-infecciosa para descrever artrite que ocorre após outras doenças infecciosas, não classicamente consideradas no grupo de ARe, como a febre reumática, relacionada à infecção por estreptococos do grupo A, ou viroses.[2] A febre reumática é discutida em outro capítulo.

A distinção entre artrite pós-infecciosa e ARe nem sempre é clara, tanto em relação aos achados clínicos quanto ao seu mecanismo fisiopatológico. A ARe geralmente é precedida por infecções intestinais (*Salmonella*, *Shigella flexneri*, *Yersinia enterocolitica*, *Campylobacter jejuni*) ou mais comumente por infecções geniturinárias, especialmente por *Chlamydia trachomatis*. *Escherichia coli* e *Clostridium difficile* também são agentes intestinais causadores, mas menos frequentes. Na artrite pós-infecciosa, vários vírus (rubéola, varicela-zóster, *Herpes simplex*, citomegalovírus) foram isolados das articulações dos pacientes. Antígenos de outros vírus (p. ex.: hepatite B, adenovírus) foram identificados em complexos imunes do tecido articular.[2]

## ASPECTOS EPIDEMIOLÓGICOS

A incidência varia enormemente de acordo com a região, mas parece haver uma relação com a prevalência de alguns subtipos de antígenos de histocompatibilidade HLA-B27 e com a taxa de uretrite e/ou cervicite e diarreia infecciosa na população. Entre os mais de 40 subtipos de HLA-B27 conhecidos, o B2705, associado a espondiloartrites, é predominantemente encontrado na América Latina, Brasil e alguns países asiáticos.[3] A frequência de HLA-B27 entre pacientes com ARe varia de 30 a 50%,[4] e os portadores de HLA-B27 são mais afetados por doença grave, com envolvimento frequente da coluna vertebral, características extra-articulares e um curso crônico de artrite. Além disso, o HLA-B27 é um fator de risco para inflamação gastrintestinal persistente após infecções entéricas, mesmo após a resolução da infecção inicial.[2] A ARe é rara em crianças, que tendem a ter a forma pós-disentérica e ocorre mais em meninos entre 8 e 12 anos,[1] enquanto adolescentes e homens jovens são mais propensos a desenvolver ARe após uma infecção geniturinária. A frequência de ARe após infecção intestinal é de 1 a 4%, mas cerca de 10% dos pacientes não têm infecção sintomática anterior.[5]

## FISIOPATOLOGIA

A ARe é uma artrite estéril desencadeada por infecções bacterianas gastrintestinais ou urogenitais. Embora a patogênese da ARe ainda não esteja clara, os fatores genéticos parecem desempenhar um papel importante. Diferentes receptores de imunoglobulina de linfócitos T citotóxicos (T-CD8) e seus correspondentes genótipos de antígeno de histocompatibilidade (HLA) foram implicados na suscetibilidade e resistência a infecções e doenças autoimunes. Níveis elevados de T-CD8 ativadoras ou reduzidos de T-CD8 inibidoras parecem afetar a predisposição a ARe. Esse desequilíbrio permite que as respostas imunes inatas e adaptativas do hospedeiro sejam facilmente desencadeadas por patógenos, resultando na superprodução de citocinas locais e sistêmicas que parecem contribuir para a patogênese da ARe.[6]

O curso da ARe em pacientes com SIDA tende a ser mais grave, com uma erupção generalizada semelhante à psoríase e artrite grave. Essa gravidade sugere a maior importância das células T citotóxicas CD8+ em comparação com as CD4+ na patogênese da ARe.[5]

O papel do HLA-B27 ainda não está plenamente definido, mas parece haver uma semelhança a nível molecular entre a molécula HLA-B27 e as bactérias que incitam a ARe, permitindo o desencadeamento de uma resposta imune e o subsequente desenvolvimento de doença.[4]

## QUADRO CLÍNICO

Tem sido sugerido que a ARe é melhor descrita como uma tríade composta por artrite, geralmente incapacitante, conjuntivite (presente em 2/3 dos casos) ou iridociclite, e uretrite não bacteriana ou cervicite, que são mais comuns em adolescentes. Alguns preferem descrevê-la como uma tétrade, adicionando os achados mucocutâneos à tríade clássica. Úlceras da mucosa oral e do palato são comuns e muitas vezes assintomáticas. Até o momento, no entanto, não foram estabelecidos critérios diagnósticos ou de classificação para a ARe.[7]

Os sintomas da ARe normalmente começam dias a semanas após a infecção primária com um quadro agudo de mal-estar, febre, fraqueza e mialgia. A apresentação mais comum de ARe é de uma monoartrite ou oligoartrite assimétrica das extremidades inferiores, mas também pode incluir outras características frequentemente associadas a condições reumatológicas, como uretrite, iridociclite, conjuntivite e lesões mucocutâneas. A lombalgia é muito comum. Há também ARe "não clássica" desencadeada por infecções causadas por *Borrelia*, *Brucella*, *Haemophilus*, *Leptospira*, *Mycobacterium*, *Neisseria*, *Staphylococcus*, *Streptococcus*, *Ureaplasma* e *Vibrio* spp., que podem causar poliartralgia, mas não estão associadas ao gene HLA-B27.[7]

Apesar de as grandes articulações serem envolvidas mais frequentemente, as pequenas articulações das mãos podem também ser afetadas. A presença de fascite plantar ou entesite do tendão do calcâneo deve levantar a suspeita de ARe.[5] O envolvimento axial é mais comum em pacientes portadores de HLA-B27. No início do curso da doença, marcadores de inflamação, velocidade de hemossedimentação (VHS) e proteína C-reativa (PCR) podem estar muito elevados. As manifestações clínicas podem durar de semanas a meses.

## DIAGNÓSTICO DIFERENCIAL

A familiaridade com outras causas da artrite pós-infecciosa é vital quando um diagnóstico da ARe está sendo considerado. Numerosos vírus estão associados à artrite pós-infecciosa. O vírus da rubéola e da hepatite B geralmente afetam as pequenas articulações, enquanto a caxumba e a varicela muitas vezes envolvem grandes articulações, em especial os joelhos. Artrite ocorre ocasionalmente durante a infecção por citomegalovírus e pode ocorrer durante infecções por varicela, mas é rara após a infecção pelo vírus Epstein-Barr. Varicela também pode ser complicada pela artrite supurativa, geralmente secundária à infecção por estreptococos. O HIV está associado a uma artrite que se assemelha à artrite psoriásica.[2]

Artrite idiopática juvenil, artrite psoriásica, espondilite anquilosante, bem como outras artrites soronegativas devem ser diferenciadas de ARe.

A artrite gonocócica não envolve a coluna vertebral, mas a gonorreia e outros tipos de uretrite infecciosa devem ser descartadas. Artrites virais, doença de Lyme e febre reumática podem também ser confundidas.

A sinovite transitória, outra forma de artrite pós-infecciosa, geralmente afeta o quadril, muitas vezes após uma infecção respiratória. Meninos entre 3 e 10 anos de idade são afetados com mais frequência, com início agudo de dor intensa na virilha e irradiação na coxa ou joelho, com duração de aproximadamente uma semana. Provas inflamatórias estão geralmente normais. O exame radiológico ou ultrassonográfico pode confirmar o alargamento do espaço articular secundário ao derrame articular. Presume-se que o gatilho seja viral, embora os agentes infecciosos responsáveis não tenham sido identificados.[2]

A artrocentese e a análise do líquido sinovial é ocasionalmente indicada para afastar a artrite séptica. É essencial descartar essa possibilidade, pois a falha no tratamento pode levar à destruição da articulação e incapacidade permanente. Na ARe a análise do líquido sinovial revela leucocitose com predomínio de polimorfonucleares. A bacterioscopia pelo método de Gram e as culturas devem ser negativas. A biópsia sinovial normalmente evidencia alterações inflamatórias inespecíficas.

As lesões cutâneas podem necessitar de estudo histopatológico para a devida diferenciação. Testes para tentar confirmar a infecção prévia podem ser obtidos.[5]

## PROGNÓSTICO

Apesar das manifestações graves e incapacitantes, a ARe normalmente tem bom prognóstico e uma evolução autolimitada com recuperação total em três a cinco meses. Uma parcela menor de pacientes pode evoluir com curso mais crônico, mantendo sintomas por mais de seis meses. Uma pequena porção de pacientes com ARe vai desenvolver espondilite anquilosante ou sacroileíte radiológica.

Os sinais de mau prognóstico incluem algumas infecções específicas (*Salmonella*, *Yersinia* e *Shigella*), presença do HLA-B27, história familiar positiva para espondiloartrite ou espondilite anquilosante e presença de inflamação intestinal crônica. Os dados sugerem que o prognóstico é melhor para a enteroartrite do que a ARe induzida por *Chlamydia*.[6]

Inflamação intestinal persistente parece desempenhar um papel significativo na determinação do curso e prognóstico da ARe.

## TRATAMENTO

Há três objetivos primordiais no tratamento da ARe:

- Identificar e tratar prontamente a infecção desencadeante.
- Abordar e promover alívio dos sintomas.
- Minimizar a incapacidade em casos crônicos da ARe.

### Tratamento da infecção desencadeante

A persistência tanto das bactérias desencadeadoras como também das outras bactérias que permanecem nos focos de infecção crônica parecem ser importantes na cronificação da ARe[8] e há evidências de que o tratamento antimicrobiano imediato da infecção desencadeadora pode prevenir o início e a persistência da artrite, especialmente nos casos relacionados à infecção geniturinária. Na infecção por *Chlamydia trachomatis*, uma maior taxa de recorrência dita um curso antibiótico mais longo (4 a 12 semanas). A necessidade de rastreamento para *Chlamydia trachomatis* e *Neisseria gonorrhoeae* por biologia molecular deve ser realizada de acordo com a prática sexual: urina (uretral), amostras endocervicais, secreção genital. Para amostras extragenitais (anais e faríngeas), devem ser utilizados testes com validação para tais sítios de coleta.[9] O Brasil vem apresentando tendência de aumento de notificação de sífilis na população mais jovem, de 13 a 29 anos. O Protocolo Clínico e Diretrizes Terapêuticas (PCDT) para Atenção Integral às Pessoas com Infecções Sexualmente Transmissíveis (IST) publicado em 2015, e revisto em junho de 2019, pelo Ministério da Saúde recomenda, para pessoas sexualmente ativas abaixo de 30 anos, rastreamento anual para HIV e sífilis e, de acordo com o comportamento e diagnóstico, rastreamento na ocasião do atendimento para infecções por *Chlamydia trachomatis*, gonorreia e hepatite.[9] O rastreamento para *Chlamydia trachomatis* pode ser feito por captura híbrida (disponível no SUS) ou por testes de amplificação de ácido nucleico (NAAT), que também podem ser usados para detecção de gonorreia.

Há menos evidências para o tratamento da infecção que precede a ARe pós-entérica, pois os eventos patogênicos que conduzem à artrite parecem ocorrer precocemente no curso da infecção, de modo que a introdução da terapia antibiótica acaba não influenciando o curso da doença. A exceção a isso parece ser a infecção por *Salmonella*, na qual o tratamento com antibióticos reduziu a incidência de envolvimento musculoesquelético.[5]

## Tratamento da artrite aguda

Anti-inflamatórios não hormonais (AINH) são a terapia de escolha para ARe aguda. Em virtude das respostas individuais aos diferentes medicamentos, sugere-se a tentativa de mais de um AINH, por pelo menos duas a quatro semanas em dose plena, antes de mudar para outro. As doses são similares àquelas utilizadas em outras formas de artrite. O tratamento com corticoides deve ser considerado em caso de resposta inadequada aos AINH ou doença ativa persistente por mais de quatro semanas, podendo também ser administrado por infiltração intra-articular. Repouso, gelo, calor e medidas de auxílio à deambulação podem ser úteis. Palmilhas feitas sob medida aliviam a dor causada pela entesite calcânea e do metatarso e ajudam a preservar o arco longitudinal do pé. O uso de talas de repouso noturno ajuda a evitar contraturas associadas à tendinite ou tenossinovite.[1]

## Tratamento da artrite crônica

Em casos de artrite aguda resistente a AINH e corticoides ou de artrite crônica, é indicado o uso de medicamentos modificadores do curso da doença (MMCD), como sulfassalazina, metotrexato e azatioprina. Como a ARe é frequentemente autolimitada, a gravidade do quadro e o tempo de evolução devem ser considerados antes da instituição dessas drogas.[5]

Apesar da resposta significativa das manifestações axiais e periféricas da espondilite anquilosante aos inibidores de fator de necrose tumoral (TNF), existem poucos dados sobre seu uso na ARe. Alguns trabalhos sugerem a utilidade do etanercepte e do infliximabe para ARe com resultados positivos.[5]

Em virtude da possível inflamação oculta inespecífica do intestino em pacientes com artrite periférica associada à HLA-B27 e sua resposta à sulfassalazina, esta droga é frequentemente recomendada.[1]

Alongamento ativo e passivo das articulações e fortalecimento muscular devem ser prescritos quando a inflamação e a dor permitirem. Crianças com ARe crônica e recorrente tendem a desenvolver anquiloses fibrosas primeiro, seguidas por anquiloses ósseas das articulações mediotarsais e subluxação das articulações metatarsofalangeanas e, portanto, exigem especial atenção às palmilhas e sapatos. A doença do joelho, do quadril e axial se beneficia de atividades como ciclismo e natação.[5]

# DESAFIOS ATUAIS

O uso de tratamento antibiótico em longo prazo para pacientes com ARe é controverso. Estudos sobre ciprofloxacina de longo prazo ou monoterapia com azitromicina mostraram falta de eficácia. Embora a antibioticoterapia possa ser útil em pacientes com HLA-B27, uma recente revisão sistemática e metanálise não mostraram efeito benéfico significativo dos antibióticos na remissão e nas características clínicas da doença, ao mesmo tempo que evidenciaram um aumento significativo e ocorrência de eventos adversos. A terapia combinada com mais de um antibiótico pode surgir como um tratamento eficaz para a ARe.[8]

Finalmente, os imunobiológicos, tais como o tocilizumabe, se mostraram promissores em razão da sua habilidade de mediar interleucinas implicadas na inflamação comum. São necessários ensaios clínicos adequados para a aplicação potencial desses agentes na ARe.[5]

A infecção por *Chlamydia trachomatis* e gonorreia são as infecções sexualmente transmissíveis mais comumente relatadas nos Estados Unidos. Em 2012, mais de 1,4 milhão de casos de *Chlamydia trachomatis* e mais de 330.000 casos de gonorreia foram notificados. As infecções por *Chlamydia trachomatis* são 10 vezes mais prevalentes do que as infecções gonocócicas em mulheres de 18 a 26 anos. Embora a maioria dos casos identificados seja relatada, a incidência dessas duas doenças é difícil de estimar porque a maioria das infecções é assintomática e, portanto, nunca são diagnosticadas. O *Centers for Disease Control and Prevention* (CDC) estima que mais de 800.000 pessoas são infectadas com gonorreia nos Estados Unidos a cada ano, e menos da metade dessas infecções é diagnosticada e relatada.[10] O aumento da incidência de sífilis entre indivíduos jovens no Brasil sugere uma situação ainda mais grave que a americana. É um grande desafio e faz parte da responsabilidade dos pediatras tentar reverter essa tendência, não só educando seus pacientes quanto à prevenção como também adotando as recomendações do PCDT de Atenção Integral às Pessoas com IST quanto ao rastreamento dessas infecções nos seus pacientes sexualmente ativos.

## ORIENTAÇÕES AOS PAIS

Orientar quanto à possibilidade de recorrência e de uso prolongado de medicações.

Estimular a reabilitação, orientando exercícios de alongamento e desencorajando a inatividade e a imobilização.

Chamar atenção quanto à necessidade de acompanhamento oftalmológico.

Educar quanto à prevenção de IST e necessidade de rastreamento dessas infecções nos pacientes sexualmente ativos.

## ✓ CONCLUSÃO

A ARe é uma doença aguda incapacitante que acomete indivíduos geralmente predispostos após infecções entéricas e urogenitais. É essencial a busca do agente desencadeador, especialmente nas infecções urogenitais, inclusive para evitar novos surtos. Apesar de uma evolução em geral autolimitada, as manifestações são frequentemente prolongadas, muitas vezes não responsivas a AINH, exigindo corticoterapia e/ou csDMARDs para controle clínico.

O diagnóstico diferencial deve ser buscado exaustivamente, tanto para excluir a possibilidade de artrite séptica e sua potencial destruição articular como para afastar artrites pós-infecciosas, em especial a febre reumática, que causa acometimento cardíaco frequente em nosso meio.

Apesar de não ser uma doença frequente, sua associação com IST requer atenção dos pediatras pela crescente incidência dessas infecções na população mais jovem.

## REFERÊNCIAS BIBLIOGRÁFICAS


1. Burgos-Vargas R, Vazquez-Mellado J. Reactive arthritis. In: Petty RE, Laxer RM, Lindsley CB, Wedderburn LR (eds.). Textbook of Pediatric Rheumatology. 7.ed. Philadelphia: Elsevier, 2016. p.563-70.
2. Weiss PF, Colbert RA. Reactive and post infectious arthritis. In: Robert Kliegman R, St. Geme J. (eds). Nelson Textbook of Pediatrics. 21.ed. Philadelphia: Elsevier, 2019. p.1272-3.
3. Sahlberg AS, Granfors K, Penttinen MA. HLA-B27 and host-pathogen interaction. Adv Exp Med Biol. 2009; 649:235-44.
4. Alvarez-Navarro C, Cragnolini JJ, Dos Santos HG, Barnea E, Admon A, Morreale A et al. Novel HLA-B27-restricted epitopes from Chlamydia trachomatis generated upon endogenous processing of bacterial proteins suggest a role of molecular mimicry in reactive arthritis. J Biol Chem. 2013; 288(36):25810-25.
5. Lozada JC. Reactive arthritis. Medscape, 06 de Dez de 2018. Disponível em: https://emedicine.medscape.com/article/331347-overview; acesso em: 15 de novembro de 2019.
6. Sun HS, Liu DX, Bai YY, Hu NW. Disease-association of different killer cell immunoglobulin-like receptors (KIR) and HLA-C gene combinations in reactive arthritis. Mod Rheumatol. 2019; 29(3):531-7.
7. Weiss GM. A review of reactive arthritis. Rheumatology Network - MJH Life Sciences 2019. Disponível em https://www.rheumatologynetwork.com/spondyloarthritis/review-reactive-arthritis/page/0/1; acesso em: 14 de novembro de 2019.
8. Astrauskiene D, Bernotiene E. New insights into bacterial persistence in reactive arthritis. Clin Exp Rheumatol. 2007; 25:470-9.
9. BRASIL. Ministério da Saúde. Secretaria de Vigilância em Saúde. Departamento de Doenças de Condições Crônicas e Infecções Sexualmente Transmissíveis. Protocolo Clínico e Diretrizes Terapêuticas para Atenção Integral às Pessoas com Infecções Sexualmente Transmissíveis (IST). Brasília: Ministério da Saúde, 2019.
10. U.S. Preventive Services Task Force. Final Recommendation Statement: Chlamydia and Gonorrhea: Screening. 2019. Disponível em: https://www.uspreventiveservicestaskforce.org/Page/Document/RecommendationStatementFinal/chlamydia-and-gonorrhea-screening; acesso em: 18 de novembro de 2019.

SEÇÃO IV

# ARTRITE IDIOPÁTICA JUVENIL

11

# ARTRITE IDIOPÁTICA JUVENIL

*Sheila Knupp Feitosa de Oliveira*

**OBJETIVOS**

- ✓ Caracterizar os diferentes subtipos de artrite idiopática juvenil (AIJ) com base em manifestações clínicas e laboratoriais.
- ✓ Compreender as bases do tratamento farmacológico e não farmacológico.
- ✓ Reconhecer os aspectos clínicos e laboratoriais que ajudam a identificar as principais complicações da AIJ: síndrome de ativação macrofágica e uveíte anterior.

## INTRODUÇÃO

Artrite idiopática juvenil (AIJ) é um termo que define um grupo de doenças autoimunes caracterizadas pela presença de artrite crônica (com duração superior a 6 semanas) e que têm início antes de 16 anos.[1]

## ASPECTOS EPIDEMIOLÓGICOS

A AIJ não é rara e ocorre em todas as etnias. Estudos epidemiológicos em diferentes países mostram uma incidência em torno de 2 a 20/100.000 casos/ano e prevalência de 16 a 150/100.000. A frequência de cada subtipo varia nas diferentes populações. Uma distribuição bimodal para a idade de início indica um pico em crianças com menos de cinco anos e outro no grupo de 10 a 16 anos de idade. O gênero feminino é mais acometido que o masculino.[1]

## FISIOPATOLOGIA

A etiologia é desconhecida, mas provavelmente é multifatorial. Acredita-se que haja suscetibilidade genética para a doença e um agente externo desencadearia o processo que envolve os sistemas de imunidade inata e adaptativa, resultando em inflamação crônica da membrana sinovial, característica desse grupo de doenças. Dependendo do subtipo de AIJ, os mecanismos diferem, como pode ser observado pela presença ou não de autoanticorpos, fator reumatoide e associação com diferentes tipos de antígeno leucocitário humano B27 (HLA-B27).[1]

## QUADRO CLÍNICO

A classificação dos sete subtipos de AIJ (sistêmica, oligoartrite, poliartrite fator reumatoide negativo, poliartrite fator reumatoide positivo, artrite psoriásica, artrite relacionada à entesite e artrite indiferenciada) se baseia em critérios de inclusão e exclusão (Quadro 1) que tentam tornar os grupos mais homogêneos de acordo com o número de articulações acometidas nos primeiros 6 meses, presença de diferentes manifestações extra-articulares, história familiar de algumas doenças autoimunes, positividade de fator reumatoide e do HLA-B27.[1-3]

**Quadro 1** Subtipos de AIJ e frequência

| | |
|---|---|
| 1. Artrite sistêmica | 10 a 20% |
| 2. Poliartrite (fator reumatoide negativo) | 20 a 30% |
| 3. Poliartrite (fator reumatoide positivo) | 5 a 10% |
| 4. Oligoartrite | 40 a 50% |
| 5. Artrite relacionada à entesite | 1 a 7% |
| 6. Artrite psoriásica | 2 a 15% |
| 7. Artrite indiferenciada | 2 a 23% |
| Não preenche nenhuma categoria de 1 a 6 | |
| Preenche mais de uma categoria de 1 a 6 | |

Fonte: Adaptado de Oliveira, 2014.[3]

- Oligoartrite: metade dos pacientes com AIJ tem oligoartrite, isto é, apresenta artrite em uma a quatro articulações nos primeiros 6 meses de doença. A grande maioria é composta de meninas de 1 a 3 anos de idade. As articulações mais afetadas são: joelhos, tornozelos e punhos (Figura 1). A principal manifestação extra-articular é a uveíte anterior crônica. São excluídos os pacientes que apresentam os critérios de exclusão de 1 a 5 (Quadro 2).[1-3]
- Poliartrite fator reumatoide negativo: existe artrite em 5 ou mais articulações e compreende cerca de 30% dos casos. Acomete grandes e pequenas articulações, incluindo as pequenas das mãos, pés, parte cervical da coluna e temporomandibulares (Figura 2). O gênero feminino é mais afetado e predomina

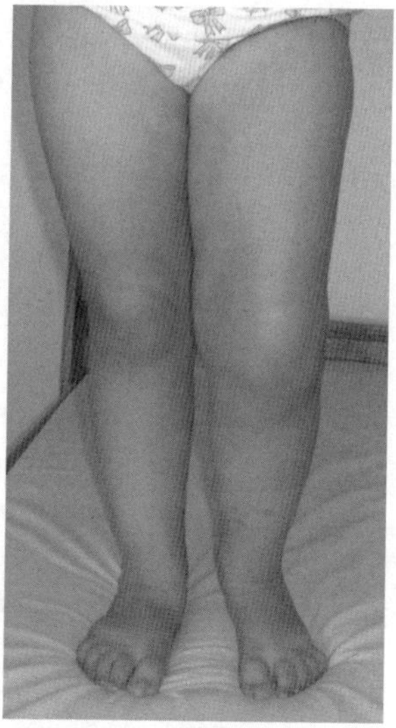

**Figura 1** Artrite de joelho esquerdo e tornozelo esquerdo. Observa-se aumento do volume da articulação, posicionada em semiflexão.

**Quadro 2** Critérios de exclusão

1. Psoríase ou história de psoríase no paciente ou em parente de primeiro grau
2. Artrite iniciando em paciente do gênero masculino com mais de 6 anos de idade e com HLA-B27 positivo
3. Espondilite anquilosante, artrite relacionada com entesite, sacroiliíte com doença intestinal inflamatória, síndrome de Reiter, uveíte anterior ou história de uma dessas doenças em parente de primeiro grau
4. Presença de fator reumatoide IgM em duas ocasiões com intervalo mínimo de 3 meses
5. Artrite idiopática juvenil sistêmica

Fonte: Adaptado de Oliveira, 2014.[3]

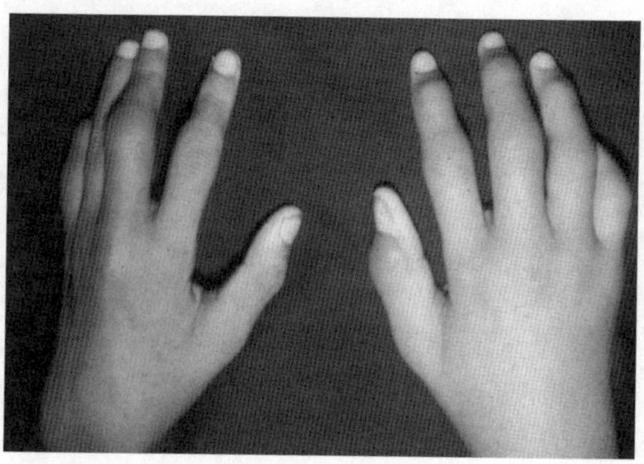

**Figura 2** Poliartrite envolvendo várias articulações: punhos, metacarpofalangeanas e interfalangeanas proximais e distais.

em pré-escolares. Uveíte anterior crônica pode ser detectada em 10-15% dos casos. São excluídos os pacientes que apresentam os critérios de exclusão de 1 a 5.[1-3]

- Poliartrite fator reumatoide positivo: além de ter 5 ou mais articulações com artrite nos 6 primeiros meses, o fator reumatoide deve ser positivo em pelo menos 2 testes no intervalo mínimo de 3 meses. O gênero feminino é o mais afetado e predomina na adolescência. Nódulos subcutâneos em superfícies extensoras são as manifestações extra-articulares mais comuns (Figura 3). São excluídos os pacientes que apresentam os critérios de exclusão 1, 2, 3 e 5.[1-3]
- AIJ sistêmica: compreende cerca de 10-15% dos casos, acomete os dois gêneros em igual proporção e em qualquer idade, sendo mais frequente antes dos 5 anos. Todos os pacientes apresentam febre alta, intermitente, presente por mais de 15 dias e documentada durante 3 dias. Em 10% dos casos, a artrite pode não estar presente no início da febre. Além da febre é necessário identificar outra manifestação extra-articular: exantema maculopapular róseo e evanescente, serosite (mais frequentemente é pericardite), hepatomegalia, esplenomegalia ou aumento generalizado de linfonodos (Figura 4). Sintomas constitucionais como artralgia, mialgia e mal-estar são frequentes. São excluídos os pacientes que apresentam os critérios de exclusão de 1 a 4.[1-3]
- Artrite psoriásica: definida como a presença de artrite crônica em qualquer número de articulações associada à psoríase (Figura 5) ou, na falta desta, a associação de artrite crônica e pelo menos 2 das 3 seguintes características: dactilite, alterações ungueais, psoríase em um parente de primeiro grau. Exclui os pacientes que apresentam os critérios de exclusão de 2 a 5.[1-3]

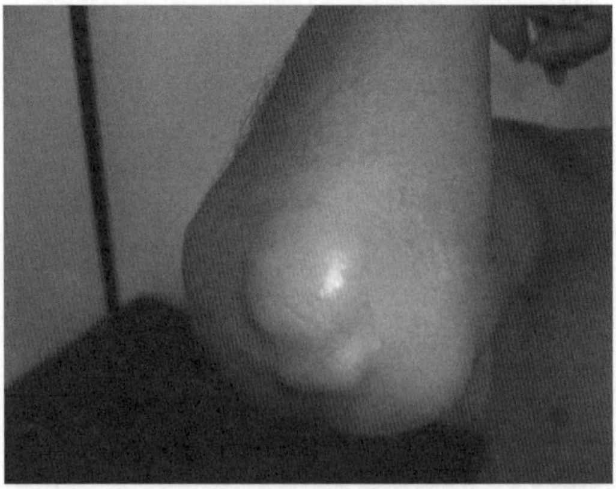

**Figura 3** Nódulos subcutâneos na superfície extensora do cotovelo (poliartrite fator reumatoide positivo).

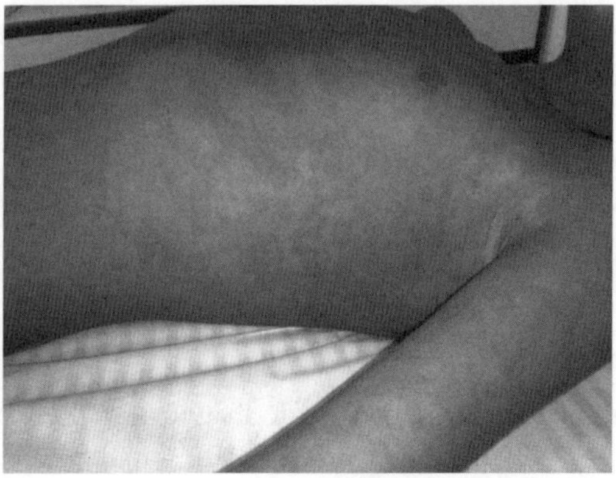

**Figura 4** Exantema maculopapular em tórax e membro superior característico de AIJ sistêmica.

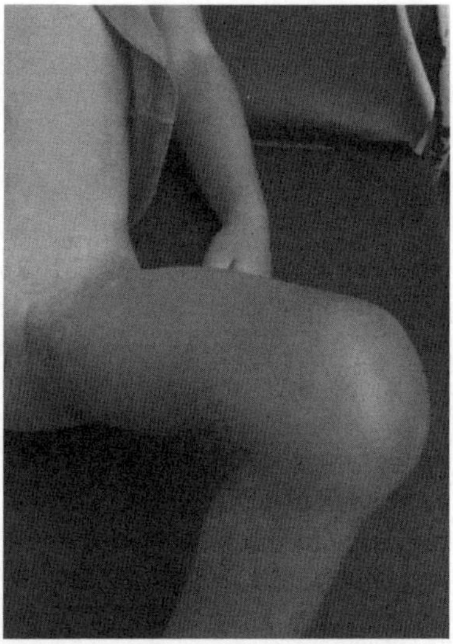

**Figura 5** Artrite psoriásica. Observam-se as lesões de psoríase na virilha e importante artrite de joelho, mantendo-o em flexão.

- Artrite relacionada à entesite: afeta principalmente pacientes do gênero masculino e idade superior a 6 anos. Este subtipo é definido pela associação de artrite e entesite ou, artrite ou entesite associada a 2 das seguintes características: história de dor em articulações sacroilíacas e/ou dor inflamatória lombossacral, HLA-B27 positivo, início da artrite em meninos com idade superior a 6 anos, uveíte anterior aguda (sintomática) e história de parente de primeiro grau com alguma destas doenças: espondilite anquilosante, artrite relacionada com a entesite, sacroiliíte com doença intestinal inflamatória, síndrome de Reiter, uveíte anterior aguda. São excluídos os pacientes que apresentam os critérios de exclusão 1, 2, 4 e 5.[1-3]

- Artrite indiferenciada: este termo é usado quando o paciente não preenche critérios dos subtipos relatados ou preenchem critérios para mais de um subtipo.[1-3]

## PROPEDÊUTICA

A história é a parte mais importante do diagnóstico e leva à suspeita de AIJ. O exame físico deverá identificar se existe artrite, dactilite, entesite e outras manifestações extra-articulares.[1-3]

- Artrite: nem sempre a dor é uma queixa da história. O aumento do volume da articulação ou a presença de dor e limitação de movimentos caracterizam a artrite.
- Dactilite: é percebida como um aumento do dedo que ultrapassa os bordos da articulação e que às vezes justifica a denominação de "dedo em salsicha".
- Entesite: detectada durante o exame físico, quando a digitopressão das enteses busca detectar a dor referida na história, diferenciando-a da artrite.
- Pele: manifestações cutâneas podem ajudar a identificar os subtipos de AIJ: exantema róseo maculopapular, evanescente, que se acentua nos períodos febris na AIJ sistêmica, nódulos subcutâneos na AIJ poliarticular e psoríase na artrite psoriásica.
- Hepatomegalia, esplenomegalia e linfonodomegalia generalizada: manifestações encontradas na AIJ sistêmica.
- Serosite: geralmente a pericardite é assintomática, sendo necessário o ecocardiograma. Pleurite é mais rara.
- Unhas: pequenas depressões puntiformes e onicólise ajudam a confirmar o diagnóstico de artrite psoriásica.

### Exames laboratoriais

- Hemograma: anemia de doença crônica, aumento do número de leucócitos e de plaquetas refletem o grau de inflamação, que é mais intensa na AIJ sistêmica e muito leve na AIJ oligoarticular.[1-3]
- Velocidade de hemossedimentação (VHS) e proteína C-reativa (PCR): estas duas provas de atividade inflamatória podem estar elevadas, refletindo a presença de inflamação. Entretanto, valores normais não afastam o diagnóstico.[1-3]

- Ferritina: é considerada uma prova de atividade inflamatória que deve ser solicitada em casos de AIJ sistêmica, na qual os valores costumam estar bastante elevados, sendo considerada um critério diagnóstico a ser considerado na suspeita de síndrome de ativação macrofágica.[3]
- Fator reumatoide: a positividade deste exame ocorre em menos de 5% dos pacientes, caracterizando o subtipo de AIJ poliarticular fator reumatoide positivo.[1-3]
- Anticorpo antinuclear (FAN ou ANA): a positividade do FAN em pacientes com oligoartrite e com poliartrite fator reumatoide negativo está relacionada ao maior risco de uveíte anterior crônica. Geralmente os títulos estão em torno de 1:320, com padrão de fluorescência homogêneo ou pontilhado.[1-3]
- HLA-B27: é um marcador que está presente em várias doenças e ajuda a diagnosticar o subtipo de artrite relacionada à entesite, principalmente em casos nos quais a artrite ou a entesite não estão presentes.[1-3]

## Exames de imagem

- Radiografias simples: as radiografias no início da doença ajudam muito pouco no diagnóstico, pois revelam alterações inespecíficas, como aumento de partes moles e alargamento do espaço articular. Durante a evolução ocorre redução do espaço articular, aumento do crescimento de epífises, erosões, anquilose, osteoporose, subluxações e desvios (Figura 6).[3]
- Ultrassom: este é o tipo de exame mais utilizado desde o início da doença para detectar artrite, pois é fácil ver o aumento de líquido intra-articular, espessamento sinovial e aumento de vascularização da sinóvia por meio do Doppler.[3]

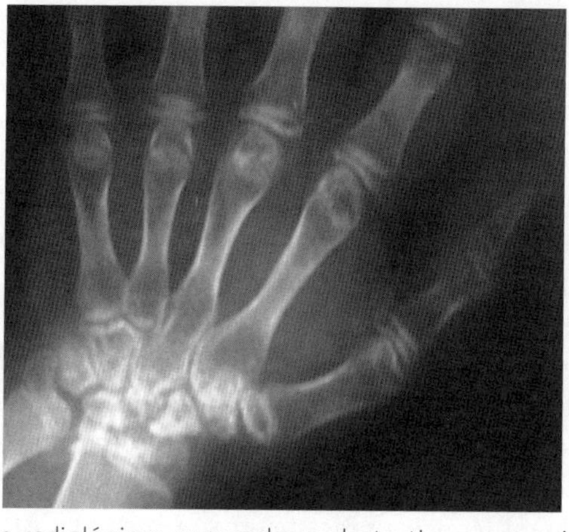

**Figura 6** Alterações radiológicas avançadas e destrutivas em paciente com AIJ de longa duração.

- Tomografia computadorizada e ressonância magnética: estes exames exigem a cooperação da criança ou de sedação. São exames interessantes para investigação de articulações não facilmente visualizadas pelo ultrassom, como as articulações temporomandibulares e as sacroilíacas.[3]

## TRATAMENTO

O objetivo do tratamento é obter a remissão total da doença e maximizar a qualidade de vida nos aspectos físico, social e emocional. Para alcançar esses objetivos, consultas regulares para ajustes da terapia são necessárias.

Os critérios de doença inativa incluem ausência de artrite e de manifestações extra-articulares, valores normais de provas inflamatórias – como a VHS e a PCR – e ausência de atividade de doença na avaliação global do médico, por meio de escala visual analógica (EVA) (Quadro 3).[4,5]

**Quadro 3** Critérios de doença inativa

| Critérios de doença inativa |
|---|
| Nenhuma articulação com artrite |
| Ausência de: febre, exantema, serosite, esplenomegalia, linfonodomegalia generalizada atribuída a AIJ |
| Sem uveíte ativa |
| VHS e proteína C-reativa com valores dentro dos limites normais e, se elevados, não serem atribuídos a AIJ |
| Avaliação global do médico com o melhor escore possível |
| Duração de rigidez matinal por menos de 15 minutos |

Fonte: Adaptado de Wallace et al, 2011.[5]

Existem diretrizes para o tratamento dos diferentes subtipos de AIJ. O tratamento se baseia em fármacos anti-inflamatórios e drogas imunomoduladoras.[6]

Os fármacos de primeira linha são os anti-inflamatórios não hormonais e o glicocorticoide.

- Anti-inflamatórios não hormonais (AINH): nem todos os AINH usados em adultos são liberados em crianças. Os mais usados são o naproxeno e o ibuprofeno.
- Glicocorticoides por via intra-articular: geralmente traz bons resultados e poucos efeitos adversos. As principais indicações são: a oligoartrite que não responde aos AINH, ou que apresenta contraturas; e a poliartrite em que algumas articulações não respondem de modo eficaz às drogas de segunda linha.
- Glicocorticoide sistêmico: praticamente só é usado na AIJ sistêmica e, mesmo assim, deve ser retirado assim que a doença sistêmica for controlada para evitar os efeitos adversos com o uso prolongado.[7]

Os fármacos de segunda linha são considerados medicamentos modificadores do curso de doença (MMCD) e atuam no sistema imunológico. Os MMCD sintéticos são:

- Metotrexato: o principal fármaco imunomodulador no tratamento da artrite. É eficaz e causa poucos efeitos adversos.
- Sulfassalazina: a artrite relacionada à entesite pode responder à sulfassalazina.
- Leflunomida: a experiência é pequena, mas crianças maiores, intolerantes ou não responsivas ao metotrexato podem se beneficiar com a leflunomida.

Os MMCD biológicos são empregados na falha dos MMCD sintéticos. Agem em citocinas ou em linfócitos. A escolha está na dependência do subtipo de AIJ e na disponibilidade do medicamento no país.[6,7]

- Medicamentos anti-TNF-alfa: atualmente estão liberados para uso em crianças apenas 3 dos 5 agentes anti-TNF-alfa disponíveis no Brasil: infliximabe, adalimumabe, etanercepte.[6,7]
- Medicamentos com ação anti-IL-6: tocilizumabe (único disponível no Brasil).[7]
- Medicamentos com ação anti-IL-1: canaquinumabe (único disponível no Brasil).[7,8]
- Medicamento anti-linfócito: abatacepte.[6,7]

### Terapia física e ocupacional

O objetivo é capacitar a criança para participar das atividades da vida diária. Os fisioterapeutas ajudam a desenvolver, manter e restaurar movimentos e habilidades funcionais. As modalidades de tratamento devem ser adequadas às faixas etárias e incluem cinesioterapia, hidroterapia, termoterapia e uso de órteses.[3]

### Tratamento ortopédico

A principal atuação dos ortopedistas no tratamento da AIJ ocorre na fase do diagnóstico, quando é necessária a realização de biópsia sinovial. Raramente cirurgias como artroplastia de quadril serão necessárias em crianças com AIJ antes do término do crescimento.[3]

## PROGNÓSTICO

AIJ pode seguir um curso monofásico, policíclico ou persistente e requer acompanhamento com reumatologista pediatra. Em uma conferência de consenso foi decidido que, se o paciente se mantiver com doença inativa por mais de 6 meses, será classificado como "remissão com drogas". Após 12 meses de doença inativa e sem tratamento, o paciente estará em "remissão sem drogas". Entretanto, o fato de estar em remissão não garante que a doença não retorne à atividade após um período variável de tempo.[3]

Aspectos educacionais que levam à compreensão dos mecanismos da doença e o modo de ação dos medicamentos ajudam a manter a adesão ao tratamento e uma vida normal, sem sequelas. Os grandes problemas são o diagnóstico tardio e o tratamento inadequado.[3]

O tratamento inadequado, seja por erro no diagnóstico ou por falta de adesão do paciente, resulta em maior morbidade, pior qualidade de vida, alterações do crescimento geral e/ou localizado, como assimetria no comprimento dos membros, de dedos, da mandíbula. O uso incorreto de glicocorticoides contribui para lesões irreversíveis como baixa estatura, osteoporose, necrose avascular, catarata.

O médico deve estar atento à possibilidade de graves complicações extra-articulares, como a uveíte e a síndrome de ativação macrofágica, que podem surgir durante o acompanhamento da AIJ.[7]

## Uveíte anterior

A uveíte anterior crônica pode complicar a oligoartrite, a poliartrite fator reumatoide negativo e a artrite psoriásica. Costuma ser assintomática e, por isso, torna-se necessário realizar periodicamente exames oftalmológicos com lâmpada de fenda antes de ocorrerem sequelas tais como: sinéquias, catarata, glaucoma, ceratopatia em faixa e cegueira (Figura 7). A atividade da uveíte é independente da atividade da artrite e pode preceder, ser concomitante ou posterior a esta.[3]

A uveíte anterior aguda, que afeta indivíduos com artrite relacionada à entesite, costuma ser sintomática com "olho vermelho" e fotofobia e, por ser sintomática e em pacientes mais velhos, é tratada sem atrasos.[3]

## Síndrome de ativação macrofágica

A síndrome de ativação macrofágica (SAM) é uma complicação grave e potencialmente fatal, afetando cerca de 7% dos pacientes com AIJ sistêmica. Pode estar presente por ocasião do diagnóstico ou, posteriormente, em geral nos períodos de grande atividade de doença, associada a quadros infecciosos ou ao uso de alguns medicamentos. O reconhecimento e tratamento precoces ajudam a melhorar o prognóstico.[9]

As principais manifestações clínicas são febre, aumento de baço, fígado e linfonodos, disfunção hepática (icterícia, insuficiência hepática), sangramentos

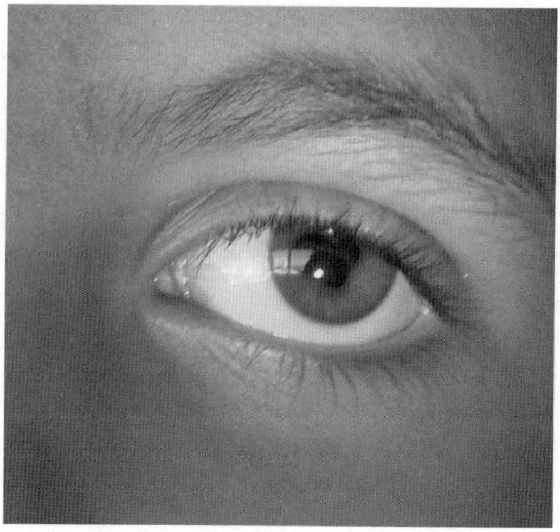

**Figura 7** Uveíte anterior crônica que evoluiu com sinéquias posteriores, responsáveis pela irregularidade da pupila e midríase.

(equimoses, púrpura, sangramento de mucosas), envolvimento do sistema nervoso central (convulsões, desorientação), falência múltipla dos órgãos.[9]

Os exames laboratoriais que chamam a atenção para SAM são: queda da VHS, redução do número de leucócitos e plaquetas, elevação da ferritina, aumento das transaminases e da lactato desidrogenase, aumento de triglicerídeos, queda do fibrinogênio, aumento dos D-dímeros e hemofagocitose na medula óssea.[9]

Geralmente o tratamento com pulsos de metilprednisolona e ciclosporina são suficientes. Outras possibilidades são a imunoglobulina endovenosa, anti-IL-1 e etoposide.[6,9]

## DESAFIOS ATUAIS

Os maiores desafios são o diagnóstico precoce e a adesão ao tratamento. O pediatra deve estar atento e valorizar as queixas de dores em membros, claudicação, rigidez articular. É necessário saber examinar o aparelho locomotor e, na suspeita de artrite, deverá encaminhar imediatamente o paciente para um especialista em reumatologia pediátrica e não perder a "janela de oportunidade" de iniciar um tratamento adequado.[6] É muito melhor tratar um paciente com AIJ antes de surgirem sequelas, tendo a possibilidade de empregar fármacos eficazes, mas cuja prescrição deve ser feita por pessoas habituadas a prescrevê-los, minimizando os riscos de efeitos adversos.

## ORIENTAÇÃO AOS PAIS

A criança com AIJ deve levar a vida o mais normal possível e, portanto, é necessário cuidar da vida escolar, alimentação, atividade física e prevenir infecções.

- Vida escolar: a criança deve ter uma vida normal, em que a frequência escolar deve ser estimulada.
- Dieta: não há evidências de que a dieta influencie a doença, mas ela deve ser variada e adequada para a idade, sem descuidar de uma quantidade adequada de cálcio na dieta e níveis normais de vitamina D.
- Exercício físico: atividades físicas fazem parte do dia a dia de uma criança normal e devem estar presentes na vida da criança com AIJ dentro dos limites de dor e limitação. A independência deve ser encorajada.
- Imunizações: antes de iniciar o tratamento imunomodulador, o paciente deverá atualizar o cartão de imunizações, pois durante o tratamento com esses fármacos não deverá receber vacinas de vírus vivos.

## ✓ CONCLUSÃO

AIJ é um conjunto de doenças que se manifesta com artrite crônica, às vezes associada a alguma manifestação extra-articular. A suspeita diagnóstica é feita pelo pediatra, que deve encaminhar rapidamente para o especialista a fim de reduzir o risco de sequelas. Na atualidade, os medicamentos imunossupressores são empregados precocemente e somente pessoas habituadas a usá-los deveriam prescrevê-los. Atitude positiva, vida escolar, cuidados com a dieta, exercícios físicos, imunizações, consultas periódicas com o oftalmologista contribuem para o bem estar físico, psíquico e social.

## REFERÊNCIAS BIBLIOGRÁFICAS

1. Petty RE, Laxer RM, Wedderburn LR. Juvenile idiopathic arthritis. In: Petty RE, Laxer RM, Lindsley CB, Wedderburn LR. Textbook of Pediatric Rheumatology. 7.ed. Philadelphia: Elsevier, 2016. p.188-204.
2. Petty RE, Southwood TR, Manners P, Baum J, Glass DN, Goldenberg J et al. International League of Associations for Rheumatology classification of juvenile idiopathic arthritis, second revision, Edmonton 2001. J Rheumatol. 2004; 31(2):390-2.
3. Oliveira SKF. Artrite idiopática juvenil. In: Oliveira SKF. Reumatologia Para Pediatras. 2.ed. Rio de Janeiro: Revinter, 2014. p.65-133.
4. Wallace CA, Ruperto N, Giannini E; Childhood Arthritis and Rheumatology Research Alliance; Pediatric Rheumatology International Trials Organization; Pediatric Rheumatology Collaborative Study Group. Preliminary criteria for clinical remission for select categories of juvenile idiopathic arthritis. J Rheumatol. 2004; 31(11):2290-4.

5. Wallace CA, Giannini EW, Huang B, Itert L, Ruperto N. Childhood Arthritis Rheumatology Research Alliance; Pediatric Rheumatology Collaborative Study Group; Paediatric Rheumatology International Trials Organisation. American College of Rheumatology provisional criteria for defining clinical inactive disease in select categories of juvenile idiopathic arthritis. Arthritis Care Res (Hoboken). 2011; 63(7):929-36.
6. Giancane G, Consolaro A, Lanni S, Davi S, Schiappapietra B, Ravelli A. Juvenile idiopathic arthritis: diagnosis and treatment. Rheumatol Ther. 2016; 3(2):187-207.
7. Ringold S, Weiss PF, Beukelman T, DeWitt EM, Iloite NT, Kimura Y et al. 2013 update of the 2011 American College of Rheumatology recommendations for the treatment of juvenile idiopathic arthritis: recommendations for the medical therapy of children with systemic juvenile idiopathic arthritis and tuberculosis screening among children receiving biologic medications. Arthritis Care Res (Hoboken). 2013; 65(10):1551-63.
8. Nigrovic PA. Review: is there a window of opportunity for treatment of systemic juvenile idiopathic arthritis? Arthritis Rheumatol. 2014; 66(6):1405-13.
9. Ravelli A, Minoia F, Davì S, Horne A, Bovis F, Pistorio A et al. 2016 Classification Criteria for Macrophage Activation Syndrome Complicating Systemic Juvenile Idiopathic Arthritis: A European League Against Rheumatism/American College of Rheumatology/Paediatric Rheumatology International Trials Organization Collaborative Initiative. Ann Rheum Dis. 2016; 75(3):481-9.

12

# UVEÍTE NA ARTRITE IDIOPÁTICA JUVENIL

*Júlia Dutra Rossetto*
*Vivian London*

**OBJETIVOS**

- ✓ Descrever os principais fatores de risco para a uveíte na artrite idiopática juvenil (AIJ).
- ✓ Descrever as recomendações de rastreio da uveíte nos pacientes com AIJ.
- ✓ Descrever as recomendações atuais no tratamento da uveíte relacionada à AIJ.

## INTRODUÇÃO

A artrite idiopática juvenil (AIJ) é a doença reumatológica crônica mais comum na população pediátrica e uma das doenças crônicas mais frequentes na infância. A manifestação extra-articular mais comum da AIJ é a uveíte, uma inflamação ocular no trato uveal, o qual é composto pela íris, corpos ciliares e coroide.

A uveíte relacionada à AIJ (uveíte-AIJ) tem por características ser anterior, persistente ou crônica, não granulomatosa e bilateral, podendo ser assintomática mesmo na presença de inflamação intensa.[1] Esse fato, somado às dificuldades da realização de um exame oftalmológico criterioso nas crianças, torna seu diagnóstico desafiador. A uveíte-AIJ é uma doença grave, frequentemente associada a complicações oculares em longo prazo e risco de perda visual grave em até 38% das crianças afetadas.[2] Dessa forma, são necessários exames oftalmológicos periódicos para o estabelecimento precoce do diagnóstico e do tratamento, visando a prevenção de complicações com risco de perda visual como catarata, glaucoma e sinéquias pupilares.[3]

## ASPECTOS EPIDEMIOLÓGICOS

Nas estatísticas europeias e americanas, a incidência e a prevalência estimadas de uveíte na população pediátrica são de 4,3 a 6,0 e 30 a cada 100.000 crianças, respectivamente.[4] A AIJ é a doença mais frequentemente associada à uveíte na população pediátrica. De maneira geral, representa 20-25% de todos os casos de uveíte em crianças, chegando a 80% em centros de referência terciários.[5,6] Coortes recentes de AIJ confirmaram que a uveíte tem uma incidência anual de 2-4% dos pacientes nos primeiros anos após o aparecimento da artrite e uma incidência cumulativa estimada de 10-20%.[3]

Aproximadamente 12 a 38% dos pacientes com AIJ vão desenvolver uveíte dentro de 7 anos após o aparecimento da artrite.[5] Apesar do surgimento da uveíte comumente ter início após o quadro de artrite, ele pode preceder seu diagnóstico em 3-7% dos casos.[4]

Os principais fatores de risco para uveíte na população com AIJ são: o subtipo oligoarticular, o sexo feminino, a positividade do anticorpo antinuclear (ANA/FAN) e o início da AIJ antes dos 7 anos de idade.[7] Os subtipos de AIJ mais associados à uveíte anterior crônica são o oligoarticular, o poliarticular com fator reumatoide negativo e a artrite psoriásica.[4] O subtipo artrite relacionada à entesite também pode cursar com uveíte anterior aguda, porém geralmente sintomática.

A uveíte costuma surgir nos primeiros anos de AIJ e, por ser assintomática, pode ser diagnosticada apenas tardiamente quando já existe perda visual. Na apresentação inicial dos pacientes com uveíte-AIJ, 30-50% dos pacientes já exibem complicações oculares. A frequência de complicações aumenta com o tempo de doença, tendo sido relatada em até 84% dos pacientes com tempo de seguimento entre 6-10 anos.[4,7] Nos pacientes com uveíte grave, 50 a 75% vão desenvolver baixa visual secundária a complicações.[5] Entre as complicações mais comuns estão a ceratopatia em faixa, a catarata, as sinéquias posteriores, o glaucoma e o edema macular cistoide – com possibilidade de perda visual acentuada em até 38% dessas crianças.[2]

## FISIOPATOLOGIA

A uveíte relaciona à AIJ (uveíte-AIJ) tem sua fisiopatologia pouco elucidada. Estudos recentes sugerem que a contribuição genética para a uveíte-AIJ é modesta. Relatos de caso sugerem infecção viral ou vacinação como fatores desencadeantes da uveíte-AIJ, porém ainda sem comprovação científica.[8]

## QUADRO CLÍNICO

Seguindo os critérios definidos pela padronização da nomenclatura da uveíte, a inflamação associada à AIJ (uveíte-AIJ) geralmente é anterior (iridociclite), não granulomatosa, persistente e bilateral, o que consiste em uma inflamação com duração superior a 3 meses.[9] Seu curso pode ser recorrente (períodos de remissão, sem tratamento, superior ou igual a 3 meses) ou crônico (períodos de remissão, sem tratamento, inferior a 3 meses). No entanto, mesmo nos pacientes com diagnóstico precoce e adesão ao tratamento, a remissão muitas vezes não é alcançada.

O quadro articular tipicamente precede a uveíte, porém em 3-7% dos casos ela pode se desenvolver antes do surgimento da artrite.[4] A uveíte-AIJ tem apresentação oligossintomática, podendo não ser percebida pela família. Quando sintomática, a principal queixa é a turvação visual, sendo a dor ocular infrequente. Os sinais são discretos e geralmente imperceptíveis à ectoscopia, sendo o exame de biomicroscopia anterior com a lâmpada de fenda mandatório para a detecção da uveíte anterior, o qual evidencia reação inflamatória na câmara anterior do olho (espaço entre a córnea e a íris).

## PROPEDÊUTICA

A avaliação oftalmológica das crianças com AIJ é imprescindível e deve ser realizada preferencialmente em até 6 semanas do diagnóstico da AIJ. A avaliação clínica inclui o exame de acuidade visual monocular, biomicroscopia na lâmpada de fenda, aferição da pressão intraocular e exame de fundo de olho. O exame à lâmpada de fenda permite a avaliação da inflamação na câmara anterior pela presença de células inflamatórias, bem como a quantificação dessas células, o que foi recentemente relatado como a medida mais sensível para avaliar a resposta ao tratamento e qualidade de vida dos pacientes, além de se correlacionar com a presença de complicações oculares e maior risco de perda visual.[3,10] A biomicroscopia permite também a identificação de complicações, como ceratopatia em faixa (depósito de cálcio na córnea), catarata (opacificação do cristalino) e sinéquias posteriores (aderência da íris ao cristalino). O exame de fundo de olho permite a identificação do edema macular cistoide e contribui no diagnóstico diferencial de outras causas de uveíte.

Não são necessários exames laboratoriais além do painel já realizado em crianças com AIJ. Entre os exames, destacam-se o anticorpo antinuclear (ANA/FAN), o fator reumatoide (FR) e o antígeno HLA-B27. A positividade do ANA/FAN aumenta o risco de desenvolvimento de uveíte na AIJ oligoarticular. Na AIJ poliarticular com FR negativo a uveíte é descrita em 5-10% dos pacientes. Na artrite relacionada à entesite o antígeno HLA-B27 tende a ser positivo e a uveíte pode estar presente em 7-15% dos pacientes.[11]

## TRATAMENTO

Os objetivos do tratamento da uveíte-AIJ são o controle da inflamação ocular e a prevenção de recorrências e complicações oculares. As modalidades de tratamento incluem:

- Corticoides tópicos: são a primeira linha de tratamento, preferencialmente em associação com droga midriática, para prevenir o surgimento de sinéquias posteriores. A frequência de administração depende da gravidade da inflamação. O uso prolongado e intensivo de corticoides tópicos está associado a indução do aumento da pressão intraocular e catarata.[12] A dose de corticoides tópicos ≥ 2 gotas/dia em longo prazo é considerada de risco.
- Corticoides sistêmicos: podem ser indicados para o controle agudo da inflamação intraocular refratária aos corticoides tópicos. Pode ser utilizada a prednisona oral, inicialmente na dose de 1-2 mg/kg, devendo ser reduzida gradualmente conforme o controle da inflamação, considerando os potenciais efeitos adversos do uso em longo prazo.[12]
- Terapia imunossupressora: em virtude das complicações associadas ao corticoide, é recomendado avaliar a indicação precoce de medicamentos modificadores do curso da doença (MMCD) ou agentes biológicos. O metotrexato (MTX) é considerado a terapia de primeira linha em pacientes com uveíte crônica não infecciosa.[12]
- Agentes biológicos: agentes anti-TNF (fator de necrose tumoral) alfa são a classe de medicamentos mais nova no tratamento da inflamação ocular e, de forma geral, são utilizados nos casos refratários aos corticoides e imunossupressores. Os agentes biológicos anti-IL6 e anti-linfócitos T e B são drogas promissoras, em estudo para tratamento de uveíte em crianças.

Segundo as diretrizes do *American College of Rheumatology* em 2019 para a triagem, monitoramento e tratamento da uveíte associada à AIJ,[13] a terapia inicial para uveíte-AIJ ativa deve ser a administração ocular de corticoide tópico, seguida de retirada gradual assim que a reação de câmara anterior estiver sob controle. O acetato de prednisolona a 1% (AP 1%) em gotas é a droga de escolha, pela melhor penetração na câmara anterior. A princípio, não há necessidade de alterar a terapia sistêmica com o aparecimento da uveíte, salvo quando o controle da inflamação ocular não for alcançado com o tratamento tópico por três meses. Nesses casos é recomendada a introdução ou intensificação da terapia sistêmica, com redução gradual do corticoide tópico (Figura 1).[13]

Nos pacientes com uveíte-AIJ crônica ativa e com complicações oculares que possam comprometer a visão, é recomendado o início imediato de terapia combinada com MTX e agentes anti-TNF-alfa. Atualmente, o adalimumabe é o único biológico com aprovação da *Food and Drug Administration* (FDA) para o tratamento da uveíte-AIJ nas crianças acima de dois anos de idade.[12] Nos pacientes refratários ao tratamento, é preconizado alcançar a dose máxima do agente anti-TNF de escolha antes de trocar a classe de imunossupressor. Ao atingir o controle da uveíte-AIJ, é recomendada a redução da terapia tópica antes da redução da terapia sistêmica. Essa diminuição do tratamento sistêmico deve ser realizada após pelo menos dois anos de controle da doença (Figura 1).[13]

## PREVENÇÃO E PROGNÓSTICO

A triagem oftalmológica é a principal ferramenta para o diagnóstico precoce da uveíte na AIJ. As recomendações atuais sugerem que seja realizada trimestralmente em crianças com alto risco para o desenvolvimento de uveíte e a cada 6-12 meses naquelas com risco baixo e moderado (Figura 2).[13]

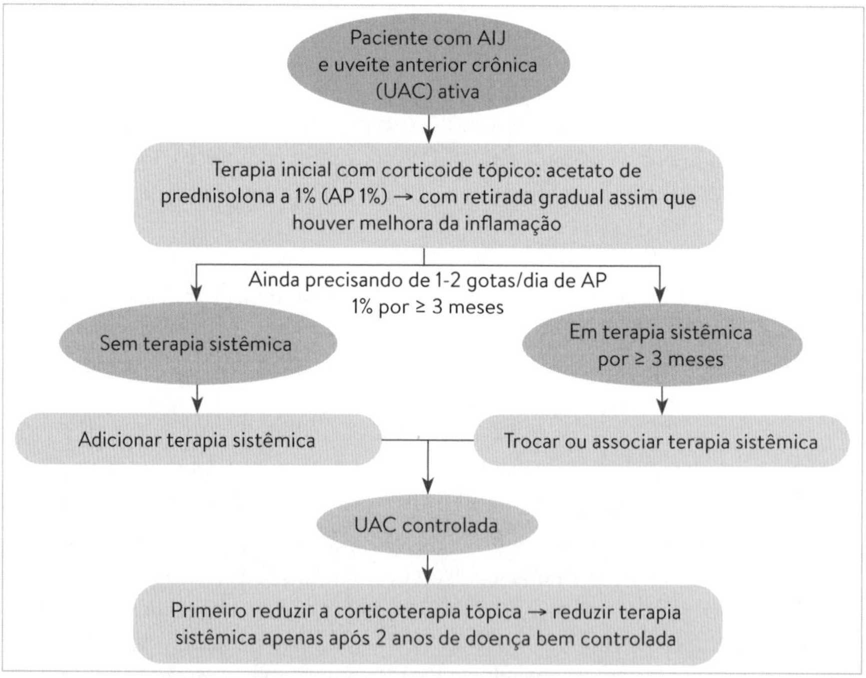


**Figura 1** Esquema de tratamento da uveíte-AIJ, segundo as diretrizes para a triagem, monitoramento e tratamento da uveíte associada à AIJ estabelecidas pelo *American College of Rheumatology* em 2019.[13]

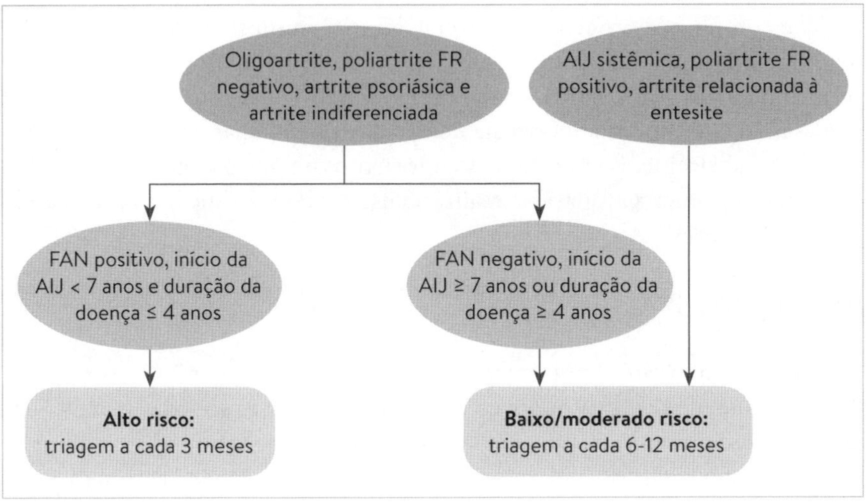


**Figura 2** Recomendações de triagem oftalmológica nos pacientes com AIJ, segundo as diretrizes para a triagem, monitoramento e tratamento da uveíte associada à AIJ estabelecidas pelo *American College of Rheumatology* em 2019.[13]

As crianças consideradas de alto risco são aquelas com oligoartrite, poliartrite com fator reumatoide negativo, artrite psoriásica ou artrite indiferenciada, as quais também tenham ANA/FAN positivo, com apresentação da AIJ antes dos 7 anos e com duração de doença de quatro anos ou menos. As crianças de risco baixo ou moderado são aquelas que têm FAN negativo, idade maior que 7 anos na apresentação da AIJ ou duração da AIJ maior que quatro anos; e também aquelas com AIJ sistêmica, poliartrite com fator reumatoide positivo e artrite relacionada à entesite (Figura 2).[13]

## DESAFIOS ATUAIS

São necessários estudos populacionais com padronização de classificações e definições de desfechos envolvendo a uveíte-AIJ para se alcançar medidas mais homogêneas e acuradas, que possibilitem a criação de protocolos mais eficazes de seguimento e tratamento.

O maior desafio na uveíte-AIJ é o diagnóstico precoce na tentativa de promover a remissão rápida e duradoura da inflamação e evitar suas complicações.

## ORIENTAÇÃO AOS PAIS

A artrite idiopática juvenil é muito frequentemente associada a uma inflamação ocular denominada uveíte. Apesar de esta inflamação poder levar à baixa visual e complicações oculares irreversíveis, ela, muitas vezes, não apresenta nenhum sintoma. Quando presentes, os sintomas incluem turvação visual e vermelhidão nos olhos. Dessa forma, é imprescindível que toda criança com AIJ seja avaliada por um oftalmologista dentro de seis semanas após o diagnóstico ter sido estabelecido. É importante seguir rigorosamente os retornos recomendados nessa primeira avaliação e realizar o uso correto das medicações, quando forem necessárias.

## ✓ CONCLUSÃO

A uveíte é a manifestação extra-articular mais frequente na AIJ, trata-se de doença frequentemente assintomática e associada a graves sequelas visuais. Sendo assim, seu monitoramento com exames oftalmológicos periódicos é imprescindível para o diagnóstico e tratamento precoces. Novas terapias com medicamentos biológicos são eficazes no tratamento da uveíte-AIJ e associadas a menos efeitos adversos.

## REFERÊNCIAS BIBLIOGRÁFICAS


1. Prakken B, Albani S, Martini A. Juvenile idiopathic arthritis. Lancet. 2011; 377(9783):2138-49.
2. Thorne JE, Woreta F, Kedhar SR, Dunn JP, Jabs DA. Juvenile idiopathic arthritis-associated uveitis: incidence of ocular complications and visual acuity loss. Am J Ophthalmol. 2007; 143(5):840-6.
3. Foeldvari I, Klotsche J, Simonini G, Edelsten C, Angeles-Han ST, Bangsgaard R et al. Proposal for a definition for response to treatment, inactive disease and damage for JIA associated uveitis based on the validation of a uveitis related JIA outcome measures from the Multinational Interdisciplinary Working Group for Uveitis in Childhood (MIWGUC). Pediatr Rheumatol Online J. 2019; 17(1):66.
4. Heiligenhaus A, Heinz C, Edelsten C, Kotaniemi K, Minden K. Review for disease of the year: epidemiology of juvenile idiopathic arthritis and its associated uveitis: the probable risk factors. Ocul Immunol Inflamm. 2013; 21(3):180-91.
5. Ramanan AV, Dick AD, Benton D, Compeyrot-Lacassagne S, Dawoud D, Hardwick B et al. A randomised controlled trial of the clinical effectiveness, safety and cost-effectiveness of adalimumab in combination with methotrexate for the treatment of juvenile idiopathic arthritis associated uveitis (SYCAMORE Trial). Trials. 2014; 15:14.
6. Foster CS. Diagnosis and treatment of juvenile idiopathic arthritis-associated uveitis. Curr Opin Ophthalmol. 2003; 14(6):395-8.
7. Chia A, Lee V, Graham EM, Edelsten C. Factors related to severe uveitis at diagnosis in children with juvenile idiopathic arthritis in a screening program. Am J Ophthalmol. 2003; 135(6):757-62.
8. Vastert SJ, Bhat P, Goldstein DA. Pathophysiology of JIA-associated uveitis. Ocul Immunol Inflamm. 2014; 22(5):414-23.

9. Jabs DA, Nussenblatt RB, Rosenbaum JT, Standardization of Uveitis Nomenclature Working G. Standardization of uveitis nomenclature for reporting clinical data. Results of the First International Workshop. Am J Ophthalmol. 2005; 140(3):509-16.
10. Mastrangelo G, Foeldvari I, Anton J, Simonini G. Defining outcome measures in juvenile idiopathic arthritis associated uveitis by a systematic review analysis: do we need a consensus? Pediatr Rheumatol Online J. 2019; 17(1):40.
11. American Academy of Ophthalmology. Juvenile idiopathic arthritis. Disponível em: https://www.aao.org/image/juvenile-idiopathic-arthritis; acesso em: 15 de março de 2020.
12. Sood AB, Angeles-Han ST. An Update on Treatment of Pediatric Chronic Non-Infectious Uveitis. Curr Treatm Opt Rheumatol. 2017; 3(1):1-16.
13. Angeles-Han ST, Ringold S, Beukelman T, Lovell D, Cuello CA, Becker ML et al. 2019 American College of Rheumatology/Arthritis Foundation Guideline for the Screening, Monitoring, and Treatment of Juvenile Idiopathic Arthritis-Associated Uveitis. Arthritis Rheumatol. 2019; 71(6):864-77.

SEÇÃO V

# DOENÇAS AUTOIMUNES DO TECIDO CONJUNTIVO

# 13

# LÚPUS ERITEMATOSO SISTÊMICO JUVENIL

*Marise de Araújo Lessa*
*Adriana Rodrigues Fonseca*
*Marta Cristine Felix Rodrigues*
*Katia Lino*

**OBJETIVOS**

- ✓ Descrever os sinais e sintomas mais frequentes.
- ✓ Descrever os achados laboratoriais.
- ✓ Descrever os critérios de classificação atualmente vigentes.
- ✓ Descrever o tratamento, visando ao menor dano cumulativo.

## INTRODUÇÃO

O lúpus eritematoso sistêmico (LES) é uma doença inflamatória multissistêmica, autoimune, caracterizada por apresentações e cursos clínicos variáveis, indo de um espectro de doença relativamente leve até quadros graves ameaçadores à vida. Pode acometer diversos órgãos, mais frequentemente pele, articulações, rins e sistemas hematológico e nervoso. É caracterizada pela produção de autoanticorpos, formação de imunocomplexos e consequente processo inflamatório multissistêmico.[1-4]

O LES denomina-se juvenil (LESJ) quando se inicia antes dos 18 anos de idade.[2] O LESJ representa de 10 a 20% de todos os casos de LES e se caracteriza por apresentação e curso mais graves que no adulto, com índices de atividade da doença mais elevados, maior utilização de esteroides e imunossupressores, bem como estabelecimento mais precoce de dano cumulativo (sobretudo renal, ocular, musculoesquelético e neuropsiquiátrico).[1-4]

## ASPECTOS EPIDEMIOLÓGICOS

O LES pode acometer qualquer faixa etária e etnia, porém é mais comum nas mulheres em idade reprodutiva e nas etnias não caucasianas.[1-4] Geralmente tem início entre 11 e 15 anos de idade (média de 12 anos) e predomínio no sexo feminino: 3:1 em pré-púberes e 9:1 na fase pós-puberal.[1-4] É muito raro nos menores de 5 anos, tendendo a exibir um curso mais grave nesses casos.[1-4]

## FISIOPATOLOGIA

A fisiopatologia do LESJ é multifatorial e ainda não totalmente elucidada, mas envolve fatores genéticos (poligênicos, embora causas monogênicas raras tenham sido descritas em 1-4% dos pacientes), mecanismos epigenéticos, hormonais, desregulação imune e ambientais (infecções, medicações, radiação ultravioleta).[3,4] Alguns pacientes, quando se expõem a radiação ultravioleta (principalmente raios UV-B), podem apresentar exacerbação de manifestações cutâneas ou mesmo sistêmicas da doença. Muitas manifestações clínicas são mediadas de forma direta ou indireta pela desregulação imune inata e adaptativa, com liberação de citocinas pró-inflamatórias, apoptose ineficaz, produção de autoanticorpos e formação de complexos imunes, tudo contribuindo para a inflamação dos tecidos e danos aos órgãos.[3,4] A taxa de concordância entre gêmeos monozigóticos é de aproximadamente 40%.[2]

## QUADRO CLÍNICO

As manifestações clínicas são variadas, podendo haver diversos órgãos acometidos. Sintomas constitucionais inespecíficos costumam estar presentes, como febre, fadiga, queda de cabelos, artralgia, perda de peso/anorexia, linfonodomegalia localizada ou generalizada e hepatoesplenomegalia.[1-4] Sendo assim, o diagnóstico pode ser bastante desafiador, com atrasos variando de 1 mês a 3,3 anos, dadas as apresentações iniciais inespecíficas e altamente variáveis.

O acometimento de órgãos geralmente ocorre nos primeiros dois ou três anos do início da doença. As principais manifestações são mucocutâneas, musculoesqueléticas e renais.[1] Entretanto, a doença de início precoce (em menores de 6 anos), tende a apresentar maiores índices de atividade e pior prognóstico, com maior frequência de doença renal grave, manifestações neuropsiquiátricas, acometimento mucocutâneo refratário, síndrome de ativação macrofágica (SAM) e doença tromboembólica.[3,4]

## Manifestações mucocutâneas

O envolvimento mucocutâneo mais frequente inclui o *rash* malar, as úlceras orais e/ou nasais e a alopecia não cicatricial. O *rash* malar tem bordos bem delimitados, caracteristicamente poupando os sulcos nasolabiais, podendo se apresentar como lesão hipopigmentada, especialmente em crianças com pigmentação de pele mais escura. O *rash* discoide é raro no LESJ, caracteriza-se por escamas ceratóticas aderentes, atrofia e discromia, com predileção pela face e couro cabeludo.[5] O lúpus eritematoso cutâneo subagudo (LECSA) consiste em pequenas pápulas eritematosas, anulares ou psoriasiformes.[5] As úlceras orais e/ou nasais geralmente são indolores e superficiais e ocorrem em 20 a 40% dos LESJ. A alopecia não cicatricial é frequente (60-70%), geralmente difusa e relacionada à doença ativa.[5]

Outras lesões descritas são *rash* maculopapular difuso, eritema palmar/plantar e periungueal, livedo reticular, fenômeno de Raynaud, lúpus profundo, lúpus bolhoso, vasculite cutânea, ulcerações, paniculite lupoide, além de pequenas pápulas na face extensora dos cotovelos, estas últimas parecem relacionadas à atividade da doença.[1,5]

## Manifestações musculoesqueléticas

Os achados mais comuns em crianças são artrites e artralgias, presentes em 70-80% dos casos. A artrite pode ser espontaneamente dolorosa ou apenas percebida ao exame físico, em geral poliartrite de pequenas articulações das mãos e punhos e dos joelhos, simétrica. Tipicamente é aguda e episódica, não erosiva e sem deformidades, com boa resposta aos anti-inflamatórios não hormonais (AINH). Artrite crônica ocorre em menos de 5% dos pacientes, podendo levar ao desvio ulnar, chamado de artropatia de Jaccoud.[1,3]

Outras apresentações incluem osteopenia, osteoporose e osteonecrose (necrose avascular). Esta última pode resultar da própria doença, do tratamento (principalmente corticoide) ou de síndrome antifosfolípides (SAF) associada, afetando sobretudo quadris e joelhos. Frequentemente os pacientes apresentam baixa densidade mineral óssea (DMO) durante o curso da doença, e o uso de glicocorticoide contribui muito para essa alteração.[1,4] Além disso, também se pode observar mialgia/miosite e fraqueza muscular, por evolução da doença ou também como consequência do tratamento com corticosteroides.[1,6]

## Manifestações renais

O envolvimento renal representa a principal causa de morbimortalidade, sendo predominantemente uma glomerulonefrite, presente em cerca de dois terços dos pacientes com lúpus. Pode ser detectado por meio de achados laboratoriais, como hematúria ou proteinúria, ou já por síndrome nefrítica ou nefrótica, hipertensão arterial sistêmica, lesão renal aguda ou doença renal crônica. Pode ser o único sinal de LES, embora de ocorrência rara, em apenas 5% dos pacientes.[1,4,7]

A nefrite lúpica é classificada em seis classes histológicas (Classe I: mesangial mínima; Classe II: proliferativa mesangial; Classe III: proliferativa focal; Classe IV: proliferativa difusa; Classe V: membranosa; Classe VI: esclerosante avançada), de acordo com achados de microscopia óptica e imunofluorescência na biópsia renal, o que auxilia para guiar o tratamento e para prever a evolução em longo prazo.[1,8] As lesões proliferativas são as mais comuns e também as mais graves e requerem imunossupressão intensiva pela maior probabilidade de progredir para doença renal terminal.[1,9]

## Manifestações hematológicas

Alterações hematológicas incluem anemia, leucopenia, linfopenia e trombocitopenia. A anemia está presente em 50 a 75% das crianças. Os tipos mais comuns são anemia de doença crônica, anemia hemolítica autoimune com Coombs direto positivo e anemia ferropriva. Já a leucopenia (< 4.000/mm$^3$) ocorre em quase dois terços das crianças em algum momento do curso da doença, geralmente associada à linfopenia. Não é comum a presença de neutropenia. A trombocitopenia (< 100.000/mm$^3$) em geral não é intensa, e raramente causa hemorragia.[1-4]

## Manifestações neurológicas e psiquiátricas

Manifestações neurológicas ou psiquiátricas ocorrem em cerca de 70-80% dos casos, podendo ser manifestações iniciais ou surgirem durante o curso da doença. Uma manifestação frequente é a cefaleia, que geralmente não melhora com analgesia comum, mas responde a corticoide, seguida de comprometimento cognitivo, psicose, convulsões, transtornos de humor, transtorno de ansiedade e doença cerebrovascular. Manifestações menos comuns incluem estado confusional agudo, neuropatia periférica, coreia, paralisia de nervos cranianos e mielite transversa.[1-4] É preciso tentar identificar a verdadeira causa da alteração neuropsiquiátrica, definindo se ela realmente é uma apresentação do LES ou se é doença neuropsiquiátrica primária, efeito adverso de medicação, infecção, uremia, encefalopatia hipertensiva ou mesmo a apresentação de outra doença autoimune.[1,4]

## Manifestações pulmonares

Cerca de 25 a 75% dos pacientes têm acometimento respiratório, frequentemente assintomático, só evidenciado aos exames de imagem ou prova de função pulmonar. A pleurite é a mais comum (40%), manifestada por dor pleurítica, dispneia ou atrito pleural. Manifestações mais raras são pneumonite intersticial, fibrose pulmonar, hemorragia pulmonar e hipertensão pulmonar.[1-5] Pneumonia lúpica tem mau prognóstico e deve ser diferenciada de infecções por bactérias, vírus, fungos e tuberculose.[1-4]

## Manifestações tromboembólicas

Geralmente são associadas aos anticorpos antifosfolípides, presentes em cerca de 25-60% dos pacientes, mas menos da metade destes apresentarão um evento trombótico.[1,2,9] Na SAF associada ao lúpus, os eventos tromboembólicos venosos são muito mais comuns que os eventos arteriais. A trombose venosa profunda é mais comum, seguida da trombose venosa de seios cerebrais, embolia pulmonar e acidente vascular cerebral.[1,10] Deve-se ter atenção com as adolescentes grávidas com anticorpo antifosfolípide positivo ou com quadro prévio de trombose, pelo risco de abortamento, prematuridade e microangiopatia trombótica.[10]

## Manifestações cardiovasculares

A apresentação mais comum é a pericardite, principalmente nos primeiros seis meses do diagnóstico e raramente evolui para tamponamento cardíaco. Pode ser subclínica, sendo identificada apenas no ecocardiograma.

O LES pode acometer qualquer estrutura cardíaca, entretanto, miocardite, doença valvar e doença arterial coronariana são raras.[1-4]

Crianças com LESJ têm risco aumentado de aterosclerose precoce, com curso clínico silencioso com manifestações apenas quando adulto jovem como o infarto do miocárdio. A aterosclerose pode estar relacionada ao uso prolongado de corticosteroides, a hipercolesterolemia e a hipertensão sistêmica.[1-4]

## Manifestações do trato gastrintestinal

Esse envolvimento ocorre em cerca de 20% dos casos de LESJ. As formas mais comuns são ascite, pancreatite e hepatite, sendo necessário descartar os efeitos adversos do tratamento como causa dessas alterações.[1-4]

## Manifestações oculares

São pouco comuns, mas pode haver conjuntivite, episclerite, uveíte, hemorragia subconjuntival ou retiniana. Os medicamentos utilizados no tratamento do LES também causam alterações oculares, como a retinopatia pelos antimaláricos e catarata subcapsular posterior pelo uso crônico de corticosteroides.[1-4]

## Lúpus induzido por droga

Caracteriza-se por manifestações clínicas e laboratoriais semelhantes às do lúpus, mas relacionado à exposição a uma droga, com melhora após a suspensão desta. As principais drogas relacionadas são anticonvulsivantes (carbamazepina, fenitoína, etossuximida), hidralazina, procainamida, isoniazida, clorpromazina, antitireoidianos e agentes anti-TNF (fator de necrose tumoral) alfa. Nessa entidade é comum encontrar anticorpos antinuclear (ANA) e anti-histona positivos, além de anti-DNA negativo e complemento sérico normal.[1-4]

# PROPEDÊUTICA

O diagnóstico do LESJ, em qualquer idade de início, é baseado em uma combinação de manifestações clínicas, achados laboratoriais (citopenias autoimunes, hipocomplementemia, alterações urinárias e, sobretudo, a presença de autoanticorpos) e histologia dos órgãos afetados (geralmente pele e rins). No entanto, a ausência, até o momento, de características clínicas, testes diagnósticos e biomarcadores patognomônicos, somada à sobreposição significativa de suas manifestações com as de outras doenças autoimunes, infecciosas ou hematológicas, torna o diagnóstico precoce um desafio considerável.

Os critérios de classificação têm a finalidade principal de garantir a homogeneidade e comparabilidade de pacientes com LES incluídos nas diferentes pesquisas, e não devem ser adotados para o diagnóstico de pacientes individuais na prática clínica diária. Embora não sejam elaborados como critérios de diagnóstico, médicos generalistas e outros especialistas adotam os critérios de classificação como guias para orientar decisões clínicas, portanto, critérios com maior sensibilidade e especificidade em pacientes com quadro clínico inicial podem facilitar o encaminhamento mais precoce de pacientes com suspeita de LES para os centros de referência em reumatologia, minimizando atrasos e erros diagnósticos.

Os critérios de classificação do *American College of Rheumatology* (ACR) foram os primeiros critérios de classificação de LES a serem desenvolvidos e tornaram-se a referência para estabelecer a elegibilidade de pacientes para estudos epidemiológicos e ensaios clínicos.[10] De acordo com esses critérios, o paciente é classificado como LES quando preenche quatro entre 11 critérios, de forma seriada ou simultânea, durante qualquer período de observação.[10] Embora os critérios ACR tenham sido um passo importante para a classificação de pacientes com LES, eles receberam críticas em virtude de itens redundantes/inexistentes, tais como: redundância de *rash* malar e fotossensibilidade, inclusão de poucas manifestações neurológicas, não inclusão de hipocomplementemia e alopecia, imprecisão da quantificação inadequada da proteína urinária pelo sedimento urinário e pela possibilidade de classificação como LES na ausência de autoanticorpos.[10-12] Por esse motivo, foram desenvolvidos critérios alternativos para classificação de LES, entre eles os critérios SLICC (*Systemic Lupus International Collaborating Clinics*) e os critérios EULAR/ACR 2019 (*European League Against Rheumatism*).

As principais modificações dos critérios SLICC, foram: a redefinição dos critérios cutâneos, a inclusão da relação proteína:creatinina urinária, a ampliação do critério neurológico, a alocação de cada citopenia e dos autoanticorpos em critérios individuais e a inclusão de alopecia e hipocomplementemia (ver Quadro 1).

**Quadro 1** Critérios de classificação de LES (SLICC-2012)

| Critérios clínicos |
|---|
| Lúpus cutâneo agudo |
| Lúpus cutâneo crônico |
| Úlceras orais ou nasais |
| Alopecia não cicatricial |
| Sinovite em 2 ou mais articulações |
| Serosite (pleurite e/ou pericardite) |
| Convulsão, psicose, mononeurite múltipla, mielite, neuropatia craniana (ou periférica) ou estado confusional agudo |
| Proteinúria (urina de 24 h ou amostra isolada que represente 500 mg ou mais de proteína/24 h) ou cilindros hemáticos |
| Anemia hemolítica |
| Leucopenia (< 4.000/mm³) ou linfopenia (< 1.000/mm³) |
| Plaquetopenia (< 100.000/mm³) |
| **Critérios imunológicos** |
| ANA |
| Anti-dsDNA |
| Anti-Sm |
| Anticorpos antifosfolípides – pelo menos um: 1) Anticoagulante lúpico; 2) Anticardiolipina IgG, IgM ou IgA em títulos moderados a altos; 3) Anti-beta2 glicoproteína I IgG, IgM ou IgA em títulos moderados a altos; 4) VDRL falso-positivo |
| Complemento baixo (C3, C4 ou CH50) |
| Teste de Coombs direto positivo (na ausência de anemia hemolítica) |

Fonte: Adaptado de Petri et al, 2012.[11]

O paciente deve preencher pelo menos quatro dos 17 critérios, sendo obrigatória a presença de pelo menos um critério clínico e um imunológico OU nefrite lúpica documentada associada a anticorpo antinuclear (ANA) e/ou anticorpo anti-DNA de dupla hélice (anti-dsDNA).[11]

Um novo critério de classificação EULAR/ACR foi publicado em 2019 por pesquisadores de todo o mundo, baseado em critérios ponderados, visando a aprimorar a sensibilidade (sobretudo para a classificação precoce) e a especificidade. O paciente é classificado como LES se o escore total for igual ou superior a 10, na presença de pelo menos um critério clínico. Este tem um critério de entrada obrigatório, ANA positivo, e exclui da pontuação para o escore total os critérios que tenham outra causa mais provável para a sua apresentação (Quadro 2).[12]

**Quadro 2** Classificação de LES EULAR/ACR 2019

Critério obrigatório: anticorpo antinuclear (ANA) reagente em títulos iguais ou superiores a 1:80

| Domínios e critérios clínicos | Pontos | Domínios e critérios imunológicos | Pontos |
|---|---|---|---|
| 1. Constitucional<br>Febre | <br>2 | 1. Anticorpos antifosfolípides<br>Anticorpos anticardiolipina OU<br>Anticorpos anti-B2GPI OU<br>Anticoagulante lúpico | <br>2 |
| 2. Hematológico<br>Leucopenia<br>Trombocitopenia<br>Hemólise autoimune | <br>3<br>4<br>4 | 2. Proteínas de complemento<br>C3 baixo OU C4 baixo<br>C3 baixo E C4 baixo | <br>3<br>4 |
| 3. Neuropsiquiátrico<br>Delírio<br>Psicose<br>Convulsão | <br>2<br>3<br>5 | 3. Anticorpos específicos para LES<br>Anticorpo anti-DNA OU<br>Anticorpo anti-Sm | <br>6 |
| 4. Mucocutâneo<br>Alopecia sem cicatrizes<br>Úlceras orais<br>Lúpus cutâneo ou discoide subagudo<br>Lúpus cutâneo agudo | <br>2<br>2<br>4<br>6 | | |

Fonte: Aringer et al., 2019.[12]

Os exames laboratoriais contribuem para o diagnóstico, monitorização de atividade da doença e da toxicidade ao tratamento adotado. As principais alterações estão listadas a seguir:

- Hemograma: anemia hemolítica ou de doença crônica, leucopenia (< 4.000 células/mm³), linfopenia (< 1.000-1.500 células/mm³), trombocitopenia (< 100.000 plaquetas/mm³). As citopenias podem ser devidas à atividade da doença ou à síndrome de atividade macrofágica, condições difíceis de serem diferenciadas pela semelhança da apresentação.[1]

- Reagentes de fase aguda: a velocidade de hemossedimentação (VHS) costuma estar elevada, mas a proteína C-reativa (PCR) tende a ser normal. Esta última, quando elevada, sugere quadros infecciosos ou serosite. Imunoglobulinas também são elevadas de uma forma policlonal na eletroforese de proteínas.[1-4]
- Testes imunológicos: importantes para o diagnóstico, e alguns para o acompanhamento da atividade da doença. Inclui os autoanticorpos e o sistema complemento.[1-4]
  - Anticorpo antinuclear (FAN/ANA): geralmente positivo no LES, mas não é específico, podendo ocorrer em pessoas saudáveis, em outras doenças autoimunes, infecções virais, neoplasias e até pelo uso de drogas.
  - Anti-DNA: sua presença se relaciona à atividade da doença. É importante para acompanhar atividade da doença principalmente em casos de nefrite.
  - Anti-Sm: altamente específico para LES, mas presente em menos da metade dos casos.
  - Anti-Ro (SSA): geralmente associado a *rash* cutâneo, fotossensibilidade, lúpus neonatal e lúpus cutâneo subagudo. Também presente em menos de 50% dos casos.
  - Anti-La (SSB): associação negativa com acometimento renal. Sua frequência é baixa.
  - Anti-histona: característico do lúpus induzido por drogas.
  - Anti-P: relacionado à psicose lúpica.
  - Anticorpos antifosfolípides: presentes em pelo menos metade dos pacientes com LESJ e relacionados a manifestações trombóticas. São eles: anticoagulante lúpico (LAC), anti-beta2 glicoproteína e anticardiolipina (aCL). Nem sempre os três serão positivos.
  - Teste Coombs direto: relacionado à anemia hemolítica autoimune.
  - Proteínas do sistema complemento (C3, C4 e CH50): pode haver consumo de complemento na atividade da doença.
- Acometimento renal: pode ser detectado por meio da dosagem das escórias nitrogenadas (ureia e creatinina), da aferição de proteinúria por amostra única de urina (*spot*) ou coletada em 24 h. A biópsia renal auxilia no diagnóstico, classificação histológica para guiar o tratamento, mas existem contraindicações absolutas à sua realização, como trombocitopenia grave ou hipertensão arterial não controlada; já a contraindicação relativa é um rim único.[8,9,13,14]
- Acometimento neuropsiquiátrico: eletroencefalograma (EEG) pode ser necessário, além de exames de imagem como ressonância magnética de crânio e neuroeixo, bem como punção lombar com análise de líquor.[1-4]

- Acometimento pulmonar: radiografia de tórax, prova de função pulmonar, tomografia computadorizada de tórax.[1-4]
- Acometimento cardíaco: ecocardiograma e eletrocardiograma.[1-4]

Todos os casos suspeitos de LESJ devem ser encaminhados ao reumatologista pediátrico para investigação diagnóstica e tratamento adequado. Idealmente, a solicitação de exames mais específicos (autoanticorpos, biópsias de pele e renal) deve ser realizada pelo especialista, visando a otimizar a investigação diagnóstica e minimizar erros diagnósticos.

## TRATAMENTO

O tratamento do LESJ deve ser individualizado com base nos órgãos acometidos, na atividade e gravidade da doença, nas comorbidades e complicações associadas. De um modo geral, o tratamento mais agressivo com doses altas de corticosteroides e imunossupressores está indicado nos quadros moderados e graves com envolvimento renal, neuropsiquiátrico ou hematológico.[13-15] O objetivo do tratamento é a remissão clínica ou a baixa atividade da doença, minimizando os efeitos adversos da terapêutica e prevenção de dano.[13-15] O plano terapêutico inclui, além das medidas gerais, os corticosteroides, os antimaláricos (hidroxicloroquina) e os medicamentos modificadores do curso da doença (MMCD) que incluem os imunossupressores e a terapia biológica.

### Medidas gerais

É preciso o acompanhamento regular e multidisciplinar com adesão às terapias não farmacológicas e farmacológicas para o melhor tratamento possível.[1-4,13-15]

Trata-se de uma doença multissistêmica crônica capaz de gerar alterações no crescimento e na aparência física, seja pela própria doença ou pelo tratamento. Os pacientes e suas famílias se beneficiam principalmente de suporte psicológico e orientação nutricional.[1-4] As orientações de uma alimentação balanceada objetivam a prevenção da síndrome metabólica secundária à doença ou à corticoterapia. A prevenção da osteoporose inclui adequação da dieta, evitando consumo excessivo de cafeína, prevenção com reposição de vitamina D e cálcio, além do estímulo à prática de exercícios após uma fase inicial de repouso que deve ser proporcional à gravidade da doença ativa.[1-4,13-15] Nos adolescentes os malefícios adicionais do uso do álcool e do tabagismo devem ser reforçados a cada consulta.

O uso de fotoprotetores e a não exposição solar estão indicados, já que a fotossensibilidade pode agravar o quadro clínico.[1-4,13-15]

Antes de iniciar o tratamento é preciso uma revisão das imunizações pelo maior risco de infecções atribuídas à imunossupressão necessária.[1-4,13,14]

O aconselhamento da contracepção deve ser realizado nas adolescentes com LESJ, já que alguns imunossupressores podem ter efeito teratogênico. As gestações não planejadas aumentam o risco materno-fetal com recaídas do LESJ e piora da doença renal, hipertensão, pré-eclâmpsia e tromboembolismo. Há também risco de prematuridade, baixo peso e síndrome do lúpus neonatal. Devem ser evitados os contraceptivos orais com estrogênio na presença de anticorpos antifosfolípides ou história de trombose venosa.[15]

O tratamento específico das complicações associadas deve ser individualizado e muitas vezes se faz necessário o uso de fármacos inibidores da angiotensina, diuréticos, anti-hipertensivos nos casos de envolvimento renal e cardiovascular, anticonvulsivantes no comprometimento neurológico, antitrombóticos na presença de SAF e antimicrobianos nas infecções intercorrentes.[1,13-15]

## Antimaláricos

Independentemente do tratamento sugerido, a hidroxicloroquina é adicionada de forma rotineira como um elemento protetor na prevenção de danos associados à doença, eventos trombóticos, diabetes, doença cardiovascular e dislipidemia. Geralmente é usada como complemento do tratamento e os pacientes com LES devem receber essa medicação durante todo o curso da patologia.[1-4,13-15]

O uso isolado da hidroxicloroquina pode ser suficiente no tratamento de crianças com doença leve. Nos quadros mais graves auxiliam na redução da frequência e da gravidade das recidivas.[1-4,13-15]

A hidroxicloroquina é o antimalárico de escolha em virtude da menor toxicidade quando comparada à cloroquina. As doses máximas cada vez menores (inferiores a 5 mg/kg/dia) vêm sendo recomendadas especialmente nos casos de uso prolongado (acima de 5 anos), em razão da maior possibilidade de toxicidade retiniana. A avaliação oftalmológica deve ser realizada antes do início do uso e preventivamente a cada 6 meses de uso. Além do fundo de olho, do campo visual e do teste de visão para cores, a tomografia de coerência óptica tem sido indicada para a avalição dos efeitos tóxicos na retina mais precocemente.[13-15]

## Corticosteroides

O uso dos corticosteroides é de eficácia estabelecida no controle das manifestações agudas do LES. A dose e a duração do uso estão relacionadas com a gravidade do quadro, manifestações apresentadas e resposta ao tratamento.

Atualmente, em virtude dos inúmeros efeitos adversos do uso prolongado, é recomendado seu uso na menor dose e no menor período de tempo necessário para o controle das manifestações agudas.[13-15] A associação com MMCD está indicada nos casos de doença persistente e ameaçadora da vida. Dessa forma, manifestações renais, hematológicas e do sistema nervoso central costumam ser tratadas com pulsoterapias venosas de metilprednisolona. As doses variam de 250 mg à dose máxima de 1.000 mg/dia. O tratamento é mantido com corticoide via oral (prednisona 0,5 a 2 mg/kg dia).[13-15]

## Imunossupressores

A adição de imunossupressores facilita a retirada gradativa mais precoce dos corticosteroides e previne as recaídas. A escolha depende principalmente da gravidade da manifestação clínica em atividade e inclui a ciclofosfamida, a azatioprina (pode ser utilizada em grávidas), o micofenolato de mofetila, o metotrexato, a ciclosporina e o tacrolimo. A ciclofosfamida deve ser considerada nos quadros com envolvimento renal, neuropsiquiátrico e cardiopulmonar e em casos refratários. Nas adolescentes deve-se considerar o efeito gonadotóxico da ciclofosfamida e teratogênico dos imunossupressores.[13-15]

A nefrite lúpica pode ser tratada com pulsoterapia intravenosa com ciclofosfamida, em associação com mesna para prevenção de cistite hemorrágica. Essa indução de remissão também pode ser feita com micofenolato de mofetila. O tratamento de manutenção é habitualmente realizado com o uso de micofenolato de mofetila ou azatioprina.[1,13-15]

Todos esses imunossupressores podem causar efeitos colaterais, sendo necessários exames de controle periódicos.

## Biológicos

Os principais biológicos utilizados no tratamento do LES têm como alvo o linfócito B. O rituximabe (anticorpo monoclonal anti-CD20) é utilizado para quadros graves hematológicos, neuropsiquiátricos e renais refratários ao tratamento com imunossupressores. O belimumabe (anticorpo monoclonal anti-estimulador de linfócito B-anti-BLyS) pode ser utilizado como terapia adicional nos pacientes com manifestações de gravidade moderada extrarrenal após falha terapêutica e corticodependentes.[13-16]

A imunoglobulina humana intravenosa pode ser usada nos casos de manifestações hematológicas e em algumas complicações como a síndrome de ativação macrofágica.[1,12]

### Outros

- Antitrombóticos: na SAF é recomendado o uso de anticoagulação. O uso de ácido acetilsalicílico em baixas doses tem ação antiplaquetária protetora nos casos de positividade dos anticorpos antifosfolípides sem manifestações clínicas tromboembólicas.[1,13-15]
- Vasodilatadores: os fármacos inibidores da enzima conversora de angiotensina (ECA) são indicados nos casos de proteinúria e hipertensão arterial sistêmica.[13-15] A nifedipina pode ser usada nos pacientes com fenômeno de Raynaud.[1]

### Complicações

A possibilidade de toxicidade relacionada ao próprio tratamento deve ser monitorizada permanentemente. As infecções intercorrentes são sempre preocupantes pelo risco maior de gravidade nesses pacientes, tanto pela imunossupressão da própria doença como pela terapia empregada. A síndrome de ativação macrofágica sempre deve estar na mente de todos os profissionais que lidam com esses pacientes, pela gravidade do quadro e necessidade de diagnóstico precoce.[13-16]

## PROGNÓSTICO

Geralmente se observa um bom prognóstico quando todos os cuidados adequados são dispensados. A piora do prognóstico costuma estar associada à má adesão ao tratamento, aos quadros neurológicos desenvolvidos e ao acometimento renal, principalmente a glomerulonefrite proliferativa difusa. As infecções contribuem de forma significativa para uma maior mortalidade do LES. A doença cardiovascular e sua prevenção devem ser constante preocupação para a morbidade em longo prazo.[1,15,17]

No acompanhamento são utilizados instrumentos métricos com pontuações para quantificar a atividade da doença e os danos acumulados ao longo do tempo do paciente com LES. Devem ser feitas avaliações clínicas, da qualidade de vida e questionar o paciente e os responsáveis sobre a percepção de atividade da doença.[1,17]

## DESAFIOS ATUAIS

O objetivo do acompanhamento visa a atingir o melhor controle possível da doença, principalmente quando há o acometimento dos órgãos vitais com a padronização do tratamento. Deve ser considerada a toxicidade dos fármacos que precisam ser usados na menor dosagem e por menor período de tempo possível. As opções terapêuticas com o uso de terapias biológicas estão sendo estudadas e podem ser um avanço próximo no tratamento.

## ORIENTAÇÕES AOS PAIS

Visa ao reforço contínuo da importância do cuidado diário que, além da adesão ao uso das medicações, envolve cuidados com alimentação, atividade física, uso de fotoprotetores e assistência multidisciplinar.

## ✓ CONCLUSÃO

Trata-se de uma doença multissistêmica, inflamatória e autoimune capaz de acometer vários órgãos vitais com grande impacto na qualidade de vida dos pacientes. Há um grande espectro de gravidade e variedade das manifestações clínicas. Um acompanhamento adequado e individualizado deve ser instituído para que os danos acumulados pela doença e seu tratamento sejam minimizados.

## REFERÊNCIAS BIBLIOGRÁFICAS


1. Klein-Gitelman M, Lane JC. Systemic lupus erythematosus. In: Cassidy JT, Petty RE, Lindsley CB, Wedderburn L. Textbook of Pediatric Rheumatology. 7.ed. Philadelphia: Elsevier Saunders, 2016. p.285-335.
2. Smith EMD, Lythgoe H, Midgley A, Beresford MW, Hedrich CM. Juvenile-onset systemic lupus erythematosus: update on clinical presentation, pathophysiology and treatment options. Clin Immunol. 2019; 209:108274.
3. Harry O, Yasin S, Brunner H. Childhood-onset systemic lupus erythematosus: a review and update. J Pediatr. 2018; 196:22-30.e2.
4. Tarvin SE, O'Neil KM. Systemic lupus erythematosus, Sjögren syndrome, and mixed connective tissue disease in children and adolescents. Pediatr Clin N Am. 2018; 65(4):711-37.
5. Chiewchengchol D, Murphy R, Edwards SW, Beresford MW. Mucocutaneous manifestations in juvenile-onset systemic lupus erythematosus: a review of literature. Pediatr Rheumatol Online J. 2015; 13:1.
6. Yang Y, Kumar S, Lim LS, Silverman ED, Levy DM. Risk factors for symptomatic avascular necrosis in childhood-onset systemic lupus erythematosus. J Rheumatol. 2015; 42(12):2304-9.
7. Klumb EM, Silva CA, Lanna CC, Sato EI, Borba EF, Brenol JC et al. Consenso da Sociedade Brasileira de Reumatologia para o diagnóstico, manejo e tratamento da nefrite lúpica. Rev Bras Reumatol. 2015; 55(1):1-21.
8. Weening JJ, D'Agati VD, Schwartz MM, Seshan SV, Alpers CE, Appel GB et al. The classification of glomerulonephritis in systemic lupus erythematosus revisited. J Am Soc Nephrol. 2004; 15(2):241-50.

9. Driest KD, Sturn MS, O'Brian SH, Spencer CH, Stanek JR, Ardoin SP et al. Factors associated with thrombosis in pediatric patients with systemic lupus erythematosus. Lupus. 2016; 25(7):749-53.
10. Hochberg MC. Updating the American College of Rheumatology revised criteria for the classification of systemic lupus erythematosus. Arthritis Rheum. 1997; 40:1725.
11. Petri M, Orbai AM, Alarcon GS, Gordon C, Merrill JT, Fortin PR et al. Derivation and validation of the Systemic Lupus International Collaborating Clinics classification criteria for systemic lupus erythematosus. Arthritis Rheum. 2012; 64:2677-86.
12. Aringer M, Costenbader K, Daikh D, Brinks R, Mosca M, Ramsey-Goldman R et al. 2019 European League against Rheumatism/American College of Rheumatology classification criteria for systemic lupus erythematosus. Arthritis Rheumatol. 2019; 71(9):1400-12.
13. Groot N, de Graeff N, Avcin T, Bader-Meunier B, Brogan P, Dolezalova P et al. European evidence-based recommendations for diagnosis and treatment of childhood-onset systemic lupus erythematosus: the SHARE initiative. Ann Rheum Dis. 2017; 76(11):1788-96.
14. Groot N, de Graeff N, Marks SD, Brogan P, Avcin T, Bader-Meunier B et al. European evidence-based recommendations for the diagnosis and treatment of childhood-onset lupus nephritis: the SHARE initiative. Ann Rheum Dis. 2017; 76(12):1965-73.
15. Mc Gill G, Ambrose N. The management of lupus in young people. Br J Gen Pract. 2018; 68(667):96-7.
16. Dörner T, Furie R. Novel paradigms in systemic lupus erythematosus. Lancet. 2019; 393:2341-58.
17. Lim LS, Pullenayegum E, Feldman BM, Lim L, Gladman DD, Silverman ED. The trajectory of damage in patients with childhood-onset systemic lupus erythematosus. Arthritis Care Res (Hoboken). 2018; 70(5):750-7.

14

# LÚPUS ERITEMATOSO NEONATAL

*Rozana Gasparello de Almeida*

**OBJETIVOS**

- ✓ Conceituar lúpus eritematoso neonatal.
- ✓ Abordar a propedêutica da doença, descrevendo como realizar o diagnóstico.
- ✓ Descrever o tratamento preconizado.

## INTRODUÇÃO

O lúpus eritematoso neonatal (LEN) é uma doença autoimune adquirida, rara e transitória, que ocorre no período neonatal. Ela é causada pela passagem de autoanticorpos maternos específicos da classe IgG pela placenta. Os autoanticorpos mais comumente encontrados nas mães são: anti-Ro/SSA, anti-La/SSB, anticorpo antinuclear (ANA/FAN) e raramente anti-U1RNP. As mães podem ser completamente assintomáticas ou podem ter alguma doença autoimune, como o lúpus, a síndrome de Sjögren e a doença mista do tecido conjuntivo.[1,2,3]

As manifestações clínicas mais características são cutâneas e cardíacas, mas podem ocorrer manifestações hematológicas, neurológicas e alterações hepatobiliares. A morbidade e mortalidade da doença ocorrem pelo acometimento cardiovascular.[1,2]

## ASPECTOS EPIDEMIOLÓGICOS

A incidência do LEN é de aproximadamente 1 a cada 12.500 a 20.000 nascidos vivos.[2-4] Não há predileção pela etnia.[1,2] Alguns estudos apontam por uma distribuição igual entre os sexos,[1,2] enquanto outros relatam uma discreta predileção pelo acometimento do sexo feminino.[3,5] Parece haver um risco aumentado de prematuridade nessas crianças.[3,6,7]

## FISIOPATOLOGIA

O recém-nascido é dependente da passagem passiva de anticorpos maternos, seja pela placenta, ou pelo leite materno. O feto praticamente não produz imunoglobulina G, sendo os anticorpos IgG do feto e do recém-nascido provenientes da mãe. Esses anticorpos começam a atravessar a barreira hematoplacentária por volta do terceiro mês de gestação e eles vão sendo eliminados do organismo do recém-nascido por volta do 3°-5° mês de vida.[1]

A passagem transplacentária de autoanticorpos específicos da classe IgG é necessária, mas não é suficiente para o desenvolvimento do LEN. Estão envolvidos também fatores genéticos e ambientais.[1,2,4] Após a 16ª semana de gestação, a passagem transplacentária de autoanticorpos dirigidos contra os antígenos Ro/SSA, La/SSB e RNP pode causar lesão em órgãos-alvo, desencadeando a síndrome do LEN. Essa passagem costuma ocorrer entre a 16ª e a 24ª semanas de gestação, período no qual ocorre o desenvolvimento do sistema de condução cardíaco no embrião. Esse fato explica o porquê do alto risco de esses bebês acometidos apresentarem bloqueio atrioventricular. Esses autoanticorpos podem se ligar ao tecido de condução cardíaco em desenvolvimento no embrião, induzindo inflamação e fibrose do nódulo atrioventricular e a cardiomiopatia dilatada. Como a grande maioria dos fetos expostos a esses autoanticorpos não desenvolve nenhuma lesão cardíaca, sabe-se que outros fatores, ainda não conhecidos, são necessários para a ocorrência desta.[1,3]

Esses mesmos autoanticorpos podem se ligar à membrana celular dos neutrófilos e reconhecerem ribonucleoproteínas que se encontram localizadas em células de vários órgãos, gerando os diversos sinais e sintomas do LEN por meio da indução de lesão celular.[4,6]

## QUADRO CLÍNICO

O quadro clínico pode variar muito, tanto em relação a órgãos acometidos quanto a intensidade. O acometimento de mais de dois órgãos ou sistemas de forma simultânea não é comum.[7,8] As lesões cutâneas são observadas em cerca de 40-50% dos casos, as disfunções hepáticas e as hematológicas em 35% e 20% dos casos, respectivamente, e as arritmias cardíacas irreversíveis em cerca de 25% dos casos.[1,2]

As lesões cutâneas são similares às do lúpus eritematoso cutâneo subagudo e podem ser bem características com a presença de eritema periorbitário (conhecido como "olhos de coruja" ou "olhos de falcão"), lesões anulares, pápulas ou placas eritematosas descamativas ou infiltrativas com vesículas centrais e lesões que lembram o aspecto de dermatite seborreica ou infecção fúngica. Costumam acometer a região periorbitária, couro cabeludo, tronco e as extremidades, principalmente as áreas fotoexpostas. Surgem no período neonatal ou mais frequentemente no 2° ou 3° mês de vida (Figura 1). As lesões são fotossensíveis e muitas vezes ocorrem após exposição à fototerapia, mas a exposição solar não é um pré-requisito para o surgimento da erupção, podendo já aparecer logo após o nascimento.[1,3,4,7] Podem surgir telangiectasias. Em alguns casos podem ocorrer alteração pigmentar (hipo/hiperpigmentação) e atrofia tecidual, deixando uma lesão cicatricial (Figura 2).[1,4] Casos raros de lesões múltiplas de morfeia, lúpus profundo e lesões acrais já foram descritos.[9]

O comprometimento cardíaco é o responsável pela lesão permanente da doença e pode ser fatal, sendo assim a manifestação clínica mais importante do

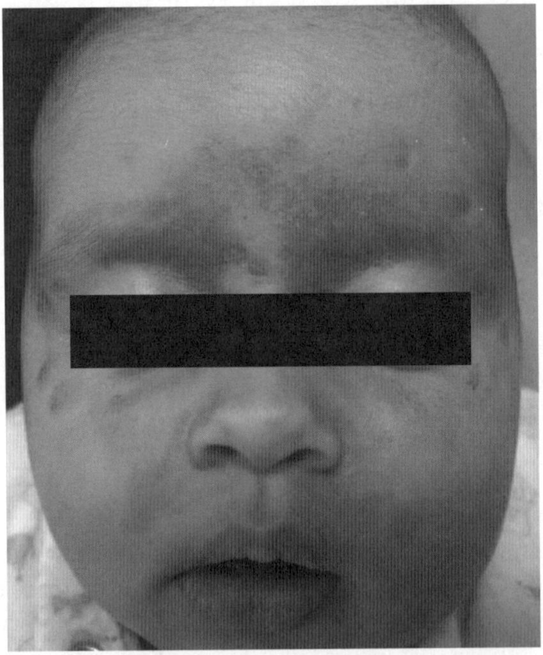

**Figura 1** Lactente do sexo feminino, 2 meses e 10 dias, com placas eritematosas, algumas descamativas, em regiões periorbitária e malares secundárias a um quadro de lúpus neonatal.

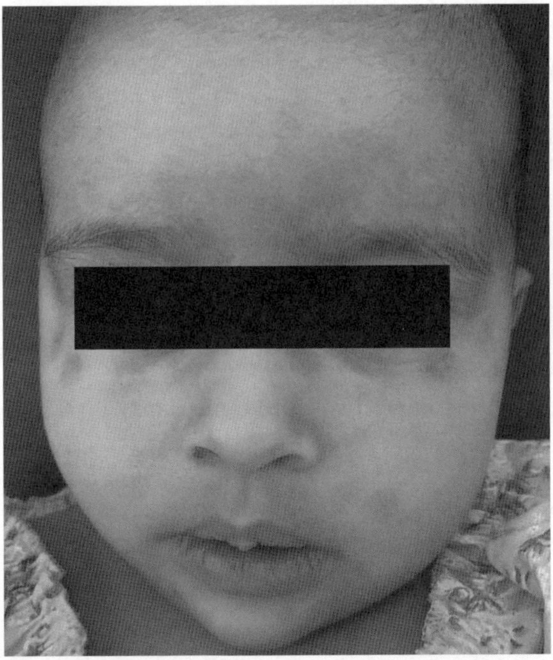

**Figura 2** Paciente da Figura 1, com 7 meses de idade, evoluindo com lesões hipercrômicas e atróficas após regressão do quadro clínico.

LEN. Esse acometimento pode ser de intensidade variável. O mais frequente e grave é a ocorrência do bloqueio atrioventricular total, que causa uma bradiarritmia já diagnosticada na gestação pelo ecocardiograma fetal, por volta da 16ª a 26ª semana de gestação. Podem ocorrer defeitos de condução e bloqueio atrioventricular congênito de graus variados e, com isso, insuficiência cardíaca, hidropsia fetal e morte intrauterina. Às vezes, essas crianças com bloqueio atrioventricular total desenvolvem uma cardiomiopatia em consequência da fibroelastose do endocárdio e da fibrose do miocárdio. Em quadros mais leves, pode só apresentar redução da frequência cardíaca no final da gestação, apresentando frequência pós-natal de menos de 100 batimentos/minuto, disfunção do nodo sinoatrial ou intervalo QT longo. Também já foram relatadas anormalidades valvares, defeito do septo atrial, forame oval patente, persistência do ducto arterial, estenose pulmonar, entre outros.[1,4,5,6]

As manifestações hematológicas possíveis são: anemia, leucopenia, neutropenia e plaquetopenia, mas estas raramente são graves e requerem algum tratamento. Alguns estudos já mostraram que, apesar de ocorrer neutropenia, os bebês não apresentam sepse.[1,6]

As alterações hepatobiliares se manifestam com a presença de hepatomegalia, alteração da função hepática, icterícia e sintomas de colestase, podendo o paciente chegar a ter quadro de insuficiência hepática fulminante.[1,5] Essas alterações podem ser responsáveis por manifestações cutâneas como equimoses e icterícia. De forma menos comum, também pode haver sangramento gastrintestinal pela trombocitopenia, esplenomegalia e acometimento neurológico com macrocefalia associada à hidrocefalia. Essas manifestações são autolimitadas, resolvendo-se com o desaparecimento dos autoanticorpos maternos da circulação sanguínea.[1,2,3,5]

## PROPEDÊUTICA

O diagnóstico é feito diante do quadro clínico compatível associado à presença do autoanticorpo no soro da mãe e da criança. É importante ressaltar que as manifestações podem ser isoladas, dependendo de uma alta suspeição diagnóstica. Quando o quadro cutâneo é duvidoso, o diagnóstico pode ser feito por meio da biópsia, que revela aspectos histopatológicos semelhantes ao lúpus discoide.[1,2,5,7]

### Exames laboratoriais

O autoanticorpo mais frequentemente encontrado é o anti-Ro/SSA e, de forma menos frequente, também se pode encontrar o ANA/FAN, anti-La/SSB e anti-U1RNP. Não é necessária a presença de mais de um autoanticorpo para ter o quadro de LEN.[1,2,4,6]

Quando a criança apresenta acometimento hepatobiliar, pode haver elevação das enzimas aminotransferases, gama GT, fosfatase alcalina, bilirrubinas totais e frações. Em relação às alterações hematológicas, é possível surgir anemia para a idade, leucopenia com neutropenia e trombocitopenia.[1,2,4]

A histopatologia é compatível com o quadro de lúpus, mostrando hiperceratose, atrofia de epiderme, degeneração da membrana basal, infiltrado perivascular mononuclear; e a imunofluorescência pode revelar a presença de depósitos de imunoglobulinas na junção dermoepidérmica e complemento.[1,2]

A investigação deve incluir a realização de ecocardiograma e eletrocardiograma para a pesquisa de lesões cardíacas. Outros exames podem ser necessários, dependendo da evolução, como a ultrassonografia abdominal e a ultrassonografia transfontanela.

## DIAGNÓSTICO DIFERENCIAL

O diagnóstico diferencial vai depender das manifestações clínicas apresentadas. O LEN responde por cerca de 80% dos casos de bloqueio atrioventricular nos neonatos, devendo ser sempre aventada essa hipótese diagnóstica na presença de um bloqueio cardíaco congênito.[1,2]

Quando a manifestação apresentada é a cutânea, os principais diagnósticos diferenciais são a dermatite seborreica, dermatite atópica, eritema anular da infância e eritema anular centrífugo, *tinea corporis* e a sífilis congênita.[7] Nos quadros com manifestação hepatobiliar, o diagnóstico diferencial deve ser feito principalmente com infecções congênitas, sepse e malformações.

## TRATAMENTO

Não há tratamento específico para o bloqueio atrioventricular total, requerendo a instalação de um marca-passo já no período neonatal. O feto pode tolerar a frequência ventricular baixa, mas quando se detecta o risco de hidropsia fetal ou insuficiência cardíaca, deve ser avaliada a necessidade da retirada do feto para colocação de marca-passo. Pode ser necessário o uso de medicações específicas para o tratamento de insuficiência cardíaca congestiva.[1,2,5] Sabe-se que o antimalárico hidroxicloroquina, habitualmente usado em pacientes com lúpus e outras doenças do tecido conjuntivo, não apresenta toxicidade fetal e pode reduzir o risco de o feto desenvolver lesões cardíacas, sendo então recomendado seu uso na dose de 400 mg ao dia nas mulheres grávidas que apresentam os autoanticorpos, devendo ser iniciado entre a 6ª e a 10ª semana de gestação.[1,8] Estudos recentes mostram que o uso de corticoides fluorados como a betametasona, capaz de atravessar a barreira hematoplacentária sem ser metabolizada e permanecendo assim ativa no feto, não evita o bloqueio atrioventricular total, sendo questionado seu uso em razão de seus efeitos colaterais.[1,10]

As alterações cutâneas não precisam de um tratamento específico, sendo recomendada a proteção solar. Apenas em quadro de acometimento mais grave se indica o uso de corticoide tópico. As lesões evoluem para cura espontânea por volta do 4° ao 8° mês de vida, quando os autoanticorpos maternos já foram eliminados da circulação sanguínea.[1,2,6,7] Caso persistam lesões telangiectásicas, estas podem ser tratadas no futuro com o uso de *laser*. O acompanhamento com conduta expectante é recomendado nos quadros hematológicos, hepatobiliares e neurológicos, já que a maioria dos casos não requer tratamento específico. Apenas quando apresentar manifestações graves, se indica o uso de transfusão de concentrado de hemácias e plaquetas, o uso de corticoide e de imunoglobulina endovenosa e, em raros casos, de plasmaférese para reduzir os níveis de anticorpos circulantes.[1,2,5,7]

## PROGNÓSTICO

Quando há acometimento cardíaco, com bloqueio atrioventricular, pode ocorrer óbito em cerca de 30% dos casos entre o período intrauterino e o primeiro trimestre de vida.[1,2]

As demais manifestações clínicas são transitórias e vão regredindo de forma lenta, conforme os autoanticorpos maternos vão sendo eliminados do sangue da criança, por volta dos 6 meses de vida.[1,2]

O risco de desenvolver alguma doença autoimune como o lúpus eritematoso sistêmico no futuro é pequeno, assim como na população em geral. O prognóstico materno também é bom, as mães saudáveis podem assim permanecer para o resto da vida apesar de apresentarem o autoanticorpo.[1,2,4]

## DESAFIOS ATUAIS

O grande desafio é a dificuldade diagnóstica nas mães assintomáticas e/ou bebês com quadros clínicos pouco sintomáticos ou atípicos. Já nas mães com doença autoimune conhecida e autoanticorpos positivos, o pré-natal adequado pode detectar bradiarritmias fetais, levando à suspeita clínica de acometimento do sistema de condução embrionário, podendo assim permitir o acompanhamento adequado do risco de evoluir com bloqueio atrioventricular total.

## ORIENTAÇÕES AOS PAIS

É importante ressaltar que a maior parte das mulheres grávidas com um desses autoanticorpos positivo terá filhos saudáveis. O risco de LEN é de cerca de 2% na primeira gravidez ou se já teve bebê saudável antes.[1] Esse risco aumenta para 20-25% caso já tenha tido um bebê com LEN.[1,2] A doença é rara e a simples positividade do anti-Ro/SSA, anti-La/SSB e anti-U1RNP no sangue materno não é suficiente para o surgimento da síndrome no neonato, mas há o risco de recorrência do LEN em outra gravidez, devendo ser feito o aconselhamento genético.[2,4,5,6]

## ✓ CONCLUSÃO

Grávidas com doenças autoimunes ou que tenham algum dos autoanticorpos (anti-Ro/SSA, anti-La/SSB, anti-U1RNP) devem ser monitoradas durante a gestação para a possibilidade de o feto desenvolver bradiarritmias, realizando ecocardiograma fetal semanal entre a 16ª e a 26ª semana.[1,2,8] Alguns autores sugerem que o acompanhamento deve ser mantido após esse período com a realização de exame a cada duas semanas, até a gestação completar a 34ª semana.[8] O recém-

-nascido deverá ser observado de perto durante o seu primeiro mês de vida, pois em 2% dos casos o bloqueio atrioventricular pode ser diagnosticado apenas após o nascimento.[1,2,4]

A detecção de bradiarritmias no neonato deve levar à suspeita clínica de LEN e, assim, à pesquisa no sangue materno e do bebê dos autoanticorpos[1,2,6] para fazer o diagnóstico.

## REFERÊNCIAS BIBLIOGRÁFICAS


1. Vanoni F, Lava SAG, Fossali EF, Cavalli R, Simonetti GD, Bianchetti MG et al. Neonatal systemic lupus erythematosus syndrome: a comprehensive review. Clinic Rev Allerg Immunol. 2017; 53:469-76.
2. Boh EE. Neonatal lupus erythematosus. Clin Dermatol. 2004; 22:125-8.
3. Wisuthsarewong W, Soongswang J, Chantorn R. Neonatal lupus erythematosus: clinical character, investigation, and outcome. Pediatric Dermatology. 2011; 28(2):115-21.
4. Teixeira V, Gonçalo M. Lúpus eritematoso neonatal – revisão da fisiopatologia e implicações clínicas. Acta Reumatol Port. 2012; 37:314-23.
5. Lee LA. Transient autoimmunity related to maternal autoantibodies: neonatal lupus. Autoimmun Rev. 2005; 4:207-13.
6. Cimaz R, Spence DL, Hornberger L et al. Incidence and spectrum of neonatal lupus erythematosus: a prospective study of infants born to mothers with anti-Ro autoantibodies. J Pediatr. 2003; 142:678-83.
7. Salman A, Sariçam MH, Yücelten AD, Demirkesen C, Ergun T. Neonatal lúpus erythematosus: report of a case with cutaneous, hematological and hepatobiliary findings. The Turkish Journal of Pediatrics. 2016; 58:106-8.
8. Inzinger M, Salmhofer W, Binder B. Neonatal lupus erythematosus and its clinical variability. JDDG. 2012; 10:407-10.
9. Gasparello-Almeida R, Feitosa-Oliveira SK. Neonatal lupus erythematosus: an acquired autoimmune disorder and its cutaneous manifestations. IMAJ. 2008; 10:473-4.
10. Izmirly P, Saxena A, Buyon JP. Progress in the pathogenesis and treatment of cardiac manifestations of neonatal lúpus. Curr Opin Rheumatol. 2017; 29(5):467-72.

# 15

# DERMATOMIOSITE JUVENIL

*Christianne Costa Diniz*

**OBJETIVOS**

- ✓ Definir e caracterizar a dermatomiosite juvenil.
- ✓ Descrever o quadro clínico e os exames complementares que auxiliam no diagnóstico.
- ✓ Abordar o tratamento e prognóstico.

## INTRODUÇÃO

A dermatomiosite juvenil (DMJ) é uma doença autoimune crônica multifatorial caracterizada por vasculopatia. Causa alterações clássicas de pele – o heliótropo e as pápulas de Gottron – além do envolvimento dos músculos, ocasionando fraqueza muscular proximal e de diferentes órgãos como tubo digestório, vasos sanguíneos, articulações, pulmões e coração.[1]

## EPIDEMIOLOGIA

Ocorre mais em adultos em torno de 40 anos de idade; e nas crianças (20 a 30% dos casos) o pico de idade é de 5 a 9 anos, com predomínio do sexo feminino (2-3 meninas: 1 menino). A incidência da doença nos EUA é de 9,63 casos/milhão.[2]

## FISIOPATOLOGIA

Acredita-se que a DMJ seja uma angiopatia autoimune que gera uma inflamação crônica em indivíduos geneticamente suscetíveis, após a exposição ambiental que atuaria como fator de risco. A presença de autoanticorpos em 70% dos pacientes reforça a participação do sistema imunológico.[1]

## QUADRO CLÍNICO

A doença tem início geralmente insidioso com sintomas constitucionais como mal-estar, febre baixa, anorexia e fadiga.

A fraqueza é simétrica e proximal e atinge as cinturas pélvica e escapular e os membros inferiores. As quedas são frequentes, com dificuldade de marcha, de subir escadas, agachar-se, sentar-se no chão, pentear os cabelos, levantar-se de uma cadeira baixa. Quando o palato, faringe e porção inicial do esôfago são acometidos, podem ocorrer disfonia e disfagia alta. Algumas crianças (26 a 67%) apresentam artralgia ou artrite, não deformante e transitória. Pode haver o desenvolvimento precoce de contraturas em flexão, principalmente em joelhos, quadris, ombros, cotovelos e punhos, sendo um efeito da inflamação miofascial e não da sinovite. Muitas vezes, o atraso diagnóstico ocorre porque as manifestações cutâneas podem preceder a fraqueza muscular e serem confundidas com alergia ou dermatite atópica, ou com o *rash* malar do lúpus eritematoso sistêmico juvenil, sendo os sulcos nasolabiais poupados na DMJ.[1,2,3]

Nas alterações cutâneas clássicas está o heliótropo, edema violáceo ou vermelho peripalpebral, que pode se estender sobre o dorso do nariz e regiões malares (Figura 1); as pápulas de Gottron, lesões eritematosas sobre as superfícies extensoras das articulações metacarpofalangeanas e interfalangeanas que podem evoluir como áreas despigmentadas e atrofiadas (Figura 2). Podem ocorrer também em superfícies extensoras dos joelhos, cotovelos e tornozelos. Outras áreas podem ser acometidas na parte superior e anterior do tórax e região dorsal com lesões eritematosas (área em V do decote). Podem também ocorrer eritrodermia, poiquilodermia e alopecia.[1,2]

A calcinose ocorre em 12 a 40% dos casos e geralmente ocorre após 6 meses de evolução de doença. São depósitos duros, em forma de nódulos ou placas subcutâneas, até mesmo tumorações grandes que podem acometer músculos, planos interfasciais e periarticulares. Pode ser dolorosa, causar uma reação inflamatória local com ulceração e drenagem de material semelhante a giz molhado (Figura 3).[1,2]

A lipodistrofia é rara e surge, em média, após 4 a 6 anos de doença. Hirsutismo, acantose *nigricans*, esteatose hepática, resistência à insulina e hipertrigliceridemia são frequentemente associados à lipodistrofia.

As manifestações vasculares são a hiperemia periungueal com capilares tortuosos e dilatados à capilaroscopia, telangiectasias na região próxima aos cílios e ulcerações na pele (vasculite), ulcerações, fenômeno de Raynaud e livedo reticular. A vasculite visceral é rara e pode ser muito grave e no sistema digestório causar infarto e sangramento intestinal.[1,2]

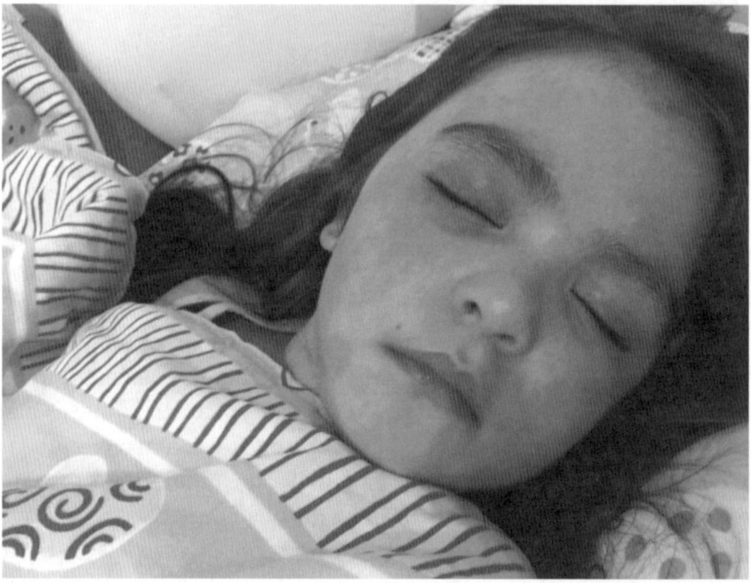

**Figura 1** Heliótropo (arquivo pessoal da autora).

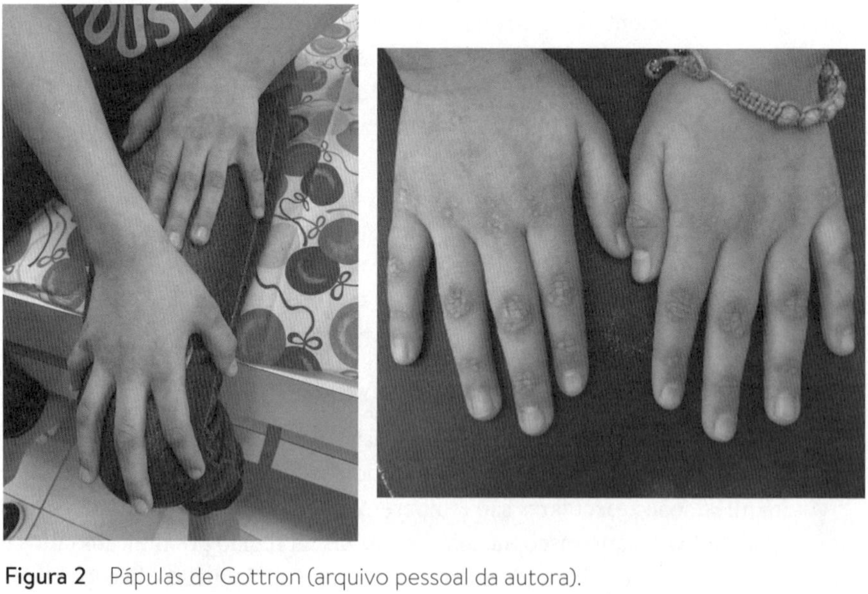

**Figura 2** Pápulas de Gottron (arquivo pessoal da autora).

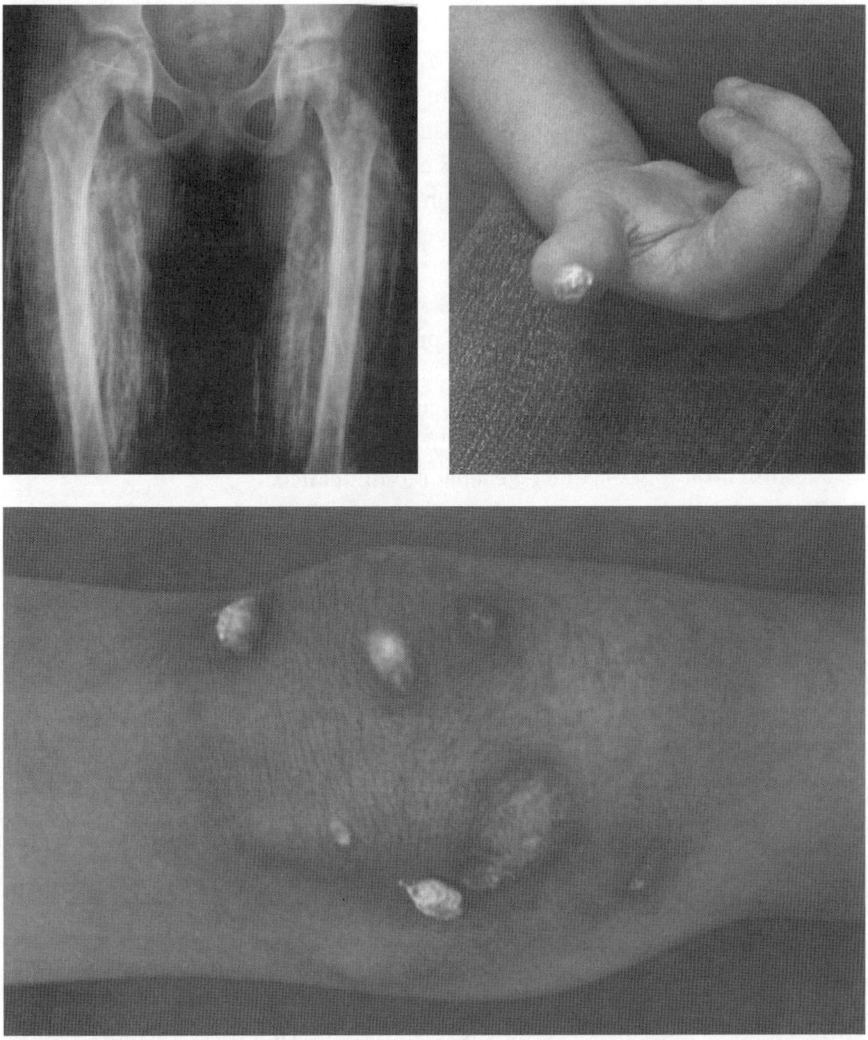

**Figura 3** Calcinose (arquivo pessoal da autora).

Outros órgãos como vesícula, bexiga, útero, vagina, testículo e retina podem ser acometidos. No coração, pode haver miocardite e distúrbios de condução.

No aparelho respiratório são descritos doença pulmonar restritiva assintomática nas fases iniciais, infiltrados pulmonares por aspiração ou infecção e doença intersticial pulmonar (ILD) da própria DMJ.

A insuficiência renal aguda é rara e pode ocorrer por mioglobinúria maciça.[1,2]

## PROPEDÊUTICA

Os critérios diagnósticos de Bohan e Peter de 1975 foram revistos, e em 2017 houve uma nova proposta de classificação para as miopatias inflamatórias dos adultos e crianças.[3] No entanto, os critérios de Bohan e Peter ainda são os mais usados e de acordo com estes, a presença de três dos cinco critérios indica uma miopatia inflamatória provável, e quatro ou cinco presentes indica diagnóstico definitivo.[1,4]

1. Fraqueza simétrica da musculatura proximal.
2. Alterações cutâneas características: heliótropo e pápulas de Gottron.
3. Elevação sérica das enzimas musculares: creatinofosfoquinase (CPK), transaminases (AST e ALT), aldolase e LDH.
4. Eletroneuromiografia que revela padrão miopático.
5. Biópsia muscular com necrose, atrofia perifascicular, degeneração e regeneração, infiltrado inflamatório mononuclear, geralmente com distribuição perivascular.

Com anamnese e exame físico detalhados conseguimos presumir o diagnóstico por meio das lesões cutâneas características e da avaliação da força muscular. Atualmente dispomos de métricas como o CMAS (*childhood myositis assessment scale*), DAS (*disease activity score*) e MMT 8 (*manual muscle testing*), para avaliar e pontuar a fraqueza muscular, os quais já foram descritos no Capítulo 2 da Seção I sobre Exame físico em reumatologia pediátrica.

### Exames complementares

O hemograma geralmente está normal. A velocidade de hemossedimentação (VHS) pode estar pouco elevada e a proteína C-reativa (PCR) geralmente normal.

As enzimas musculares como CK (creatinoquinase), LDH (lactato desidrogenase), aldolase, alanina aminotransferase (ALT/TGP) e aspartato aminotransferase (AST/TGO) estão aumentadas, mas não necessariamente todas ao mesmo tempo, sendo importante a dosagem de todas essas cinco enzimas musculares, tanto no diagnóstico quanto no curso da doença. É importante também não confundir a elevação de ALT e AST com alteração hepática![1,2]

Na avaliação dos autoanticorpos, o FAN/ANA (fator ou anticorpo antinuclear) está presente em 70% das crianças. Os anticorpos específicos de miosite (MAS) ocorrem exclusivamente em pacientes com miosite inflamatória, e os anticorpos associados à miosite (MAA) podem ser encontrados em outras doenças autoimunes e síndromes de superposição. Embora nem sempre disponíveis na prática clínica diária, podem ser úteis no acompanhamento das complicações, já que em alguns casos há uma associação clínica específica entre um determinado autoanticorpo e o fenótipo clínico (Quadro 1).[1,5-6]

**Quadro 1** Principais associações entre manifestações clínicas da DMJ e autoanticorpos

| Autoanticorpos | Frequência na DMJ | Clínica |
|---|---|---|
| **Autoanticorpos específicos de miosite (MAS)** | | |
| Anti-p155/140 (anti-TI1 gama – anticorpo antitranscrição intermediária do fator gama) | 18 a 30% | Alterações cutâneas clássicas, ulceração e fraqueza muscular intensa |
| Anti-MJ (antiXP2 – anticorpo antinuclear da matriz proteica 2) | 15% | Menor idade no início da doença, fraqueza muscular intensa e calcinose |
| Anti-MDA5 (anticorpo de diferenciação antimelanoma associado à proteína 5) | 6% | Ulceração cutânea, artrite e ILD |
| Anti-Mi2 (anticomplexo deacetilase de remodelação do nucleossomo) | 4 a 10% | Manifestações cutâneas, fraqueza intensa, disfagia e edema |
| Anti-SAE (enzima ativada modificadora da pequena ubiquitina) | 6% | Amiopática com manifestações cutâneas predominantes |
| Anti-Jo1 (anti-histidil t-RNA sintetase) | 2-5% | Fraqueza, síndrome antissintetase (ILD, Raynaud, artralgia, alteração cutânea e mão mecânica) |
| **Autoanticorpos associados à miosite (MAA)** | | |
| Anti-U1RNP (anti-U1 anticorpo antiproteína ribonucleica) | 3-8% DMJ e 25-40% associado a superposição | Idade mais tardia, menos fraqueza e também em pacientes com lúpus juvenil |
| Anti-Ro/AntiSSA (52 ou 60 Kd ribonucleoproteína – hYRNA) | 6% DMJ e 14 a 25% com superposição | Mau prognóstico funcional |
| Anti-PMSCL (anticomplexo multiproteína nucleolar) | 3-5% classificados com superposição (esclerodermia, doença mista do tecido conjuntivo, poliartrite) | Risco de ILD, artrite, Raynaud e calcinose |
| Anti-Ku (p70/p80 heterodímero, proteínas associadas ao DNA) | 9-19%, associado à superposição com doença mista do tecido conjuntivo | Artralgia, Raynaud, ILD e manifestações musculoesqueléticas |

Fonte: Adaptado de Rider et al., 2016.[1]

A ressonância magnética identifica o músculo afetado, ajudando a guiar o sítio para biópsia muscular e quantifica o grau de inflamação no acompanhamento da evolução da doença. Nos modos T2 e STIR identifica-se o edema simétrico e em T1 a cronicidade com infiltração gordurosa e atrofia muscular.[1-3]

O eletrocardiograma e ecocardiograma são realizados no diagnóstico e periodicamente, sobretudo nas crianças com alterações cutâneas persistentes. Os testes de função pulmonar e a tomografia computadorizada do tórax de alta resolução devem ser realizados no diagnóstico e no acompanhamento para detecção precoce de alterações pulmonares, as quais muitas vezes são assintomáticas. A densitometria óssea é importante na avaliação dos pacientes com doença ativa persistente em virtude da baixa mineralização óssea, ocasionada pelo tratamento e/ou grande imobilidade ocasionada pela própria doença. A capilaroscopia demonstra alterações características dos capilares em razão da vasculopatia (Figura 4). A biópsia muscular é de grande valor para o diagnóstico diferencial entre a polimiosite (quando não há o acometimento cutâneo característico da

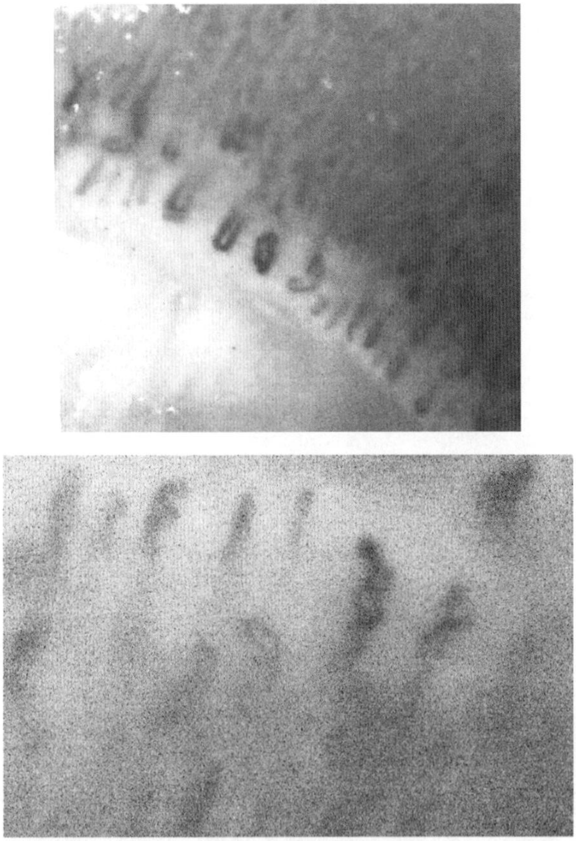

**Figura 4** Capilaroscopia (arquivo pessoal da autora).

dermatomiosite), doenças de superposição, miosite por corpúsculo de inclusão e miosite necrosante.[1,3-7]

É importante fazer o diagnóstico diferencial com outras formas de miosite inflamatória, como a polimiosite. Nesta não ocorre o exantema típico, e a fraqueza muscular pode ser mais intensa com maior risco de envolvimento cardíaco. A biópsia muscular é sempre necessária nesses casos.[1] A miosite com superposição preenche critérios de dermatomiosite e/ou polimiosite e mais outra doença autoimune, sendo comum a ILD, fenômeno de Raynaud, artrite, esclerodactilia e disfagia. A DMJ amiopática é rara (1%) e tem sido definida pela presença do exantema típico e ausência de fraqueza muscular por pelo menos seis meses do início dos sintomas.[1]

## TRATAMENTO

Até o momento, apenas dois estudos randomizados controlados incluíram pacientes com DMJ. O primeiro mostrou superioridade em eficácia e segurança, na DMJ inicial, com o uso de corticosteroides e metotrexato em relação ao uso de corticosteroide isolado ou associado à ciclosporina. O tratamento preconizado como primeira linha se inicia com pulsoterapia de metilprednisolona, seguidas de doses imunossupressoras de corticoide por via oral, que serão reduzidas gradativamente. O metotrexato é iniciado logo após a pulsoterapia.[8-9]

O tratamento de segunda linha, quando houver resposta inadequada ao tratamento de primeira linha, se faz com imunoglobulina humana intravenosa. A hidroxicloroquina é moderadamente eficaz no exantema.

O tratamento de terceira linha para os casos mais graves e refratários inclui outros imunossupressores como micofenolato de mofetila, azatioprina, ciclofosfamida e biológicos como o rituximabe ou o abatacepte. O segundo estudo randomizado controlado, embora não tenha atingido o objetivo primário, demonstrou que o rituximabe foi eficaz na redução do uso do corticosteroide na dermatomiosite de adultos e crianças.[1,8,9]

O tratamento das calcinoses é bastante desafiador e o tratamento eficaz ainda não foi estabelecido. No entanto, a instituição precoce do tratamento anti-inflamatório e imunossupressor constitui a melhor estratégia para a prevenção da calcinose. O uso experimental de bloqueadores dos canais de cálcio (diltiazem), warfarina, bisfosfonatos como o pamidronato intravenoso e biológicos anti-TNF têm sido descrito em relatos e séries de casos. A remoção cirúrgica das calcinoses extensas ou que impliquem limitação funcional pode ser necessária, mas não é curativa.

A hospitalização pode ser necessária nos casos graves de vasculite, disfagia e comprometimento da musculatura respiratória, em que a assistência ventilatória pode ser necessária.

A prevenção da osteoporose em crianças que utilizam corticosteroides deve incluir uma dieta rica em cálcio e a manutenção dos níveis adequados de vitamina D. Os fotoprotetores são essenciais, principalmente quando as alterações cutâneas são prevalentes, até pela piora ou reativação do quadro ocasionada pela exposição solar e muitas vezes poderá haver necessidade de tratamento tópico por curto prazo com corticosteroides ou imunossupressores (tacrolimo).

A fisioterapia motora, quando houver indicação para prevenir contraturas, bem como acompanhamento psicológico para a criança e familiares, mostraram-se eficazes quando comparados à ausência desses tratamentos.[1]

## PROGNÓSTICO

O curso da DMJ pode ser monocíclico (remissão total dentro de dois anos do diagnóstico), policíclico (recorrências após um período de remissão total) ou crônico contínuo (doença persistente por mais de dois anos). O curso da DMJ é favorável na maioria das vezes, pois menos de 10% terá algum tipo de limitação. O exantema pode persistir em 40% e a calcinose em cerca de 30 a 40% dos pacientes. A mortalidade é baixa e as principais causas estão relacionadas a insuficiência respiratória e a ulcerações do tubo digestivo.[1,10]

## DESAFIOS ATUAIS

A utilização sistemática das ferramentas métricas em todos os centros, estudos avaliando o desempenho dos novos critérios de classificação – incluindo os anticorpos específicos para miosite –, padronizações específicas da ressonância magnética para crianças, ensaios clínicos de casos refratários aos imunossupressores, além de registros nacionais e internacionais, permitirão uma visão mais aprofundada da doença, personalizando o prognóstico e o tratamento dos pacientes com DMJ.

## ORIENTAÇÕES AOS PAIS

Cada caso de DMJ é único, e o diagnóstico precoce e a adesão ao tratamento contribuem para seu êxito. Dentro do possível, deve-se estimular que a criança leve uma vida normal. As alterações iniciais mais comuns são manchas avermelhadas na pele e fraqueza nos braços e nas pernas. Inicialmente as lesões cutâneas podem simular doença alérgica e a fraqueza ser interpretada como desânimo e preguiça. Mas uma observação atenta mostra progressivamente dificuldade para subir escadas e levantar os braços para pentear os cabelos e pegar objetos no alto, falta de ar, engasgos e cansaço inexplicável. Caso seu filho (a) tenha algum desses sintomas, é recomendável procurar avaliação médica para realização de exames e iniciar o tratamento com medicação adequada para o sintoma apresentado.

## ✓ CONCLUSÃO

A DMJ pode ser reconhecida se o médico ficar atento às alterações cutâneas características, associadas ou não a uma fraqueza muscular proximal e simétrica. Os exames laboratoriais que incluem a elevação das enzimas musculares (devendo-se sempre aferir todas: CK, TGO, TGP, LDH, aldolase) e a inflamação muscular na ressonância magnética aparecem no início da doença e propiciam um diagnóstico precoce. Se a presunção diagnóstica for confirmada, o tratamento precoce levará a um prognóstico melhor, evitando as complicações/sequelas da doença, como contraturas, atrofias e deformidades.

## REFERÊNCIAS BIBLIOGRÁFICAS


1. Rider LG, Lindsay CN, Miller FN. Juvenile dermatomyositis. In: Petty RE, Laxer RM, Lindsley CB, Wedderburn LR. Textbook of Pediatric Rheumatology. 7.ed. Philadelphia: Elsevier, 2016. p.351-81.
2. Ravelli A, Trail L, Ferrari C, Ruperto N, Pistorio A, Pilkington C et al. Long-term outcome and prognostic factors of juvenile dermatomyositis: a multinational, multicenter study of 490 patients. Arthritis Care Res (Hoboken). 2010; 62(1):63-72.
3. Wu Q, Wedderburn LR, McCann LJ. Juvenile dermatomyositis: Latest advances, Best Pract Res Clin Rheumatol. 2017; 31(4):535-77.
4. Lundberg IE, Tjarnlund A, Bottai M, Werth VP, Pilkington C, de Visser M et al. 2017 European League Against Rheumatism/American College of Rheumatology classification criteria for adult and juvenile idiopathic inflammatory myopathies and their major subgroups. Ann Rheum Dis. 2017; 76(12):1955-64.
5. Tansley SL, Simou S, Shaddich G, Betteridge ZE, Almeida B, Gunawardena H et al. Autoantibodies in juvenile-onset myositis: Their diagnostic value and associated clinical phenotype in a large UK cohort. J Autoimmun. 2017; 84:55-64.
6. McHugh NJ, Tansley SL. Autoantibodies in myositis. Nat Rev Rheumatol. 2018; 14(5):290-302.
7. Enders FB, Bader-Meunier B, Baildam E, Constantin T, Dolezalova P, Feldman PM et al. Consensus-based recommendations for the management of juvenile dermatomyositis. Ann Rheum Dis. 2017; 76(2):329-400.
8. Ruperto N, Pistorio A, Oliveira S, Zulian F, Cuttica R, Ravelli A et al. Prednisone versus prednisone plus cyclosporine versus prednisone plus methotrexate in new-onset juvenile dermatomyositis: a randomized trial. Lancet. 2016; 387:671-8.
9. Varnier GC, Pilkington CA, Wedderburn LR. Juvenile dermatomyositis: novel treatment approaches and outcomes. Current Opin Rheumatol. 2018; 30(6):650-4.
10. Silvenberg JI, Kwa L, Kwa MC, Laumann AE, Ardalan K. Cardiovascular and cerebrovascular comorbities of juvenile dermatomyositis in US children: an analysis of the National Inpatient Sample. Rheumatology (Oxford). 2018; 57:694-702.

16

# ESCLERODERMIA

*Christianne Costa Diniz*

**OBJETIVOS**

- ✓ Descrever as características clínicas da esclerodermia.
- ✓ Descrever os aspectos epidemiológicos.
- ✓ Abordar o tratamento farmacológico da doença.

## INTRODUÇÃO

O termo esclerodermia significa pele endurecida e engloba algumas doenças que apresentam o espessamento cutâneo como a característica inicial e mais significativa. A classificação é ampla, subdividindo-se em esclerodermia sistêmica ou esclerose sistêmica (difusa e limitada), esclerodermia localizada, síndromes de superposição, pseudoesclerodermia e esclerodermia induzidas quimicamente, incluindo doença de enxerto *versus* hospedeiro. Neste capítulo abordaremos a esclerodermia sistêmica juvenil (ESJ) e a esclerodermia localizada juvenil (ELJ).

A ESJ é uma doença crônica grave, rara e multissistêmica. Há espessamento fibroso simétrico e endurecimento da pele, além de alterações fibróticas nos órgãos internos, como esôfago, intestino, coração, pulmões e rins. Apresenta-se em duas formas com base na extensão do envolvimento cutâneo: a esclerose sistêmica difusa, que acomete o tronco e as regiões distal e proximal dos membros; e a esclerose sistêmica limitada, caracterizada pelo acometimento distal dos membros sem acometimento do tronco, também denominada de síndrome CREST (calcinose, fenômeno de Raynaud, dismotilidade esofagiana, esclerodactilia e telangiectasia).

A ELJ é o tipo de esclerodermia mais comum na infância. O acometimento é localizado e afeta a pele, o tecido celular subcutâneo e, em alguns casos, atinge a musculatura adjacente e contiguamente ao osso.[1]

## ESCLERODERMIA SISTÊMICA JUVENIL (ESJ)

### Epidemiologia

Na Inglaterra e Irlanda, a incidência é de 0,27/milhão. Apenas três por cento de todos os casos de esclerodermia ocorrem em crianças. Não há diferença de incidência entre os sexos em crianças menores, mas nas crianças acima de 8 anos a razão é de 3 meninas:1 menino.[2]

### Fisiopatologia e etiologia

São três os fatores envolvidos na patogenia da doença: a ativação imune, o dano endotelial e a síntese excessiva de matriz extracelular com deposição de um colágeno estruturalmente normal. Ainda se questiona qual seria o evento inicial e como diferentes processos funcionariam como gatilho para amplificar e facilitar o desenvolvimento da fibrose e da vasculopatia na pele e nos órgãos acometidos pela doença.[1]

### Diagnóstico

Nos pacientes com início de doença até 16 anos, a ESJ é diagnosticada por critérios diagnósticos desenvolvidos em 2007 pelo Comitê Internacional de Esclerose Sistêmica Juvenil (Quadro 1).[3] A presença do critério maior – endurecimento da pele em região proximal das articulações metacarpofalangeanas e metatarsofalangeanas –, associado a pelo menos dois de outros vinte critérios são requeridos para o diagnóstico da ESJ.[1] Esses critérios de classificação apresentaram 90% de sensibilidade e 96% de especificidade.[1]

**Quadro 1** Critérios diagnósticos PRESS/ACR/EULAR/*Ad Hoc Commitee on Classification Criteria* para ESJ (2007)[3]

| | |
|---|---|
| Critério maior<br>Obrigatório | Esclerodermia – endurecimento da pele em região proximal das articulações metacarpofalangeanas e metatarsofalangeanas |
| Critérios menores<br>Pelo menos dois dos vinte critérios | Cutâneo<br>1. Esclerodactilia |
| | Vascular<br>2. Fenômeno de Raynaud<br>3. Anormalidades capilares<br>4. Úlceras digitais |
| | Gastrintestinais<br>5. Disfagia<br>6. Refluxo gastresofágico |
| | Renais<br>7. Crise renal<br>8. Hipertensão arterial de início recente |
| | Cardíacos<br>9. Arritmias<br>10. Insuficiência cardíaca |
| | Respiratórios<br>11. Fibrose pulmonar (raio X ou tomografia de tórax de alta resolução)<br>12. Alteração da prova de difusão de monóxido de carbono<br>13. Hipertensão arterial pulmonar |
| | Musculoesqueléticos<br>14. Atrito por fricção do tendão (ranger do couro)<br>15. Artrite<br>16. Miosite |
| | Neurológico<br>17. Neuropatia<br>18. Síndrome do túnel do carpo |
| | Sorológico<br>19. ANA/FAN (anticorpo antinuclear)<br>20. Anticorpos relacionados à esclerodermia sistêmica difusa (*Scl-70, anticentrômero, anti-RNA polimerase I e II, etc.) |

* ou anticorpo antitopoisomerase I.
Fonte: Zulian et al., 2007.[3]

## Quadro clínico

O início é insidioso, geralmente com intervalo prolongado entre o surgimento dos sintomas e o diagnóstico. O fenômeno de Raynaud (FR) geralmente é a manifestação inicial e pode preceder em anos as lesões cutâneas. Está presente entre 70 e 90% casos (Figura 1). As anormalidades capilares periungueais são frequentes, porém as telangiectasias são mais raras em crianças. As úlceras cutâneas secundárias às anormalidades vasculares são mais frequentes nas extremidades (Figura 2).

O espessamento cutâneo característico com perda da elasticidade da pele é descrito em cerca de 60% dos casos e segue uma sequência de acometimentos:

1. Edema: fase assintomática, dura semanas ou meses.
2. Fibrose e edema: dura de 3 a 5 anos, resultando em espessamento e contraturas da pele dos dedos das mãos, pés, antebraços, pernas e face, em virtude da perda da elasticidade da pele. A face se torna característica, sem pregas, nariz afilado e microstomia com dificuldade de abrir ou fechar a boca.
3. Atrofia: a pele se torna brilhante com hiper ou hipopigmentação, com persistência na evolução da doença.[1]

As calcinoses periarticulares ou subcutâneas (Figura 3) ocorrem em 20% dos casos, correspondendo a depósitos de sais de cálcio, pequenos ou grandes, que causam limitação de movimento, muitas vezes com necessidade de exérese. Os sintomas musculoesqueléticos, presentes em cerca de 30% das crianças, consistem em artralgia, fraqueza muscular e artrite.

A perda ponderal ocorre em 18% dos casos e os sintomas gastrintestinais ocorrem secundariamente ao envolvimento esofágico nos seus dois terços distais, resultando em refluxo gastresofágico. Disfagia é descrita em 10%. Geralmente esses sintomas não são relatados de forma espontânea, daí a importância da anamnese dirigida.

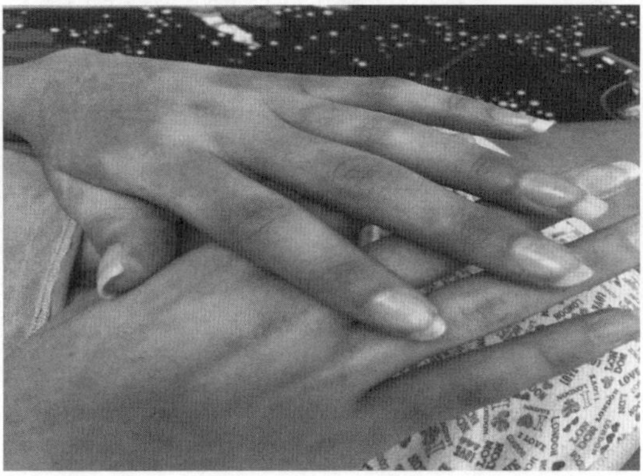

**Figura 1** Fenômeno de Raynaud (arquivo pessoal da autora).

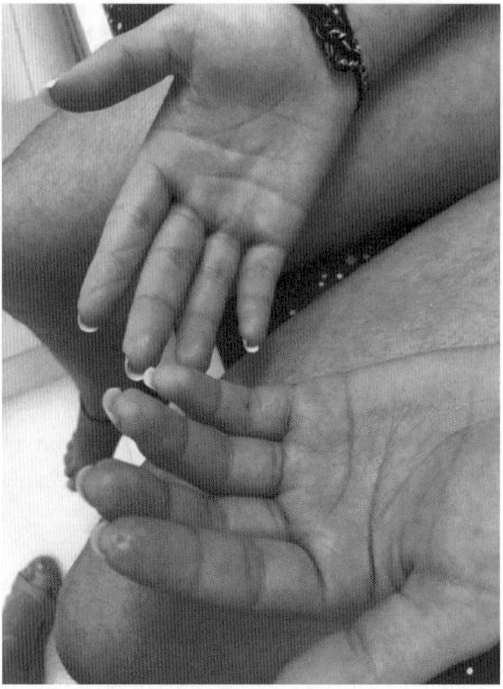

**Figura 2** Úlcera digital (arquivo pessoal da autora).

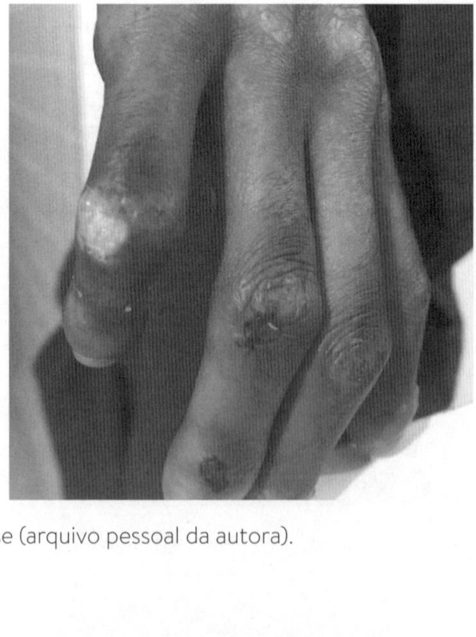

**Figura 3** Calcinose (arquivo pessoal da autora).

O envolvimento pulmonar é frequentemente assintomático no início e inclui tosse seca e dispneia, em 10% dos casos. Doença intersticial pulmonar (DIP) é descrita em 30 a 50% das crianças, enquanto a fibrose pulmonar é rara. Hipertensão arterial pulmonar (HAP) é o quadro mais grave e de mau prognóstico.[1,2]

Os sintomas cardiovasculares são incomuns (palpitações, dispneia aos esforços, desconforto precordial), entretanto, constituem a principal causa de óbito em crianças com ESJ. A fibrose cardíaca leva a defeitos de condução, arritmias e disfunção ventricular. A cardiomiopatia é rara e requer terapia agressiva imediata. A pericardite é mais frequente, mas geralmente sem repercussão hemodinâmica. A HAP causada pela doença vascular pulmonar pode levar a dano miocárdico e falência cardíaca direita.

Os sintomas renais são infrequentes na criança e a crise renal é caracterizada por hipertensão arterial maligna, perda progressiva da função renal e proteinúria. Foi descrito que 50% dos adultos com esclerodermia sistêmica desenvolvem a crise renal no primeiro ano de doença. A microangiopatia trombótica ocorre em 43% dos pacientes com crise renal e é definida como anemia hemolítica microangiopática com trombocitopenia moderada. São preditores da crise renal: evolução de até quatro anos de doença, esclerose cutânea difusa e progressiva, anemia recente, um novo evento cardíaco, presença de anticorpos anti-RNA polimerase III e uso de prednisona em doses superiores a 15-20 mg por dia.[1,4,5]

O acometimento do sistema nervoso central, quando ocorre, geralmente é secundário ao envolvimento renal, cardiovascular ou pulmonar. A alteração mais relatada é o envolvimento sensorial do ramo do trigêmeo. Neuropatias periféricas são incomuns.

## Laboratório

Anemia de doença crônica pode estar presente em 25% dos pacientes, assim como anemia macrocítica por má absorção de vitamina B12 ou folato. Pode haver eosinofilia em 15% dos casos.

Os reagentes de fase aguda (velocidade de hemossedimentação – VHS e proteína C reativa – PCR) não costumam estar elevados. Pode haver elevação da creatinoquinase (CK) quando há envolvimento muscular.[1]

Os anticorpos antinucleares (FAN/ANA) estão presentes em 80% dos casos com padrão nucleolar pontilhado e centromérico. O anticorpo anti-Scl-70 (ou antitopoisomerase I) está associado à esclerose sistêmica difusa, enquanto o anticentrômero ao tipo limitado da ESJ, que é ainda mais rara na infância. Os anticorpos anti-Pm-Slc, anti-U1-RNP e anti-U3-RNP também podem ser positivos nos casos de síndrome de superposição.[1] O anticorpo anti Th/To (anticorpos direcionados contra as proteínas nucleolares envolvidas no processamento de RNA) é disponível somente em pesquisas clínicas e está associado à esclerose sistêmica limitada, à doença intersticial e à HAP.[5,6] O anti-RNA polimerase III é infrequente na infância. O fator reumatoide se encontra positivo em 22% dos casos.[1,5,6]

## Imagem e outros exames

- Capilaroscopia: mostra alterações típicas, como a perda de capilares ao lado de alças dilatadas e tortuosas.
- Cintilografia de esôfago/esofagograma/endoscopia, manometria/pHmetria: demonstram disfunção do esôfago distal.
- Radiografia de tórax, tomografia computadorizada de alta resolução, testes de função pulmonar/capacidade de difusão do CO: detectam a doença intersticial pulmonar.
- Ecocardiograma bidimensional: avaliação cardíaca e da pressão estimada da artéria pulmonar.[1]

## Diagnóstico diferencial

As doenças que podem cursar com esclerose cutânea ou fenômeno de Raynaud, como: síndromes de superposição, doença mista do tecido conjuntivo, fasciíte eosinofílica, fenilcetonúria com lesões esclerodérmicas, progéria, síndrome de Werner, pseudoesclerodermias.[1]

## Tratamento

O cuidado com a pele é essencial, com proteção das extremidades com luvas e meias, sobretudo nos dias frios, hidratantes e emolientes, exercícios para manter a capacidade funcional, suporte psicológico, educação do paciente e familiares sobre a doença.[1,7]

O tratamento farmacológico é realizado com medicamentos modificadores do curso da doença (MMCD), na tentativa de controlar a doença com os imunomoduladores e drogas antifibróticas, mas até o momento nenhum fármaco se mostrou eficaz o suficiente para tratar a doença.[1,7] Os medicamentos utilizados são direcionados para o tratamento do processo de fibrose e para suas complicações. Os corticosteroides (a dose deve ser a menor efetiva pelo tempo mais curto possível, geralmente 0,3 a 0,5 mg/kg/dia via oral por 3 meses) combinados com o metotrexato (15 mg/m$^2$/semana por via subcutânea) são indicados para as manifestações cutâneas e musculoesqueléticas. Nas complicações cardíacas e alveolite está indicado a ciclofosfamida ou micofenolato de mofetila. Agentes vasodilatadores, especialmente a nifedipina, são usados na vasculopatia digital (FR e ulcerações digitais). Outros como sildenafila e bosentana (receptor antagonista da endotelina) podem ser usados nos casos graves e refratários de vasculopatia e na HAP. Os inibidores da enzima conversora de angiotensina nos casos de acometimento renal e hipertensão maligna. No acometimento gastrintestinal podem ser necessários os medicamentos inibidores de bomba de prótons, pró-cinéticos e manuseio da síndrome disabsortiva e hipercrescimento microbiano.[1,7]

Algumas terapias experimentais vêm sendo usadas em adultos: imatinibe, rituximabe, tocilizumabe e abatacepte. Desses, apenas o uso do rituximabe foi relatado em crianças. Riociguat e selexipag estão sendo usados para HAP em adultos. Transplante autólogo de medula pode ser recomendado para alguns casos, seguindo um protocolo para elegibilidade.[1,7]

### Prognóstico

O grau de disfunção do órgão envolvido se associa ao pior ou melhor prognóstico. Em crianças, a sobrevida em 5 anos é superior a 90%. Os óbitos são decorrentes de insuficiência cardíaca, insuficiência renal e sepse.[1,4]

## ESCLERODERMIA LOCALIZADA JUVENIL (ELJ)

### Epidemiologia

Esse subtipo é 10 vezes mais comum que a ESJ. Sua incidência estimada é de 0,34-2,7 casos por 100.000/ano. É mais prevalente em caucasianos. A maioria das crianças desenvolve a doença na primeira década de vida. A idade média varia de 6,4 a 10,5 anos e já foi descrita em 6 neonatos. É mais comum em meninas, relação feminino:masculino = 1,7-3.7:1, e ocorre em todas as etnias.[8-10]

### Etiologia

Ambas as formas de esclerodermia (sistêmica e localizada) compartilham os mesmos fatores: autoimunidade, dano vascular e função anormal dos fibroblastos na regulação e produção do colágeno. A inflamação na pele e no tecido celular subcutâneo é o gatilho para a fibrose e poderia ser decorrente de causas como medicamentos, toxinas ambientais, trauma ou infecções.[9]

### Diagnóstico

As formas de ELJ são distinguidas pela distribuição das lesões de pele e por outros fatores associados. Elas são divididas em cinco subtipos: morfeia circunscrita, morfeia generalizada, esclerodermia linear, morfeia pan-esclerótica e um subtipo misto que combina dois ou mais subtipos, como mostrado no Quadro 2.

## Quadro clínico

As manifestações clínicas variam com os tipos de ELJ listados no Quadro 2.[11]

A esclerodermia linear é mais frequente nos membros – geralmente unilateral –, e tronco, ocorrendo também na face. Nos membros e tronco ocorre atrofia de partes moles, músculo, periósteo, osso e, às vezes, da sinóvia. As complicações desse subtipo são: desfiguração com defeitos do crescimento no membro, deformidades em varo ou valgo em virtude da discrepância entre os membros, contraturas musculares (Figura 4), dedos "em martelo" nos pés e mãos "de palhaço", se houver o raro envolvimento dos dedos.[9,11,12]

As lesões lineares da face e do couro cabeludo são chamadas de lesões em "golpe de sabre" (Figura 5).

**Quadro 2** Classificação da ELJ

| Grupo | Subtipo | Descrição |
|---|---|---|
| Morfeia circunscrita | Superficial | Áreas circunscritas ovaladas ou redondas de enduração limitadas à derme e epiderme, geralmente com alteração de pigmentação ou coloração violácea, com halo eritematoso. Podem ser únicas ou múltiplas |
| | Profunda | Enduração profunda ovalada ou redonda, envolvendo o tecido subcutâneo, estendendo-se à fáscia; e pode envolver o músculo subjacente. Pode ser única ou múltipla. Muitas vezes o envolvimento primário se dá no tecido subcutâneo, sem o envolvimento da pele. |
| Esclerodermia linear | Tronco e membros | Enduração linear envolvendo a derme, tecido subcutâneo, músculo, osso, afetando o tronco e os membros |
| | Cabeça | Enduração linear que afeta a face, o couro cabeludo e, às vezes, a musculatura e o osso subjacente. *En coup* de sabre (em golpe de sabre) é o nome dado |
| | | Parry Romberg ou atrofia facial progressiva em um lado da face. Pode envolver a derme, o tecido subcutâneo, músculo e osso. A pele é móvel |
| Morfeia generalizada | | Enduração da pele que se inicia como placas individuais (4 ou mais e maiores que 4 cm) e se tornam confluentes, envolvem pelo menos 2 dos 7 sítios anatômicos (cabeça-pescoço, extremidade superior direita, extremidade inferior direita, extremidade inferior esquerda, extremidade superior esquerda, tronco anterior, tronco posterior) |
| Morfeia pan-esclerótica | | Envolvimento circunferencial do (s) membro (s) envolvendo a pele, o tecido subcutâneo, o músculo e o osso. A lesão pode também envolver outras áreas do corpo, mas sem envolvimento visceral |

Fonte: Laxer RM, Zulian F, 2006.[11]

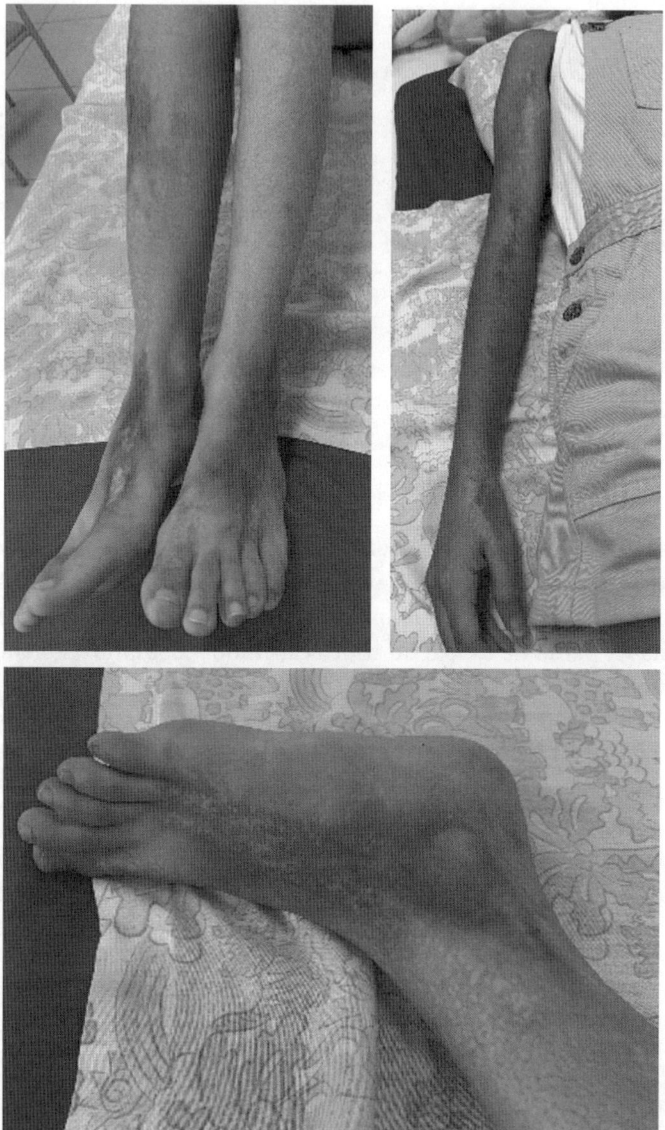

**Figura 4** ELJ linear em braço, perna e pés (arquivo pessoal da autora).

A atrofia hemifacial progressiva, chamada síndrome de Parry-Romberg, é uma forma de esclerodermia linear da cabeça que pode ocorrer sem a lesão cutânea em golpe de sabre. A característica dessa apresentação é a variedade de

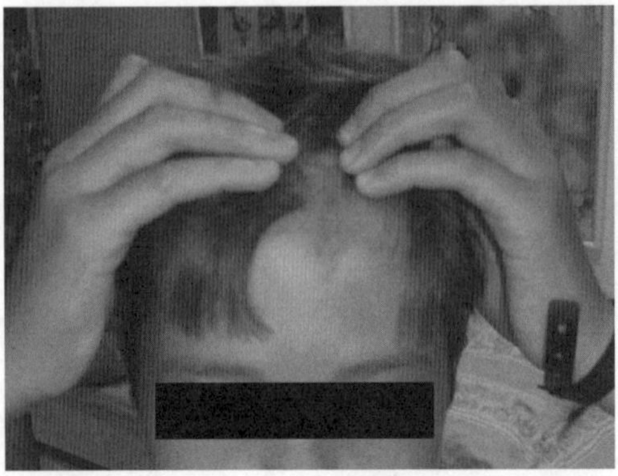

**Figura 5** Lesão em "golpe de sabre" (arquivo pessoal da autora).

graus de atrofia abaixo da fronte, afetando a gordura do tecido subcutâneo, a musculatura e o osso subjacente, com pouca ou nenhuma alteração da derme e epiderme. Essas lesões podem causar uma assimetria facial grave e desfigurante.[9,13]

Pode haver perda de cabelo do couro cabeludo e dos cílios. Quando há envolvimento perioral, este pode se estender à cavidade oral, causando vários problemas dentários como: perda da primeira dentição, atraso de erupção ou anormalidades dos dentes permanentes, falta de crescimento ósseo, má oclusão e envolvimento da articulação temporomandibular.[8,13] Anormalidades vasculares cerebrais e algumas lesões oculares (uveíte, episclerite) já foram descritas, refletindo a extensão do mesmo processo inflamatório no cérebro e na órbita. As anormalidades em exames de neuroimagem são comuns, embora nem sempre associadas com manifestações clínicas neurológicas (convulsões, geralmente parciais; cefaleia e paralisia facial).

A esclerodermia linear de face pode vir acompanhada de outros subtipos de ELJ.[9,11-13]

A morfeia circunscrita é a forma mais benigna. As lesões ocorrem em placas arredondadas ou ovaladas confinadas à derme. São isoladas, múltiplas, adjacentes ou dispersas, de coloração semelhante a cera ou marfim no centro, com halo violáceo ao redor.[9,11,12] (Figuras 6 e 7).

Os subtipos de morfeia circunscrita são: *guttata* (em gota), a mais rara; queloide (morfeia nodular); morfeia profunda (pode envolver o tecido subcutâneo e se estender para a fáscia e músculos); atrofodermia de Pasini e Pierini (geralmente no tronco) e subcutânea (o sítio primário é o subcutâneo, sem envolver a pele).

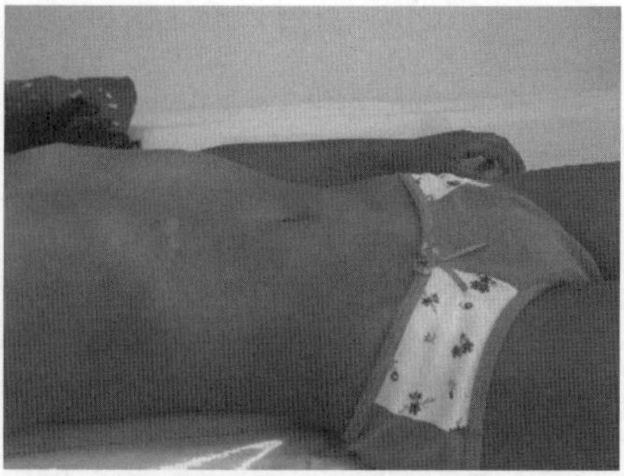

**Figura 6** Morfeia circunscrita (arquivo pessoal da autora).

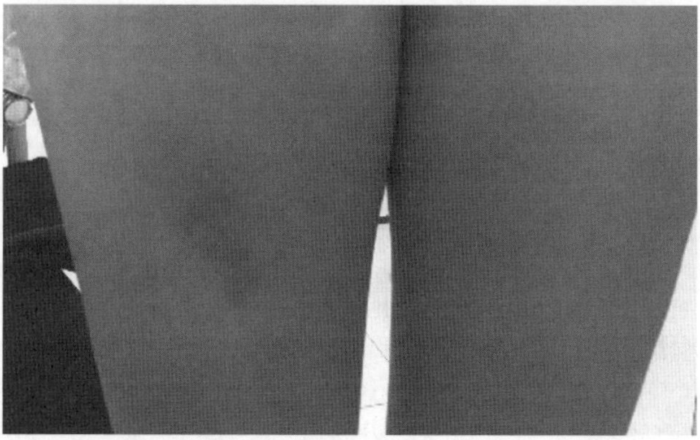

**Figura 7** Morfeia profunda (arquivo pessoal da autora).

Na morfeia generalizada, o surgimento das lesões é mais rápido (meses) com maior grau de inflamação, causando contraturas, desfiguração, limitação de movimentos e até ulcerações.

A morfeia pan-esclerótica é a forma menos frequente, porém a mais debilitante. Existem relatos de carcinoma escamoso em crianças com esse tipo de morfeia. Outros estudos demonstram que há um processo inflamatório eosinofílico importante, sugerindo que esse tipo poderia representar uma fasciíte eosinofílica mais grave.[9,11,12]

A morfeia mista é uma denominação usada quando há combinação de duas ou mais formas (Figura 8).

As manifestações extracutâneas ocorrem em 20% das crianças com ELJ. A artrite (47%) representa um quinto dessas manifestações, principalmente na forma linear. Muitas vezes não há relação com o local anatômico da lesão cutânea e é

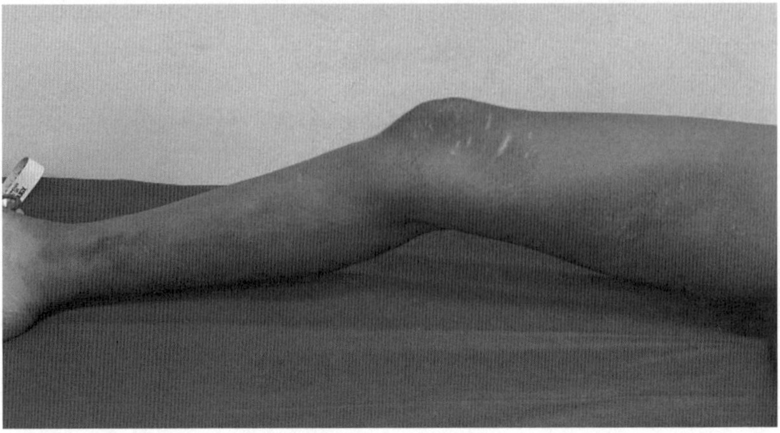

**Figura 8** Morfeia mista – superficial e linear (arquivo pessoal da autora).

frequente a associação com a positividade do fator reumatoide (FR), autoanticorpos e elevação das provas de atividade inflamatória (VHS e PCR). Outras manifestações extracutâneas menos comuns podem ocorrer: manifestações neurológicas – 17% (convulsões, cefaleias e enxaquecas); manifestações vasculares – 9% (exantema vascular, trombose de veia profunda); manifestações oculares – 8% (uveíte, anormalidades palpebrais, alteração de refração, episclerite, estrabismo paralítico, pseudopapiledema); sintomas gastrintestinais – 6% (refluxo gastresofágico); manifestações pulmonares – 3% (doença restritiva pulmonar); manifestações cardíacas – 1% (pericardite e arritmia); manifestações renais – 1% (nefrite).[9,11,12]

## Laboratório

O diagnóstico da ELJ não depende de testes laboratoriais. Os exames de rotina como hemograma, bioquímica, escórias nitrogenadas e sedimento urinário são normais.

Elevação da VHS, PCR e positividade do FR e FAN/ANA são mais frequentes quando existem as manifestações extracutâneas.[9,12] Os anticorpos FAN/ANA estão presentes em 4 a 55% dos pacientes. Em um grande estudo retrospectivo, 42% apresentavam anticorpo antinuclear e 4.2% anti-DNA. O anticentrômero e o antitopoisomerase I foram mais raros, com 1,7% e 3,2% respectivamente.[9,14]

## Outros exames

- Termografia infravermelha: bastante sensível e detecta lesões ativas por meio da diferença de temperatura.

- Fluxometria com *laser* Doppler: não invasiva, avalia a microcirculação cutânea, diferenciando as lesões ativas das atróficas.
- Ressonância magnética: útil para avaliar o comprometimento neurológico e ocular e, nos membros, para avaliar a extensão do comprometimento da lesão.
- Escore computadorizado de pele: permite a mensuração de uma única lesão e sua evolução. A lesão é demarcada nas suas bordas por um filme transparente e transferida ao computador como imagem escaneada. As dimensões são convertidas nos escores.
- Ultrassonografia: para avaliar e monitorizar atividade da doença.
- Biópsia cutânea: indicada nos casos de dúvida diagnóstica.[9]

## Diagnóstico

O diagnóstico é essencialmente clínico, mediante observação da apresentação da(s) lesão(ões), porém a biópsia de pele pode confirmar o diagnóstico quando houver dúvida.[9,11]

## Diagnóstico diferencial

Embora as lesões da ELJ sejam bem distintas, algumas doenças podem ter lesões similares, como a doença do enxerto *versus* hospedeiro, fenilcetonúria, lipodistrofia, paniculite do lúpus, fasciíte eosinofílica e líquen escleroatrófico.[9]

## Tratamento

Inclui as medidas não farmacológicas como o uso de órteses, fisioterapia, massagem e alongamento para evitar as contraturas e diminuir a limitação de movimento.

### Terapia farmacológica

Na morfeia circunscrita está indicada a terapia tópica com hidratantes, corticoide tópico ou calcipotrieno. Tacrolimo e imiquimode tópicos são utilizados experimentalmente com resultados favoráveis.

O tratamento deve ser individualizado e os casos mais graves requerem tratamento sistêmico.

As lesões mais graves de morfeia generalizada, morfeia pan-esclerótica, esclerodermia linear e fasciíte eosinofílica devem ser tratados mais agressivamente. O corticoide pode ser utilizado pela via oral (0,5 a 1 mg/dia de prednisona) após pulso de metilprednisolona via endovenosa (20 a 30 mg/kg/dia em 3 dias consecutivos), repetindo-o mensalmente. O metotrexato é associado ao corticoide em doses semanais de até 15 mg/m$^2$ via subcutânea. Nos casos refratários, o micofenolato de mofetila pode ser utilizado.[9,15]

A fototerapia com luz ultravioleta, com ou sem associação com psoraleno (PUVA) pode ser utilizada e pode conferir melhora no espessamento da pele.

Não existem estudos clínicos publicados sobre a utilização de biológicos ou de combinação de drogas. No entanto, há relatos de casos em pacientes refratários do uso de rituximabe, anti-TNF, inibidores de IL-6, tacrolimo e ciclofosfamida.

A reconstrução cirúrgica pode ser necessária em alguns casos, mas apenas quando a doença estiver inativa, e no intuito de restaurar a qualidade de vida dos adolescentes.[9,15]

### Prognóstico

Vai depender do tipo e da extensão da lesão. O maior problema em pacientes não tratados é a morbidade resultante da atrofia da pele, músculo ou osso, o que corrobora a necessidade de tratamento diferenciado inicial para determinados tipos.[9,16]

## DESAFIOS ATUAIS

A finalização de alguns estudos sobre o efeito de drogas antifibróticas e drogas que atuem na doença intersticial pulmonar e na hipertensão pulmonar será promissora para o arsenal terapêutico da esclerodermia sistêmica juvenil (ESJ), assim como os resultados de mais estudos advindos dos registros internacionais da doença facilitarão o entendimento da evolução dessas doenças raras, com muitas incógnitas a serem desvendadas.

## ORIENTAÇÃO AOS PAIS

O aparecimento de "manchas" no corpo deve ser um alerta para a procura de atendimento médico precocemente. Algumas dessas alterações podem significar doenças que devem ser diagnosticadas e tratadas por especialistas visando à diminuição de deformidades e envolvimento de órgãos internos. Procure sempre esclarecer suas dúvidas com seu médico assistente e aderir ao tratamento instituído.

## ✓ CONCLUSÃO

A ESJ e a ELJ são doenças bastante raras, por esse motivo os estudos em crianças ainda são dependentes da experiência em adultos. Alguns medicamentos para o tratamento ainda não foram estudados na população infantil. Seu manejo requer um centro terciário, contando com ajuda de múltiplas especialidades.

## REFERÊNCIAS BIBLIOGRÁFICAS


1. Zulian F. Systemic sclerodermas. In: Petty RE, Laxer RM, Lindsley CB, Wedderburn LR (eds.). Textbook of Pediatric Rheumatology. 7.ed. Philadelphia: Elsevier, 2016. p.384-405.
2. Herrick AL, Ennis H, Bhushan M, Silma AJ, Baildam EM. Incidence of childhood linear scleroderma and systemic sclerosis in the UK and Ireland. Arthritis Care Res (Hoboken). 2010; 62:213-18.
3. Zulian F, Woo P, Athreya BH, Laxer RM, Medgsger TA, Lehman TJ et al. The Pediatric Rheumatology European Society/American College of Rheumatology/European League against Rheumatism provisional classification criteria for juvenile systemic sclerosis. Arthritis Rheum. 2007; 57(2):203-12.
4. Foeldvari I, Zhavania M, Birdi N, Cuttica RJ, de Oliveira SH, Dent PB et al. Favourable outcome in 135 children with juvenile systemic sclerosis: results of a multi-national survey. Rheumatology (Oxford). 2000; 39(5):556-9.
5. Martini G, Foeldvari I, Russo R, Cuttica R, Eberhard A, Ravelli A et al. Systemic sclerosis in childhood: clinical and immunologic features of 153 patients in an international database. Arthritis Rheum. 2006; 54(12):3971-8.
6. Mahler M, Satoh M, Hudson M, Baron M, Chan JY, Chan EK et al. Autoantibodies to the Rpp25 component of the To/Th complex are the most common antibodies in patients with ES systemic sclerosis without antibodies detectable by widely available commercial tests. J Rheum. 2014; 41:1334-43.
7. Kowal-Bielecka O, Fransen J, Avouac J, Becker M, Kulak A, Allanore Y et al. Update of EULAR recommendations for the treatment of systemic sclerosis: a report from the EULAR Scleroderma Trials and Research group (EUSTAR). Ann Rheum Dis. 2017; 78(8):1327-39.
8. Zulian F, Athreya BH, Laxer R, Nelson AM, de Oliveira SK, Punaro MG et al. Juvenile localized scleroderma: clinical and epidemiological features in 750 children. An international study. Rheumatology (Oxford). 2006; 45(5):614-20.
9. Li SC, Pope E. Localized scleroderma. In: Petty R, Laxer R, Lindsley C, Wedderburn L. Textbook of Pediatric Rheumatology. 7.ed. Philadelphia: Elservier Saunders, 2016. p.406-17.
10. Zulian F, Vallongo C, de Oliveira SKF, Punaro MG, Ros J Mazur-Zuelinska H et al. Congenital localized scleroderma. J Pediatr. 2006; 149(6):248-51.
11. Laxer RM, Zulian F. Localized scleroderma. Curr Opin Rheumatol. 2006; 18(6):606-13.
12. Zulian F, Vallongo C, Woo P, Russo R, Ruperto N, Harper J et al. Localized scleroderma in childhood is not just a skin disease. Arthritis Rheum. 2005; 52(9):2873-81.
13. Tolkachjov SN, Patel NG, Tollefson MM. Progressive hemifacial atrophy: a review. Orphanet J Rare Dis. 2015; 10:39.
14. Falanga V, Medsger TA Jr, Reichlin M. Antinuclear and anti-single-stranded DNA antibodies in morphea and generalized morphea. Arch Dermatol. 1987; 123(3):350-3.
15. Li SC, Torok KS, Pope E, Dedeoglu F, Hong S, Jacobe HT et al. Localized Scleroderma Workgroup. Development of consensus treatment plans for juvenile localized scleroderma: a roadmap toward comparative effectiveness studies in juvenile localized scleroderma. Arthritis Care Res (Hoboken). 2012; 64(8):1175-85.
16. Piram M, McCuaig CC, Saint-Cyr C, Marcoux D, Hatami A, Haddad E et al. Short and long-term outcome of linear morphoea in children. Br J Dermatol. 2013; 169(6):1265-71.

# 17

# DOENÇA MISTA DO TECIDO CONJUNTIVO

*Adriana Rodrigues Fonseca*
*Flavio Roberto Sztajnbok*

**OBJETIVOS**

- ✓ Conceituar a doença mista do tecido conjuntivo.
- ✓ Caracterizar as manifestações clínicas iniciais e evolutivas, além dos achados laboratoriais.
- ✓ Descrever o tratamento.

## INTRODUÇÃO

A doença mista do tecido conjuntivo (DMTC) é uma complexa doença de superposição, com características de diferentes doenças autoimunes do tecido conjuntivo – artrite idiopática juvenil (AIJ), esclerose sistêmica (ES), dermatomiosite/polimiosite (DM/PM) e lúpus eritematoso sistêmico (LES), concomitante à presença de altos títulos do anticorpo anti-ribonucleoproteína (RNP).[1]

A DMTC é uma doença com grandes variações interindividuais nas suas características clínicas, respostas à terapia e desfechos.[2-6]

## ASPECTOS EPIDEMIOLÓGICOS

A DMTC ocorre mais frequentemente a partir da segunda década de vida, e a DMTC de início na infância e adolescência representa cerca de 10-20% de todos os casos.[1] A idade média de início gira em torno de 11 anos, variando de 2 a 16 anos. A razão entre os gêneros feminino: masculino é de cerca de 6:1.[1] Apesar do número cada vez maior de casos descritos, ainda é considerada uma doença rara, correspondendo a 0,1 a 0,6% das doenças reumatológicas pediátricas.[7-10]

## FISIOPATOLOGIA

O cenário geral para o desenvolvimento de uma doença autoimune do tecido conjuntivo, no qual um indivíduo com predisposição genética, exposto a fatores de risco ambientais, desenvolve ativação imune sistêmica crônica, também é relevante para a DMTC.[2-6] Estudos genéticos recentes confirmaram um perfil imunogenético próprio da DMTC, caracterizado pela elevada frequência de HLA-DR4 e DR2, não tendo sido encontrada nenhuma associação com haplótipos de MHC associados com LES (HLA-DR3) ou esclerodermia (HLA-DR5).[6]

O anticorpo anti-RNP está presente em diversas doenças autoimunes do tecido conjuntivo, mas na DMTC está presente em títulos muito altos, mesmo nas fases de remissão ou de inatividade da doença.[1-6] O papel dos anticorpos anti-RNP na patogênese da DMTC não é conhecido na sua totalidade, mas dados recentes reforçam que sua produção pode ser geneticamente determinada e que podem ser patogênicos por dois diferentes mecanismos de ação. Um deles é pela ligação e ativação das células endoteliais, possivelmente explicando a patogenia do fenômeno de Raynaud, mãos edemaciadas, esclerose cutânea, hipertensão pulmonar e dismotilidade esofágica. O outro mecanismo seria pela formação de complexos imunes que podem ativar o complemento, induzindo a miopatia, a artrite e, talvez, a doença pulmonar intersticial.[6]

A DMTC apresenta menos fibrose e menor comprometimento da microvasculatura quando comparada à esclerodermia. Em relação aos achados histopatológicos, verifica-se proliferação das camadas íntima e média de grandes e médios vasos, infiltrado linfoplasmocitário, com componente de fibrose intersticial mínimo ou ausente. Essas alterações podem estar presentes por vários anos antes da sua expressão clínica de hipertensão arterial e pulmonar, infartos ou hemorragias. A presença de alterações inflamatórias no miocárdio e vasos coronarianos é mais frequente em crianças que em adultos, justificando a maior prevalência de acometimento cardiovascular nessa faixa etária.[7-10] A descrição dessas alterações é util para o entendimento das manifestações clínicas da doença e reforça, pelas importantes diferenças em relação ao LES e ES, a singularidade da DMTC como entidade própria.[3-4]

## QUADRO CLÍNICO

A grande maioria das publicações sobre DMTC, sobretudo na infância e adolescência, consiste em relatos de casos e pequenas séries de casos, adotando diferentes critérios de classificação e com períodos variáveis de seguimento, resultando em variações nas manifestações clínicas, nos achados laboratoriais e nos desfechos relatados.[7-10]

As manifestações clínicas da DMTC são uma combinação de sinais e sintomas de diferentes doenças reumatológicas, como o LES, a ES, a DM/PM, a AIJ e a síndrome de Sjögren, apresentando-se em geral de forma insidiosa e raramente concomitante. Na DMTC de início juvenil, o quadro clínico inicial caracteriza-se, habitualmente, por sintomas gerais e inespecíficos, fenômeno de Raynaud, artrite, edema de mãos, miosite e alterações cutâneas do LES e da DM/PM.[1] As principais manifestações clínicas da DMTC, são:

- Gerais: febre, fadiga, mal-estar, emagrecimento, linfonodomegalia.[1]
- Musculoesqueléticas: artralgia e artrite (uma das manifestações iniciais mais frequentes, geralmente aguda, porém pode evoluir com cronicidade, erosões e deformidades em até 30% dos casos), mialgia, fraqueza muscular proximal e simétrica de gravidade variável, necrose avascular e osteoporose (geralmente secundárias à corticoterapia). Há descrição de formas focais de miosite, envolvimento de musculatura diafragmática e do músculo estriado do esôfago.[1,7-10]
- Mucocutâneas: fenômeno de Raynaud (80-90%), edema de mãos e pés (mãos “suculentas”), exantema malar, fotossensibilidade, alopecia, úlceras orais, lúpus discoide, heliótropo, pápulas de Gottron, telangiectasias, nódulos subcutâneos, hiperemia palmoplantar, calcinoses, esclerose cutânea, morfeia, vasculite de polpa digital com ulcerações, esclerodactilia.[1,7-10]
- Trato digestivo (20-40%): disfagia, dismotilidade esofágica (mais frequentemente nos dois terços inferiores, como na esclerodermia), refluxo gastresofagiano, dispepsia, íleo adinâmico, pseudo-obstrução intestinal, pancreatite, divertículos intestinais, e atrofia da mucosa do trato digestivo de um modo geral, contribuindo para o surgimento de síndrome disabsortiva e desnutrição.[1,7-10]
- Aparelho cardiovascular (14-16%): miocardite, pericardite, endocardite, distúrbios de condução, insuficiência cardíaca direita em virtude do acometimento intersticial pulmonar.[1,7-10]
- Aparelho respiratório (5-45%): pleurite, distúrbios restritivos e de difusão de monóxido de carbono, hipertensão pulmonar, fibrose pulmonar. A maioria dos pacientes com disfunção pulmonar é assintomática nos estágios iniciais, e essas manifestações se estabelecem lentamente durante a evolução.[1,7-10]
- Aparelho geniturinário (5-25%): mais prevalente do que originalmente descrito, podendo se manifestar com proteinúria, cilindrúria, hematúria, ou

mesmo síndrome nefrótica com hipocomplementemia. A crise hipertensiva renovascular, semelhante à da esclerodermia, é rara.[1,7-10]

- Sistema nervoso central (10-25%): cefaleia, convulsão, meningite asséptica, acidente vascular cerebral.

Em uma das mais longas séries de casos de DMTC juvenil publicadas até o momento, incluindo 55 pacientes, as manifestações mais frequentes ao longo da doença foram o fenômeno de Raynaud (100%), artrite (94%), edema de mãos (77%) e envolvimento pulmonar (58%).[7] Os achados mais comuns no momento do diagnóstico foram os de LES (artrite, *rash* malar, serosite, leucopenia) e de DM/PM (fraqueza muscular, elevação de enzimas musculares, alterações eletroneuromiográficas).[7] Os resultados desse estudo foram concordantes com os de estudos prévios, sugerindo que os sintomas inflamatórios musculoesqueléticos predominam nas fases iniciais da doença, tornando-se menos proeminentes com a evolução e dando lugar a sinais/sintomas do comprometimento esclerodérmico (esclerodactilia, doença pulmonar, dismotilidade esofágica).[7-10]

## PROPEDÊUTICA

Quatro diferentes sistemas de critérios de classificação foram publicados, os de Sharp,[11] Kasukawa,[12] Alarcon-Segovia[13] e Kahn,[14] mas não há consenso sobre qual seria o mais acurado, considerando que a DMTC muitas vezes se assemelha a outras condições autoimunes.[2-6]

Os critérios de Kasukawa[12] são os mais adotados em séries pediátricas, e requerem evidência de mais de uma doença autoimune do tecido conjuntivo para a classificação, devendo preencher os critérios listados a seguir:

1. Edema de mãos ou dedos, fenômeno de Raynaud ou ambos.
2. Positividade do anticorpo anti-RNP.
3. Pelo menos um achado anormal em duas ou mais das seguintes categorias:
   - Sinais ou sintomas de LES: poliartrite, alterações cutâneas, serosite, linfadenopatia, leucopenia, trombocitopenia.
   - Sinais ou sintomas de esclerodermia: esclerodactilia, fibrose pulmonar, capacidade vital $< 80\%$ do normal, difusão do monóxido de carbono $< 70\%$ do normal, dismotilidade esofágica.
   - Sinais ou sintomas de dermatomiosite: fraqueza muscular, elevação de creatinofosfoquinase, anormalidades à eletroneuromiografia.

Em relação ao laboratório, pode-se encontrar anemia de doença crônica (normocrômica e normocítica), eventualmente anemia hemolítica com teste de

Coombs direto positivo, leucopenia, linfopenia, trombocitopenia, hipergamaglobulinemia, aumento das provas de atividade inflamatória (velocidade de hemossedimentação – VHS e proteína C reativa – PCR), diminuição das frações do complemento.[1]

A marca sorológica da DMTC é a presença de altos títulos do anticorpo anti-RNP, com outros anticorpos ausentes ou em baixos títulos.[1-6] O anticorpo antinuclear (ANA/FAN) também é reagente, em altos títulos e padrão pontilhado grosso à imunofluorescência indireta. O fator reumatoide pode ser observado em 50-70% dos casos, relacionando-se ao comprometimento de pequenas articulações das mãos. Os anticorpos anti-DNA, anti-Sm, anti-Ro e anti-La são encontrados em menor frequência.[1,7-10]

Tendo em vista que o aparecimento de novas manifestações orgânicas é evolutivo e que pode ser inicialmente assintomático, é necessária uma busca ativa de envolvimento de outros órgãos acometidos, que podem ter expressão clínica mais tardia, e cuja precocidade de uma intervenção terapêutica possa ser importante para um melhor prognóstico. Assim, cintilografia e/ou manometria do esôfago, ecocardiograma e eletrocardiograma, prova de função pulmonar com difusão do monóxido de carbono, capilaroscopia periungueal e tomografia computadorizada do tórax são alguns dos exames que devem ser realizados periodicamente.[1,7-10]

O envolvimento pulmonar radiográfico da DMTC é semelhante ao da ES e da DM/PM, sendo mais comum um padrão de infiltrado intersticial com predomínio periférico e basal, áreas de atenuação em vidro fosco, espessamento septal e opacidades lineares de predominância periférica e em lobos inferiores.[1-6]

Já a capilaroscopia pode evidenciar um padrão similar ao da ES, incluindo um padrão inicial com poucos megacapilares e micro-hemorragia, seguido de um posterior padrão atrófico com arquitetura capilar gravemente alterada e perda capilar significativa.[1-6]

## TRATAMENTO

O tratamento da enfermidade deve ser interdisciplinar e, além de médicos de diferentes especialidades, a participação do dentista, nutricionista, assistente social e psicólogo é essencial para seu êxito.

O tratamento da DMTC será direcionado às manifestações clínicas apresentadas, sendo, portanto, individualizado para cada paciente. Não há diretrizes estabelecidas ou ensaios clínicos randomizados e controlados sobre o tratamento inicial ou em longo prazo da DMTC.[15]

Assim, serão utilizados anti-inflamatórios não hormonais (para manifestações gerais, artrite, pleurite) e corticosteroides (orais ou em pulsoterapia intravenosa), necessitando-se de introdução de droga imunossupressora (azatioprina, ciclofosfamida ou o micofenolato de mofetila) em casos com acometimento renal, pulmonar ou de sistema nervoso central, ou, ainda, nos casos de má resposta ou dependência aos corticosteroides.[1-15] Outras opções poderão ser úteis, como os antimaláricos (quadro cutâneo, articular), metotrexato (artrite; poupador de corticoide), e imunoglobulina intravenosa (trombocitopenias refratárias). Nos casos com disfagia, poderão ser úteis medidas antirrefluxo, antagonistas H2, bloqueadores de bomba de próton e procinéticos.[1-15]

Bloqueadores dos canais de cálcio (como nifedipina ou amlodipina) e proteção ao frio são necessários para o fenômeno de Raynaud. O tratamento de úlceras isquêmicas digitais é desafiador e pode envolver infusões de prostaglandina, uso de sildenafila ou inibidor do receptor de endotelina (bosentana).[15]

Atualmente, existe pouca experiência no uso de drogas biológicas na DMTC, com raros relatos de casos juvenis tratados com rituximabe com sucesso, sobretudo para artrite refratária, miosite e trombocitopenia.[15]

Não há diretrizes específicas no tratamento da hipertensão arterial pulmonar (HAP) associada à DMTC e as opções terapêuticas são baseadas em estudos sobre HAP idiopática e associada a ES.[15] Bloqueadores dos canais de cálcio devem ser usados para o tratamento dos pacientes com HAP com prova vasodilatadora positiva. A HAP pode ser mais especificamente tratada com antagonistas dos receptores da endotelina (bosentana), inibidores da fosfodiesterase-5 (sildenafila) e prostanoides (epoprostenol, treprostinil ou iloprost inalado).[15] Finalmente, ao contrário da ES, há relatos de casos de HAP associada à DMTC que responderam apenas ao tratamento imunossupressor.[15]

## PROGNÓSTICO

A revisão das séries de casos publicadas mostra que, na faixa etária pediátrica, o acometimento renal não é frequente e raramente evolui para insuficiência renal crônica. A hipertensão pulmonar sintomática também não é frequente e, nos raros casos sintomáticos, a maioria apresentou boa resposta ao tratamento instituído.[1,7-10] Ainda que alguns autores tenham em sua casuística grande frequência de quadros articulares, a incapacidade física definitiva é rara na DMTC.[1,7-10]

A taxa de mortalidade da DMTC infantojuvenil varia de 2,8 a 28%, sendo mais elevada que a mortalidade do LESJ e da ES infantojuvenil.[7-10] Embora não seja benigna, a DMTC juvenil exibe menores taxas de mortalidade que na forma adulta, provavelmente porque a HAP se instala em médio e longo prazos, tornando-se sintomática na idade adulta. As principais causas de óbito são infecção, insuficiência respiratória e insuficiência cardíaca geralmente associadas à HAP.[7-10] A presença do anticorpo anticardiolipina pode estar associada a pior prognóstico nos casos de hipertensão pulmonar, enquanto o anticorpo anti-RNP pode ser protetor para a doença renal e neurológica, no entanto, associa-se a maior frequência de acometimento pulmonar.[7-10]

As crianças com DMTC atingem a remissão clínica e laboratorial em até cerca de um quinto dos casos.[7-10]

## DESAFIOS ATUAIS

A definição e padronização de um único sistema de critérios de classificação facilitaria o estabelecimento de registros, visando a incluir um número significativo de pacientes com DMTC para avaliar aspectos epidemiológicos, curso, papel diagnóstico e patogênico de biomarcadores (incluindo o do anticorpo anti-RNP), tratamento e prognóstico.

## ORIENTAÇÕES AOS PAIS

A doença mista do tecido conjuntivo é uma doença reumatológica autoimune rara, que ocorre principalmente em mulheres a partir dos 30 anos de idade, mas que também pode aparecer na infância e adolescência. Os sintomas iniciais mais comuns são dor e inchaço nas articulações, geralmente dos dedos das mãos, fenômeno de Raynaud (mudanças na cor da pele das mãos e pés, com algumas partes brancas, outras roxas e depois vermelhas, quando expostas ao frio). Também pode ocorrer fraqueza nos braços e nas pernas, com dificuldade para subir escadas, pentear cabelos e pegar objetos no alto, manchas avermelhadas na pele, falta de ar, cansaço inexplicável. Caso haja um ou mais desses sintomas, é recomendável procurar avaliação médica para realização de exames e início do tratamento com medicação adequada para o sintoma apresentado.

## ✓ CONCLUSÃO

A doença mista do tecido conjuntivo se caracteriza por manifestações clínicas de diferentes doenças autoimunes do tecido conjuntivo (esclerose sistêmica, dermatomiosite/polimiosite, lúpus eritematoso sistêmico, artrite idiopática juvenil, síndrome de Sjögren), em geral de início insidioso e não necessariamente concomitantes, além de altos títulos de anticorpos anti-ribonucleoproteína (RNP).

O quadro clínico inicial geralmente se caracteriza por sintomas constitucionais, fenômeno de Raynaud, artrite, edema de mãos, miosite e alterações cutâneas do lúpus e da dermatomiosite. Achados laboratoriais incluem os anticorpos antinuclear e anti-RNP em altos títulos, citopenias, aumento de VHS e PCR, hipergamaglobulinemia. As manifestações inflamatórias como miosite, artrite e serosite diminuem com o tempo, e as características mais fibróticas do acometimento esclerodérmico (esclerodactilia, doença pulmonar, dismotilidade esofágica) aumentam com a evolução da doença.

O tratamento da enfermidade deverá ser multidisciplinar e individualizado para cada paciente em função da manifestação clínica apresentada.

## REFERÊNCIAS BIBLIOGRÁFICAS


1. Campos LMA. Doença mista do tecido conjuntivo. In: Junior DC, Burns DAR, Lopez FA. Tratado de Pediatria: Sociedade Brasileira de Pediatria. 3.ed. v.2. Barueri: Manole, 2014. p.2649-54.
2. Ciang NCO, Pereira N, Isenberg DA. Mixed connective tissue disease-enigma variations? Rheumatology (Oxford). 2017; 56(3):326-33.
3. Cappelli S, Bellando RS, Martinović D, Tamas MM, Pasalic K, Allanore Y et al. "To be or not to be," ten years after: evidence for mixed connective tissue disease as a distinct entity. Semin Arthritis Rheum. 2012; 41(4):589-98.
4. Swanton J, Isenberg D. Mixed connective tissue disease: still crazy after all these years. Rheum Dis Clin N Am. 2005; 31(3):421-36.
5. Gunnarsson R, Hetlevik SO, Lilleby V, Molberg O. Mixed connective tissue disease. Best Pract Res Clin Rheumatol. 2016; 30(1):95-111.
6. Aringer M, Smolen JS. Mixed connective tissue disease: what is behind the curtain? Best Pract Res Clin Rheumatol. 2007; 21(6):1037-49.
7. Hetlevik SO, Flato B, Rygg M, Nordal EB, Brunborg C, Hetland H et al. Long-term outcome in juvenile-onset mixed connective tissue disease: a nationwide Norwegian study. Ann Rheum Dis. 2017; 76(1):159-65.
8. Tarvin SE, O'Neil KM. Systemic lupus erythematosus, Sjögren syndrome, and mixed connective tissue disease in children and adolescents. Pediatr Clin N Am. 2018; 65(4):711-37.
9. Mier RJ, Shishov M, Higgins GC, Rennebohm RM, Wortmann DW, Jerath R et al. Pediatric-onset mixed connective tissue disease. Rheum Dis Clin N Am. 2005; 31(3):483-96.
10. Kotajima L, Aotsuka S, Sumiya M, Yokohari R, Tojo T, Kasukawa R. Clinical features of patients with juvenile onset mixed connective tissue disease: analysis of data collected in a nationwide collaborative study in Japan. J Rheumatol. 1996; 23(6):1088-94.
11. Sharp GC. Diagnostic criteria for classification of MCTD. In: Kasukawa R, Sharp GC (eds.). Mixed connective tissue diseases and antinuclear antibodies. Amsterdam: Elsevier, 1987. p.23-32.
12. Kasukawa R, Tojo T, Miyawaki S. Preliminary diagnostic criteria for classification of mixed connective tissue disease. In: Kasukawa R, Sharp GC (eds.). Mixed connective tissue diseases and antinuclear antibodies. Amsterdam: Elsevier, 1987. p.41-7.
13. Alarcon-Segovia D, Villareal M. Classification and diagnostic criteria for mixed connective tissue disease. In: Kasukawa R, Sharp GC (eds.). Mixed connective tissue diseases and antinuclear antibodies. Amsterdam: Elsevier; 1987. p.33-40.
14. Kahn MF, Appelboom T. Syndrome de Sharp. In: Kahn MF, Peltier AP, Meyer O, Piette JC (eds.). Les maladies systémiques. 3.ed. Paris: Médecine-sciences Flammarion, 1991. p.545-56.
15. Chaigne B, Scirè CA, Talarico R, Alexander T, Amoura Z, Avcin T et al. Mixed connective tissue disease: state of the art on clinical practice guidelines. RMD Open 2018; 4 (Suppl 1):e000783.

# 18

# SÍNDROME DE SJÖGREN

*Blanca Elena Rios Gomes Bica*
*Thaissa Amorim Nogueira*

**OBJETIVOS**

✓ Definir a síndrome de Sjögren (SS).
✓ Reconhecer os principais sinais e sintomas peculiares da SS na infância.
✓ Descrever os exames laboratoriais e de imagem para o diagnóstico da SS.
✓ Descrever o tratamento da SS.

## INTRODUÇÃO

A síndrome de Sjögren (SS) é uma doença autoimune crônica caracterizada pela inflamação das glândulas exócrinas e disfunção glandular. As glândulas mais acometidas são as lacrimais e as salivares, mas pode haver também acometimento de outras glândulas, assim como sítios extraglandulares – sistema nervoso, pulmão, rim, pele, vasos e articulações.[1]

A doença pode ser classificada como: primária, caso não haja associação com outras doenças autoimunes; e secundária, quando há outra doença autoimune presente, sendo as principais associações com lúpus eritematoso sistêmico (LES) e artrite reumatoide.[1]

## ASPECTOS EPIDEMIOLÓGICOS

É uma doença com maior incidência em mulheres na quinta década de vida, sendo rara na infância. A incidência varia de 3,9 a 5,3 por 100.000 habitantes em adultos, e não se conhece a real incidência e prevalência na infância.[2]

## FISIOPATOLOGIA

Acredita-se que a SS ocorra em indivíduos geneticamente suscetíveis expostos a estímulos ambientais, os quais acabam desenvolvendo uma resposta autoimune às células das glândulas exócrinas.[3]

Existe uma possível função patogênica dos autoanticorpos anti-Ro/SSA e anti-La/SSB, pois eles são encontrados na saliva e nas glândulas salivares. Mais recentemente, foram descritos autoanticorpos contra a proteína beta-fodrina do citoesqueleto e contra receptores muscarínicos M3.[4]

A alteração histológica mais encontrada na SS é a infiltração linfocítica dos tecidos afetados. A biópsia de glândulas salivares demonstra agregados focais de linfócitos, plasmócitos e macrófagos, com sialoadenite linfocítica crônica classificada por focos, que seriam o número de linfócitos por 4 $mm^2$.[5]

## QUADRO CLÍNICO

O quadro clínico da doença nas crianças difere do quadro clássico de síndrome seca com xerostomia e xeroftalmia visto nos adultos. Muitas vezes, o único sintoma nos quadros juvenis é a parotidite de repetição, devendo ser feito diagnóstico diferencial com outras doenças que cursam com esse sintoma, como parotidite recorrente juvenil, infecções (Epstein-Barr, citomegalovírus, parvovírus, paramixovírus e vírus da imunodeficiência humana) e linfoma, entre outras. Podem ocorrer, menos comumente, outras manifestações referentes ao acometimento de outras glândulas como rouquidão, bronquite, pneumonite, xerodermia, disfunção pancreática e hipocloridria.[1,6] Uma coorte brasileira com 26 pacientes portadores de SS juvenil evidenciou o início da doença com parotidite de repetição em 30% das crianças, xerostomia em 38% e queixas de olho seco em 61%.[7]

Manifestações extraglandulares também podem ocorrer. Sintomas gerais como febre, fadiga e artromialgia podem estar presentes, principalmente durante os episódios agudos de parotidite. São descritas manifestações cutâneas como fenômeno de Raynaud e vasculite purpúrica, especialmente nos membros inferiores. As manifestações hematológicas mais frequentes são a anemia e a leucopenia, podendo ocorrer linfadenopatias e esplenomegalia. O acometimento articular com artralgia ou artrite é raro na infância. Entre as manifestações pulmonares, pode ocorrer doença obstrutiva de vias aéreas inferiores e doença intersticial pulmonar. Apesar de ser um acometimento raro, o rim também pode ser acometido, ocasionando glomerulonefrite ou nefrite intersticial com acidose tubular renal distal e hipostenúria. O espectro de acometimento neurológico é amplo: meningite, mielopatia, neuropatia craniana, polineuropatia periférica motora e sensorial. Este último acometimento pode ainda preceder os sintomas da síndrome seca.[1]

Em virtude da heterogeneidade de manifestações clínicas, existe dificuldade em se estabelecer critérios de classificação a fim de uniformizar os critérios de inclusão para os estudos sobre a doença. Diversos critérios já foram propostos e validados para a população adulta como o do *American College of Rheumatology* (ACR) de 2012, *American College of Rheumatology/European League Against Rheumatism* (ACR/EULAR) de 2016 e do *American-European Consensus Group* (AECG).[8,9,10] Nenhum deles demonstrou sensibilidade e especificidade acima de 80% em populações pediátricas, justamente em razão da diferença de apresentação clínica entre as duas faixas etárias. Bartůnková (1999) publicou uma proposta de adaptação (Quadro 1) dos critérios AECG para a população pediátrica, incluindo os sintomas mais prevalentes nessa faixa etária, como a parotidite de repetição.[11] No entanto, eles ainda não demonstram sensibilidade adequada para a utilização como critério diagnóstico em crianças.[12]

**Quadro 1** Critérios de classificação propostos por Bartůnková para síndrome de Sjögren primária em crianças (1999)

| | |
|---|---|
| **Clínica** | Oral (boca seca, parotidite recorrente, aumento da glândula parótida) |
| | Ocular (conjuntivite recorrente – sem etiologia alérgica ou infecciosa, ceratoconjuntivite seca) |
| | Outras mucosas (vaginite recorrente) |
| | Sistêmica (febre de origem desconhecida, artralgia não inflamatória, paralisia hipocalêmica, dor abdominal) |
| **Sorologia** | Presença de pelo menos um de: anti-Ro/SSA, anti-La/SSB, altos títulos de ANA, FR |
| **Outros** | Bioquímico: aumento de amilase sérica |
| | Hematológicos: leucopenia, aumento de VHS |
| | Imunológico: hipergamaglobulinemia |
| | Nefrológico: acidose tubular renal |
| | Prova histológica ou infiltração linfocítica de glândulas salivares ou outros órgãos |
| | Documentação objetiva da secura ocular (teste de Rosa Bengala, teste de Schirmer) |
| | Documentação objetiva do envolvimento da parótida |

Diagnóstico: presença de quatro ou mais critérios.
Fonte: Adaptado de Bartůnková et al., 1999.[11]

## PROPEDÊUTICA

Os exames laboratoriais são importantes para o diagnóstico da SS, apesar de não serem específicos. Frequentemente, esses pacientes apresentam aumento da velocidade de hemossedimentação (VHS), associado a hipergamaglobulinemia. A maioria dos pacientes apresenta anticorpo antinuclear (ANA/FAN) positivo, principalmente contra antígenos Ro/SSA e La/SSB. O fator reumatoide também pode ser positivo em 57 a 88% dos pacientes pediátricos.[1,11]

O fluxo salivar pode ser mensurado por sialometria, porém, esse estudo é de difícil avaliação na faixa etária pediátrica pois varia com a idade.

A sialografia fornece achados confiáveis e sensíveis em crianças com suspeita de SS como sialectasia, estreitamento do sistema ductal e destruição parenquimatosa. Entretanto, por ser um exame de extrema dificuldade técnica e muito doloroso, tem sido, cada vez mais, substituído pela ressonância magnética das glândulas salivares.

A cintilografia de glândulas salivares com 99Tc-pertecnetato avalia a função das glândulas salivares e demonstra uma absorção e secreção reduzida ou ausente do radioisótopo, podendo ser classificada em 4 graus (1, menos grave; 4, mais grave).[13]

Um método não invasivo de grande valia é a ultrassonografia de glândulas parótidas, que demonstra a heterogeneidade da glândula e a presença de lesões hipoecoicas que representariam os infiltrados linfocíticos. Nos estudos em população adulta esse método revela alta sensibilidade e especificidade.[13,14]

Para avaliar a função oftalmológica pode-se usar o teste de Schirmer, que avalia a quantidade de secreção lacrimal. É colocada uma tira de papel-filtro sob as pálpebras inferiores durante cinco minutos. Se o resultado for menor que 5 mm em papel milimetrado após cinco minutos, considera-se que a secreção lacrimal está reduzida. Apesar de ser um teste simples, pode ser de difícil execução em pediatria. Nesse caso, a coloração com Rosa Bengala, que cora dano epitelial córneo e de conjuntiva epitelial secundário a uma baixa secreção lacrimal, pode ser realizada. Apesar de esse corante ser usado nos critérios de classificação vigentes, atualmente outros corantes, como o verde de lisamina, têm sido mais utilizados pela vantagem de serem menos desconfortáveis e tóxicos para o epitélio. Ambos coram as células desvitalizadas e também as células saudáveis não cobertas por mucina. Além desses exames, outra possibilidade para avaliação de olho seco é o teste de ruptura do filme lacrimal (BUT – *break up time*) em que é instilada uma gota de fluoresceína e solicitado que o paciente pisque o olho, sendo, em seguida, observado na lâmpada de fenda. O tempo normal de início de ruptura do filme lacrimal é de 10 segundos. Em pacientes com acometimento da glândula lacrimal, esse tempo encontra-se reduzido.[1]

A biópsia de glândulas salivares menores do lábio inferior é usada como importante teste diagnóstico nos casos de SS em crianças, tendo em vista a ausência de clínica típica de síndrome seca. Observa-se infiltração linfocítica periductal e sialoadenite crônica. Utiliza-se a Classificação de Chisholm-Mason, em que áreas de 4 $mm^2$ são avaliadas para a existência de focos (> 50 linfócitos adjacentes a um ácino glandular) de infiltrado linfocitário. São 4 graus. Grau 1: infiltrado esparso. Grau 2: infiltrado moderado ou menos de 1 foco. Grau 3: 1 foco. Grau 4: mais do que um foco. Nos critérios de classificação de SS em adultos, considera-se como relevante a presença de um ou mais focos (Graus 3 e 4) em uma área de 4 $mm^2$.[1,5]

## TRATAMENTO

A SS apresenta um curso de doença mais indolente, requerendo menos terapia imunossupressora quando comparada a outras doenças autoimunes reumatológicas. Em geral, o tratamento tem por base o alívio sintomático da xerostomia e xeroftalmia, além do controle dos quadros agudos de parotidite. Para o tratamento da xeroftalmia são utilizados colírios lubrificantes e lágrima artificial, devendo-se realizar rastreio oftalmológico anual para ceratite. Para o tratamento da xerostomia, pode-se usar chicletes sem açúcar para estimular o fluxo salivar além de cloridrato de pilocarpina na cavidade oral. Deve-se orientar higiene bucal e consultas regulares com o dentista, pelo risco aumentado de cáries.[1]

A hidroxicloroquina é usada amplamente e parece ser eficaz no controle dos sintomas constitucionais, artralgias e fadiga. As terapias imunossupressoras são utilizadas nos casos em que há acometimento extraglandular ou sintomas mucosos e oculares graves. Os corticosteroides em geral são utilizados para tratar a parotidite recorrente e sintomas constitucionais mais graves. O metotrexato já demonstrou ser eficiente na melhora sintomática e diminuição da parotidite. O uso de agentes biológicos para o tratamento da SS vem sendo alvo de estudos na população adulta. Em geral, não foi demonstrado benefício no tratamento dos sintomas de síndrome seca, porém, demonstram melhora para os sintomas sistêmicos como fadiga, artralgia, artrite e vasculite, sintomas neurológicos.[1]

## PREVENÇÃO/PROGNÓSTICO

Não há estudos de prognóstico da SS em crianças. A maioria dos pacientes adultos apresenta curso benigno e estável de doença. São considerados fatores de mau prognóstico em adultos a presença de púrpura, crioglobulinemia monoclonal mista, glomerulonefrite e consumo de complemento C4. Não há relatos de linfoma nos pacientes com SS na faixa etária pediátrica, porém, não se sabe se não há, de fato, essa relação ou se o linfoma só ocorrerá quando essas crianças atingirem a faixa etária adulta.[1,15]

## DESAFIOS ATUAIS

- Difundir o conhecimento de SS no meio pediátrico, principalmente pelo fato de que o pediatra será o primeiro profissional a se deparar com a ocorrência de um quadro de parotidite de repetição, devendo realizar o diagnóstico diferencial e o encaminhamento para um reumatologista pediátrico em tempo oportuno.
- Realização de estudos multicêntricos prospectivos para avaliação do desempenho dos atuais critérios de classificação na faixa etária pediátrica.
- Elaboração de critério de classificação específico para a pediatria como: definição de valores de normalidade dos exames utilizados (como a quantidade de focos de sialoadenite necessários ao diagnóstico na biópsia de lábio inferior); inclusão de itens mais específicos para o público infantil, como parotidite de repetição; e de métodos de imagem menos invasivos, como a ultrassonografia de glândulas salivares.

## ORIENTAÇÕES AOS PAIS

- A síndrome de Sjögren é uma doença crônica e pode acometer diversos órgãos, porém, na maioria das vezes, não gera tantas complições em longo prazo.
- A principal manifestação na criança é a inflamação repetida da glândula parótida. A secura de olhos e boca não é comum em crianças, entretanto, se presente, deve ser bem controlada por profissionais habilitados (reumatologistas pediátricos, oftalmologistas e dentistas). Há a necessidade de consultas regulares com esses especialistas a fim de serem rastreados esses acometimentos.
- Na população adulta há um risco de desenvolvimento de linfoma. Apesar de não haver relatos desse acometimento na faixa etária pediátrica, deve-se fazer o acompanhamento regular com o especialista.

## ✓ CONCLUSÃO

A síndrome de Sjögren na pediatria é uma doença autoimune crônica rara, com características clínicas bem distintas da clássica síndrome seca vista nos adultos, sendo a principal manifestação a parotidite de repetição. Além disso, não há critérios de classificação específicos para essa faixa etária, o que dificulta a realização de estudos para melhor entendimento da doença.

# REFERÊNCIAS BIBLIOGRÁFICAS


1. Tucker L. Sjogren syndrome. In: Petty RE, Laxer RM, Lindsley CB, Wedderburn LR. Textbook of Pediatric Rheumatology. 7.ed. Philadelphia: Elsevier, 2016. p.427-35.
2. Binard A, Devauchelle-Pensec V, Fautrel B. Epidemiology of Sjögren's syndrome: where are we? Clin Exp Rheumatol. 2007; 25(1):1-4.
3. Scofield RH. Genetics of systemic lupus erythematosus and Sjögren's syndrome. Curr Opin Rheumatol. 2009; 21(5):448-53.
4. Routsias JG, Tzioufas AG. Sjögren's syndrome: study of autoantigens and autoantibodies. Clin Rev Allergy Immunol. 2007; 32:238-51.
5. Chisholm DM, Mason DK. Labial salivary gland biopsy in Sjögren's disease. J. Clin. Pathol. 1968; 21(5):656-60.
6. Yokogawa N, Lieberman SM, Sherry DD, Vivino FB. Features of childhood Sjögren's syndrome in comparison to adult Sjögren's syndrome: considerations in establishing child-specific diagnostic criteria. Clin Exp Rheumatol. 2016; 34(2):343-51.
7. Bica BERG, Rivera LMS, Tupinambá HA, Azevedo MNL. Juvenile primary Sjögren's syndrome: cohort study. Revista Cubana de Reumatologia. 2015; XVII(1):40-7.
8. Shiboski SC, Shiboski CH, Criswell L, Baer A, Challacombe S, Lanfranchi H et al. Sjögren's International Collaborative Clinical Alliance (SICCA) Research Groups. American College of Rheumatology classification criteria for Sjögren's syndrome: a data-driven, expert consensus approach in the Sjögren's International Collaborative Clinical Alliance cohort. Arthritis Care Res (Hoboken). 2012; 64(4):475-87.
9. Shiboski CH, Shiboski SC, Seror R, Criswell LA, Labetoulle M, Lietman TM et al. International Sjögren's Syndrome Criteria Working Group. 2016 American College of Rheumatology/European League Against Rheumatism classification criteria for primary Sjögren's syndrome: A consensus and data-driven methodology involving three international patient cohorts. Ann Rheum Dis. 2017; 76(1):9-16.
10. Vitali C, Bombardieri S, Jonsson R, Moutsopoulos HM, Alexander EL, Carsons TE et al. European Study Group on Classification Criteria for Sjögren's Syndrome. Classification criteria for Sjögren's syndrome: a revised version of the European criteria proposed by the American-European Consensus Group. Ann Rheum Dis. 2002; 61(6):554-8.
11. Bartůnková J, Sedivá A, Vencovský J, Tesar V. Primary Sjögren's syndrome in children and adolescents: proposal for diagnostic criteria. Clin Exp Rheumatol. 1999; 17(3):381-6.
12. Houghton K, Malleson P, Cabral D, Petty R, Tucker L. Primary Sjögren's syndrome in children and adolescents: are proposed diagnostic criteria applicable? Journal of Rheumatology. 2005; 32(11):2225-32.
13. Schall GL, Anderson LG, Wolf RO, Herdt JR, Tarpley TM, Cummings NA et al. Xerostomia in Sjögren's syndrome: evaluation by sequential salivary scintigraphy. JAMA. 1971; 216(13):2109-16.
14. Theander E, Mandl T. Primary Sjögren's syndrome: diagnostic and prognostic value of salivary gland ultrasonography using a simplified scoring system. Arthritis Care Res (Hoboken). 2014; 66(7):1102-7.
15. Skoupoli FN, Dafni U, Ioannidis JP, Moutsopoulos HM. Clinical evolution, and morbidity and mortality of primary Sjögren's syndrome. Semin Arthritis Rheum 2000; 29(5):296-304.

19

# SÍNDROME DO ANTICORPO ANTIFOSFOLÍPIDE

*Leonardo Rodrigues Campos*
*Maurício Petroli*

**OBJETIVOS**

- ✓ Conceituar e caracterizar a síndrome do anticorpo antifosfolípide (SAF).
- ✓ Reconhecer as principais formas de apresentação clínica, especialmente no contexto pediátrico.
- ✓ Demonstrar a importância do acompanhamento pelo reumatologista pediátrico em virtude das diversas complicações que podem ocorrer na síndrome.

## INTRODUÇÃO

A síndrome do anticorpo antifosfolípide (SAF) é uma doença autoimune sistêmica definida classicamente pela presença de eventos trombóticos e/ou complicações obstétricas em pacientes com títulos persistentemente elevados de anticorpos antifosfolípides (aPL). Quando ocorre antes dos 18 anos de idade, recebe o nome de SAF pediátrica, manifestando-se principalmente por eventos trombóticos. Os critérios diagnósticos atuais possuem baixa sensibilidade na população pediátrica, já que a morbidade gestacional não costuma estar presente.[1]

São chamados de anticorpos antifosfolípides o anticoagulante lúpico (LAC), a anticardiolipina (aCL) IgM e IgG e a anti-beta2-glicoproteína-I (beta2-GPI) IgM e IgG.[2] Outros anticorpos recentemente descritos, inclusive de diferentes classes (IgA, por exemplo), ainda não foram validados e nem incluídos nos critérios diagnósticos.

Usualmente, classifica-se a SAF em primária e secundária. A SAF primária corresponde a 38-50% dos casos na infância, é aquela na qual não se identifica uma condição patológica subjacente, enquanto a SAF secundária está associada a outra doença, geralmente o lúpus eritematoso sistêmico juvenil (LESJ).[1] Outras doenças reumatológicas também podem acompanhar a SAF, como a artrite idiopática juvenil (AIJ), dermatomiosite juvenil, vasculite por IgA, doença de Behçet e febre reumática, bem como doenças infecciosas e neoplasias.[1]

Existem diferenças significativas entre a apresentação da SAF em adultos e crianças. A população pediátrica costuma apresentar dosagem positiva de aPL com maior frequência, uma vez que esses autoanticorpos parecem fazer parte de uma resposta imunológica transitória a estados infecciosos.[1] Esse dado é importante na prática clínica, pois quadros virais transitórios, por exemplo, podem ocasionar PTTa prolongado pela produção transitória de anticoagulante lúpico (LAC), sem traduzir doença. Apesar disso, essa população tem menor risco de desenvolver trombose, o que pode ser explicado em parte pela chamada hemostasia do desenvolvimento, período de amadurecimento do sistema hemostático do nascimento até a puberdade, em que a distribuição dos fatores de coagulação no sangue favorece um estado anticoagulante.

Além de particularidades clínicas e laboratoriais, a SAF pediátrica também é um desafio do ponto de vista terapêutico, dada a escassez de estudos e recomendações sobre anticoagulação em pediatria e o impacto do uso prolongado de anticoagulantes na qualidade de vida da criança e de sua família.[1]

## ASPECTOS EPIDEMIOLÓGICOS

A SAF é a causa mais comum de trombofilia adquirida. Contudo, há poucos estudos que avaliam a prevalência e incidência da síndrome.[3]

Os estudos epidemiológicos de SAF na população pediátrica são escassos, já que não há critérios classificatórios padronizados para essa faixa etária. Em uma coorte europeia que avaliou 1.000 pacientes com SAF, apenas 2,8% tiveram início de doença antes dos 15 anos de idade. Em outro estudo europeu que revisou as características clínicas de 121 pacientes com SAF pediátrica, 53% das pacientes eram do sexo feminino e a média de idade de início da doença foi 10,7 anos. Esses estudos apontam para uma distribuição da doença entre os sexos mais equânime na faixa etária pediátrica, uma diferença epidemiológica em relação à SAF em adultos, em que se observa acentuada predominância feminina.[1]

A prevalência de positividade para aPL sem repercussões clínicas, na população em geral, varia entre 1-5% e aumenta conforme a idade. A maioria dessas pessoas não terá qualquer manifestação clínica ao longo da vida.[4] No contexto pediátrico, observam-se maiores taxas de aPL detectados em crianças saudáveis:

3-28% das crianças podem apresentar positividade para LAC e 3-7% para anti-beta2-GPI.[5]

## FISIOPATOLOGIA

A hipótese atual é que indivíduos com suscetibilidade genética desenvolvem aPL em resposta a um gatilho ambiental, especialmente quadros infecciosos. Nessas pessoas, o corpo identifica erroneamente esses fosfolipídeos ou proteínas ligadas a eles, produzindo autoanticorpos que se ligam a essas estruturas e interferem nos mecanismos de coagulação.[2-9]

Estudos recentes sobre a patogênese da SAF evidenciaram que o principal alvo dos aPL é a beta2-GPI, uma proteína plasmática que se liga às superfícies fosfolipídicas.[8] A ação do autoanticorpo sobre a beta2-GPI provoca uma ligação mais acentuada aos fosfolipídeos, estimulando a ativação de células endoteliais, monócitos e plaquetas. Dessa maneira, é induzido um estado pró-coagulante com aumento da expressão de diversas moléculas pró-trombóticas e da síntese de fator tecidual e tromboxano A2, bem como supressão da atividade do inibidor da via do fator tecidual, prejuízo na via da fibrinólise e interferência em células trofoblásticas.[1-5,9] Além dos mecanismos trombogênicos, os aPL também aumentam o tônus vascular, processo associado ao desenvolvimento de aterosclerose, perda fetal e acidente vascular cerebral (AVC).[9]

Apesar da compreensão do papel central dos aPL na patogênese da SAF, a sua presença no sangue, por si só, não é suficiente para deflagrar a doença, uma vez que muitas pessoas com altos títulos de aPL permanecem assintomáticas. Para tentar explicar esse fenômeno, foi proposta a teoria do segundo ataque (*second hit*), na qual a presença de aPL induz disfunção endotelial (primeiro ataque) e outra condição como gravidez, infecção, tabagismo, hipertensão, aterosclerose, uso de anticoncepcionais, obesidade ou lesão vascular (segundo ataque) desencadearia a trombose.[1]

A SAF pediátrica representa um fenômeno interessante porque a maioria dos fatores de risco conhecidos como "segundo ataque" não está presente na infância. Por sua vez, a elevada taxa de infecções no contexto pediátrico, além de aumentar a prevalência de aPL nessa população, pode representar o principal fator responsável pelo segundo ataque na patogênese da SAF nesse grupo.

Uma particularidade da SAF, diferente do que ocorre nas vasculites, é que a avaliação histopatológica revela a presença de trombose sem processo inflamatório acometendo a parede do vaso. Apesar de a inflamação não ser um componente central na SAF, estudos recentes têm indicado que o complemento pode ser ativado em pacientes com aPL e funcionar como um cofator na patogênese.[2]

## QUADRO CLÍNICO

Na população adulta, a SAF clássica se manifesta por eventos trombóticos (arteriais e/ou venosos), obstétricos ou ambos em pacientes com títulos persistentemente elevados de um ou mais aPL. Já na faixa etária pediátrica, os eventos trombóticos assumem a principal forma de apresentação da síndrome. Um pequeno grupo de pacientes evolui com uma forma grave e potencialmente fatal, conhecida como SAF catastrófica.[5]

Uma série de outras manifestações clínicas, consideradas "não critério", também podem fazer parte do quadro clínico da SAF.[8] Em um estudo com população predominante adulta, de 1.000 pacientes com SAF, as manifestações clínicas mais comuns foram: trombose venosa profunda (TVP) – 32%, trombocitopenia (22%), livedo reticular (20%) e AVC (13%).[9] Estudos em crianças tiveram resultados semelhantes, mostrando que a principal manifestação da SAF pediátrica é a TVP, seguida de trombose arterial e microvascular.[1] O Quadro 1 sintetiza as manifestações mais comuns da SAF na infância.

**Quadro 1** Manifestações clínicas da SAF pediátrica

| | |
|---|---|
| **Hematológicas** | Trombose venosa ou arterial (sem outros fatores de risco evidentes)<br>Trombocitopenia (geralmente leve ou assintomática)<br>Leucopenia<br>Anemia hemolítica |
| **Renais** | Nefropatia por SAF<br>Microangiopatia trombótica aguda<br>Lesões vaso-oclusivas crônicas<br>Doença glomerular |
| **Cardíacas** | Infarto agudo do miocárdio<br>Valvopatias (vegetação ou espessamento valvar) |
| **Dermatológicas** | Livedo reticular ou racemoso<br>Vasculopatia livedoide<br>Hemorragias em lascas (*splinter hemorrhages*)<br>Ulcerações e necrose cutânea<br>Fenômeno de Raynaud<br>Púrpura fulminante |
| **Neurológicas** | AVC<br>Mielite transversa<br>Migrânea<br>Coreia<br>Disfunção cognitiva<br>Convulsões<br>Alterações subcorticais em substância branca<br>Trombose de seio venoso<br>Isquemia ocular |

*(continua)*

**Quadro 1** Manifestações clínicas da SAF pediátrica *(continuação)*

| | |
|---|---|
| **Pulmonares** | Tromboembolismo pulmonar (principalmente sem causa aparente)<br>Hipertensão pulmonar<br>Fibrose intersticial |
| **Endocrinológica** | Insuficiência adrenal primária |

Fonte: Adaptado de Wincup e Ioannou, 2018;[1] e Lackner e Müller-Calleja, 2018.[8]

## SAF catastrófica

A SAF catastrófica (CAPS) é uma forma rara que acomete menos de 1% dos pacientes com SAF. Caracteriza-se por tromboses em múltiplos órgãos em um curto período, originando sua disfunção e afetando principalmente os pequenos vasos (Quadro 2).[10] Os diversos sítios de isquemia concomitantes favorecem a liberação maciça de mediadores inflamatórios e o desenvolvimento de síndrome da resposta inflamatória sistêmica (SIRS). Diante de um paciente com trombose e SIRS, o diagnóstico diferencial com sepse é importante e deve ser feito rapidamente, uma vez que, se não tratada, a SAF catastrófica é fatal em 50% dos casos.

Em um estudo que avaliou 60 crianças com SAF catastrófica, observou-se que a maioria dos pacientes era do sexo feminino (67%) e não tinha outra doença autoimune associada (59%). A SAF catastrófica foi a primeira manifestação da doença em 86% dos pacientes e teve como principal fator precipitante a ocorrência de infecções (54%). O acometimento renal foi o mais importante, seguido do pulmonar, cardíaco e neurológico.[11]

**Quadro 2** Critérios diagnósticos para síndrome antifosfolípide catastrófica (CAPS)

| Diagnóstico **definitivo** de CAPS (todos os quatro critérios estão presentes) |
|---|
| 1. Evidência de envolvimento de três ou mais órgãos, sistemas e/ou tecidos<br>2. Desenvolvimento de manifestações clínicas simultâneas ou dentro de 1 semana<br>3. Confirmação laboratorial do aPL<br>4. Exclusão de outros diagnósticos |
| Diagnóstico **provável** de CAPS |
| ▪ Todos os quatro critérios anteriores, mas apenas 2 órgãos, sistemas e/ou tecidos<br>▪ Todos os quatro critérios, exceto a confirmação laboratorial com pelo menos 6 semanas de intervalo em virtude da indisponibilidade por morte prematura ou nenhum teste para aPL realizado antes do quadro<br>▪ Presença dos critérios 1, 2, 4<br>▪ Presença dos critérios 1, 3, 4 e desenvolvimento de um terceiro evento tromboembólico apesar do tratamento anticoagulante por mais de 1 semana, porém, com intervalo inferior a um mês do segundo evento |

Fonte: Adaptado de Tarango e Palumbo, 2019.[11]

## PROPEDÊUTICA

O diagnóstico de SAF deve ser considerado em pacientes com eventos trombóticos arteriais ou venosos, especialmente quando recorrentes ou não explicados por outras causas, em particular se ocorrerem em pacientes jovens e naqueles com outra doença autoimune (como o LESJ).[8] Outras causas de trombose devem ser lembradas, incluindo malignidade, trombocitopenia induzida por heparina e trombofilias. Envolvimento hematológico (trombocitopenia) e comprometimento cutâneo (livedo) são comuns em crianças com SAF e devem levantar a suspeita do pediatra, principalmente nos casos de púrpura trombocitopênica imune (PTI) persistente/crônica. Pacientes assintomáticos com positividade para aPL podem ser identificados no contexto de investigação de doenças autoimunes ou abortamentos, bem como a partir de um TTPa alargado ou VDRL falso-positivo.[8]

A diferença laboratorial mais marcante entre a SAF em adultos e a SAF pediátrica é que, nesta, o aPL mais comum é a anticardiolipina (aCL), positiva em 80% das crianças com a síndrome, contra pouco mais de 50% dos casos em adultos. O anticoagulante lúpico (LAC) está presente em 70-90% das crianças com SAF e aproximadamente 50% dos adultos. A positividade de anti-beta2-GPI é semelhante nos dois grupos.[1] Outros autoanticorpos podem ser solicitados, como anticorpo antinuclear (ANA/FAN), anti-Sm, anti-DNA, anti-Ro, anti-La, a depender da suspeita de associação com outra doença do tecido conjuntivo, ou seja, para investigação de SAF secundária.

É importante lembrar que, sobretudo na faixa etária pediátrica, os aPL podem se mostrar positivos transitoriamente no contexto de infecções, imunizações, uso de medicamentos e serem clinicamente irrelevantes, assim como podem estar falsamente negativos em determinadas situações (Quadro 3).

Para a comprovação diagnóstica, o evento trombótico deve ser confirmado por exame de imagem ou histopatológico. Em pacientes com clínica compatível com TVP em extremidades, por exemplo, a ultrassonografia com Doppler é o exame de escolha. Pacientes com tromboses arteriais podem necessitar de tomografia computadorizada (TC) ou ressonância magnética (RM). Da mesma forma, um ecocardiograma poderá ser necessário em pacientes com acometimento cardiopulmonar. Em caso de abortamento, deve-se proceder ao estudo da placenta. Em alguns casos, como no acometimento cutâneo e renal, a biópsia do órgão lesionado poderá ser necessária. O exame histopatológico usualmente revela microangiopatia trombótica, caracterizada por vasculopatia não inflamatória sem vasculite.

Wincup e Ioannou elencaram algumas diferenças entre a SAF em adultos e crianças, aqui traduzidas e adaptadas (Quadro 4).[1]

**Quadro 3** Pontos importantes sobre os anticorpos antifosfolípides (aPL)

- Títulos baixos de aPL podem ser encontrados em indivíduos saudáveis, após infecções, uso de medicamentos ou até mesmo imunizações, porém não costumam persistir por mais de 12 semanas
- Os aPL aumentam a positividade com o avanço da idade (como observado em idosos)
- Entre pacientes com lúpus, 40% podem apresentar aPL, mas apenas 20% destes desenvolverão SAF
- A presença isolada de aPL não configura a SAF, sendo necessária a ocorrência de fenômeno trombótico (em crianças) e/ou morbidade gestacional (adolescentes e adultos)
- O LAC pode ser falso-negativo na fase aguda de um evento trombótico (SAF soronegativa), devendo ser repetido posteriormente caso a suspeita clínica seja alta. O uso de anticoagulantes como o antagonista da vitamina K (cumarínico) pode gerar resultados falso-negativos
- Pacientes com SAF podem apresentar VDRL falso-positivo
- Sempre que possível, a dosagem dos anticorpos deve ser realizada antes do início da anticoagulação, pois ainda não há ensaios padronizados para contornar possíveis falsos resultados
- São considerados médios-altos títulos de aPL: aCL IgM e/ou IgG > 40 unidades (MPL ou GPL) ou > p99 mensurado pelo método ELISA; anti-beta2-GPI IgM e/ou IgG > p99 também pelo método ELISA
- O perfil de aPL pode ser considerado de baixo ou alto risco: (a) Alto risco: LAC positivo (duas vezes, com intervalo mínimo de 12 semanas) *ou* 2 anticorpos (LAC, aCL *ou* anti-beta2-GPI) *ou* triplo positivo *ou* presença de aPL em altos títulos persistentemente positivo; (b) Baixo risco: aCL ou anti-beta2-GPI isolados em baixo título, principalmente quando ocorrem de forma transitória

Fonte: Adaptado de Favaloro et al., 2019;[12] Tektonidou et al., 2019.[13]

**Quadro 4** Diferenças entre SAF em adultos e SAF pediátrica

| SAF pediátrica | SAF em adultos |
|---|---|
| Morbidade gestacional raramente é vista, uma vez que a incidência de gravidez na faixa etária pediátrica costuma se limitar a adolescentes | A doença geralmente se manifesta com sintomas trombóticos ou desfechos obstétricos |
| Não há critérios classificatórios específicos para esta população | Os critérios de Sapporo revisados são utilizados em pesquisa clínica. São confiáveis, reprodutíveis e têm boa especificidade e sensibilidade nesta população |
| Não costuma haver outros fatores de risco para trombose | Pode haver fatores de risco adicionais para trombose, como hipertensão e aterosclerose |

*(continua)*

**Quadro 4** Diferenças entre SAF em adultos e SAF pediátrica *(continuação)*

| SAF pediátrica | SAF em adultos |
|---|---|
| Incidência uniforme entre os gêneros | Predomínio do gênero feminino (5:1) |
| SAF primária ocorre em 38-50% dos casos | SAF primária é responsável por > 50% dos casos |
| O sintoma mais comum é a TVP, mais frequente em membros inferiores | Os pacientes podem apresentar eventos trombóticos ou morbidade gestacional |
| Entre os aPL, aCL é o mais comum (80%) | aCL são identificados em pouco mais da metade dos adultos com SAF |

Fonte: Adaptado de Wincup e Ioannou, 2018.[1]

Na tentativa de homogeneizar grupos de pacientes para estudos científicos, foram desenvolvidos critérios classificatórios para SAF em adultos (Quadro 5).[5] Ainda não foram desenvolvidos critérios específicos para a SAF pediátrica, e a replicação dos critérios validados para a população adulta nessa faixa etária deve ser cautelosa. Além disso, é importante considerar que os critérios são classificatórios e não suplantam o julgamento clínico.

## TRATAMENTO

O principal alvo terapêutico na SAF é o fenômeno trombótico. As outras manifestações, apesar de fazerem parte da síndrome, ainda não foram contempladas nos critérios diagnósticos e não possuem diretrizes quanto ao tratamento. É importante salientar que o paciente pediátrico com suspeita ou diagnóstico confirmado de SAF deve ser acompanhado pelo reumatologista pediátrico, dada a variabilidade de manifestações clínicas e a frequente associação com outras doenças autoimunes, que podem surgir tardiamente. Pacientes com fenômenos trombóticos no contexto de SAF (com persistência de anticorpos dosados com mais de 12 semanas de intervalo) necessitam de anticoagulação perene, pois a suspensão pode ocasionar recorrência de eventos trombóticos em até 60% dos casos, conforme estudo pediátrico.[11-14]

O anticoagulante de eleição para o tratamento da trombose arterial ou venosa é o antagonista da vitamina K (cumarínico), por ser administrado por via oral, com o objetivo de atingir INR terapêutico entre 2-3. A heparina de baixo peso molecular ou não fracionada também pode ser utilizada no contexto hospitalar e nos primeiros dias para transição para anticoagulação oral. Outros anticoagulantes, como os inibidores diretos da trombina ou do fator Xa não possuem ainda aprovação na população pediátrica (< 18 anos) e, em estudos de pacientes adultos com SAF, tiveram resultados controversos.[11-15]

**Quadro 5** Critérios classificatórios de Sapporo revisados para o diagnóstico de SAF

| Critérios clínicos | |
|---|---|
| **Trombose vascular*** | Um ou mais episódios clínicos de trombose arterial, venosa ou de pequenos vasos em qualquer tecido ou órgão, confirmado por estudos de imagem ou histopatologia (sem inflamação significativa da parede dos vasos) |
| **Morbidade gestacional** | Uma ou mais mortes fetais inexplicáveis com mais de 10 semanas de gestação com morfologia normal documentada por US ou exame direto do feto<br>*ou*<br>Um ou mais partos prematuros de feto normal com menos de 34 semanas de gestação em virtude de pré-eclâmpsia grave, eclâmpsia ou insuficiência placentária<br>*ou*<br>Três ou mais abortos espontâneos consecutivos inexplicáveis com menos de 10 semanas de gestação, excluídas anormalidades anatômicas ou hormonais maternas e causas cromossômicas paternas e maternas |
| Critérios laboratoriais | |
| **Anticorpos antifosfolípides (aPL)** | Anticorpo anticardiolipina (aCL) IgG e/ou IgM presente no soro ou no plasma em títulos moderados/altos (> 40 ou > percentil 99)** em 2 ou mais ocasiões, com pelo menos 12 semanas de intervalo, medido por um teste ELISA padronizado<br>*e/ou*<br>Anticoagulante lúpico (LAC) presente no plasma em 2 ou mais ocasiões, com intervalo de pelo menos 12 semanas, detectado de acordo com as diretrizes da Sociedade Internacional de Trombose e Hemostasia<br>*e/ou*<br>Anticorpo anti-beta2-glicoproteína-I (beta2-GPI) IgG e/ou IgM presente no soro ou no plasma, com título > percentil 99, em duas ou mais ocasiões, com intervalo de pelo menos 12 semanas, medido por um teste ELISA padronizado |
| SAF definitiva | |
| Deve-se atender a pelo menos um critério clínico e um laboratorial para o diagnóstico da síndrome do anticorpo antifosfolípide*** | |

*A coexistência de fatores de risco hereditários ou adquiridos para trombose não é suficiente para afastar o diagnóstico de SAF. Trombose venosa superficial não está incluída entre os critérios.
**Os pontos de corte para dosagem de aPL em adultos têm sido questionados em alguns estudos de SAF pediátrica.
***Sugere-se que não se defina SAF quando menos de 12 semanas ou mais de 5 anos separarem um evento clínico de um teste laboratorial positivo.

Fonte: Adaptado de Miyakis et al., 2006.[5]

Pacientes com LESJ e aPL persistentes podem se beneficiar da associação da hidroxicloroquina com o ácido acetilsalicílico como profilaxia de eventos trombóticos, ainda que essa conduta seja questionável. Os eventos arteriais devem ser tratados com anticoagulação e, em casos recorrentes, pode ser utilizado um alvo maior de INR entre 3-4.[11]

Os quadros de SAF catastrófica (CAPS) devem ser tratados agressivamente com a associação de anticoagulação (heparina), corticosteroides em altas doses, plasmaférese com ou sem associação de imunoglobulina intravenosa, em razão da alta letalidade.[11]

## PREVENÇÃO/PROGNÓSTICO

Em termos de morbidade, a SAF é acompanhada de alto impacto psicológico (especialmente nas pacientes do sexo feminino que enfrentam desfechos obstétricos). O uso prolongado de medicações e as sequelas após eventos vasculares parecem ser os principais fatores que interferem na qualidade de vida dos pacientes.[6] Na população pediátrica, especificamente, as taxas de adesão terapêutica são menores e pode haver prejuízo na aprendizagem e sociabilidade.[1]

É importante lembrar sobre a síndrome pós-trombótica (SPT), complicação da trombose venosa profunda, subdiagnosticada na população pediátrica, que pode cursar com dor, aperto, sensação de membro cansado, parestesia, edema e incapacidade funcional, dificultando a realização de atividades físicas.[7]

Um estudo prospectivo que acompanhou 1.000 pacientes com SAF ao longo de 10 anos encontrou uma taxa de sobrevida reduzida de 90,7% em 10 anos. As principais causas de óbito incluíram trombose (31%), sepse (27%), malignidade (14%), hemorragia (11%), LES (8%) e SAF catastrófica (5%).[9]

## DESAFIOS ATUAIS

- Necessidade de estudos multicêntricos pediátricos para avaliar as manifestações ainda não incluídas nos critérios diagnósticos, tratamento e acompanhamento desses pacientes.
- Monitorização da anticoagulação nos pacientes pediátricos, principalmente pelo fato de o cumarínico sofrer alta variabilidade com fatores externos, como alimentação e medicamentos, e pelo alto risco de recorrência de eventos trombóticos em pacientes fora do alvo terapêutico.
- Encaminhamento precoce de pacientes pediátricos com tromboses sem fatores de risco evidentes (como em sítios de cateter, por exemplo), eventos trombóticos graves (embolia pulmonar, acidente vascular cerebral) e em sítios atípicos (trombose supra-hepática, mesentérica, renal) para serem investigados e acompanhados por reumatologistas pediátricos.
- Conscientização quanto à importância da investigação para SAF em pacientes com trombocitopenia imune (PTI) crônica.

## ORIENTAÇÕES AOS PAIS

Os pais devem estar cientes sobre a gravidade da doença e a importância da anticoagulação perene como única forma de evitar novos eventos trombóticos. Os pacientes devem ser frequentemente monitorizados para que seja garantido o alvo terapêutico (INR 2-3), o que é fundamental para controle das manifestações.

Durante a consulta devem ser mencionados os fatores que possam interferir com o efeito dos anticoagulantes, como alimentação e uso de medicamentos.

Os pais devem ser orientados para sempre informarem o médico sobre a introdução de qualquer medicamento.

Deve ser explicado sobre o risco de sangramento com uso dos anticoagulantes e a limitação de atividades traumáticas.

## ✓ CONCLUSÃO

- A SAF é uma doença grave e potencialmente fatal, sobretudo em virtude dos fenômenos tromboembólicos, devendo ser acompanhada de forma rigorosa com o pediatra e o reumatologista pediátrico para avaliar também o surgimento de outros sinais e/ou sintomas da doença.
- Na população pediátrica, o diagnóstico de SAF se baseia na associação de fenômenos tromboembólicos com a presença, em caráter persistente (> 12 semanas), dos anticorpos antifosfolípides (aPL).
- A pesquisa de aPL deve incluir sempre o anticoagulante lúpico (LAC), anticardiolipina (aCL) IgM e IgG e a anti-beta2-glicoproteína-I (anti-beta2-GPI) IgM e IgG para identificar em qual grupo de risco (baixo ou alto) esse paciente se encontra.
- Na fase aguda do evento tromboembólico, os anticorpos podem estar falsamente negativos. Caso haja suspeita clínica de SAF, esses devem ser repetidos posteriormente.
- A anticoagulação perene é necessária e até o momento não existem estudos suficientes para orientar o prazo de suspensão.
- Os anticoagulantes orais diretos, como inibidores do fator Xa e trombina (fator II), não são aprovados para menores de 18 anos e estudos em adultos com SAF mostraram resultados contraditórios, permanecendo o antagonista da vitamina K como anticoagulante oral de eleição.
- Os pacientes com SAF devem ser frequentemente monitorizados com INR para que seja garantida a anticoagulação terapêutica, evitando, assim, recorrência de eventos tromboembólicos.

# REFERÊNCIAS BIBLIOGRÁFICAS


1. Wincup C, Ioannou Y. The differences between childhood and adult onset antiphospholipid syndrome. Front Pediatr. 2018; 6:362.
2. Wysokinska EM, Ortel TL. Antiphospholipid syndrome. In: C Kitchens CS, Konkle BA, Kessler CM (eds.). Consultative hemostasis and thrombosis. 4.ed. Philadelphia: Elsevier Health Sciences, 2019. p.24543-25978.
3. Gómez-Puerta JA, Cervera R. Diagnosis and classification of the antiphospholipid syndrome. J Autoimmun. 2014; 48-49:20-5.
4. Biggioggero M, Meroni PL. The geoepidemiology of the antiphospholipid antibody syndrome. Autoimmun Rev. 2010; 9(5):A299-304.
5. Miyakis S, Lockshin MD, Atsumi T, Branch DW, Brey RL, Cervera R et al. International consensus statement on an update of the classification criteria for definite antiphospholipid syndrome (APS). J Thromb Haemost. 2006; 4(2):295-306.
6. Hernández-Molina G, González-Pérez I, Pacheco-Molina C, Cabral AR. Quality of life in patients with antiphospholipid syndrome is related to disease burden and anticoagulant therapy. Int J Rheum Dis. 2017; 20(6):755-9.
7. Avila ML, Stinson J, Lumia C, Williams S, Montoya MI, Feldman BM et al. Characteristics of pain, other symptoms and function in pediatric post-thrombotic syndrome. Res Pract Thromb Haemost. 2018; 2(2):334-8.
8. Lackner KJ, Müller-Calleja N. Diagnosis and management of the antiphospholipid syndrome. N Engl J Med. 2018; 379(13):1290.
9. Erkan D, Zuily S. Clinical manifestations of antiphospholipid syndrome. UpToDate. Última atualização em 21/01/2019. Disponível em: https://www.uptodate.com/contents/clinical-manifestations-of-antiphospholipid-syndrome; acesso em: 13 de julho de 2020.
10. Go EJL, O'Neil KM. The catastrophic antiphospholipid syndrome in children. Curr Opin Rheumatol. 2017; 29(5):516-22.
11. Tarango C, Palumbo JS. Antiphospholipid syndrome in pediatric patients. Curr Opin Hematol. 2019; 26(5):366-71.
12. Favaloro EJ, Mohammed S, Curnow J, Pasalic L. Laboratory testing for lupus anticoagulant (LA) in patients taking direct oral anticoagulants (DOACs): potential for false positives and false negatives. Pathology. 2019; 51(3):292-300.
13. Tektonidou MG, Andreoli L, Limper M, Amoura Z, Cervera R, Costedoat-Chalumeau N et al. EULAR recommendations for the management of antiphospholipid syndrome in adults. Ann Rheum Dis. 2019; 78(10):1296-304.
14. Nageswara Rao AA, Elwood K, Kaur D, Warad DM, Rodriguez V. A retrospective review of pediatric antiphospholipid syndrome and thrombosis outcomes. Blood Coagul Fibrinolysis. 2017; 28(3):205-10.
15. Peleg H, Naparstek Y, Regola F, Tincani A, Pengo V, Denas G. Can we use NOACS in APS? Autoimmun Rev. 2019; 18(12):102408.

SEÇÃO VI

# VASCULITES PRIMÁRIAS

20

# VASCULITE MEDIADA POR IMUNOGLOBULINA A

*Júlia Maria Gomes Vitor*

**OBJETIVOS**

- ✓ Definir o conceito e descrever as manifestações clínicas da vasculite por imunoglobulina A (IgAV).
- ✓ Descrever os critérios de classificação que auxiliam no diagnóstico.
- ✓ Destacar as principais complicações, visando ao tratamento precoce.
- ✓ Ressaltar a importância do acompanhamento regular para diminuir o impacto dos danos renais em longo prazo.

## INTRODUÇÃO

A vasculite por imunoglobulina A (IgAV), anteriormente conhecida como púrpura de Henoch-Schönlein, é a forma mais comum de vasculite sistêmica primária na infância.

É uma vasculite leucocitoclástica, não trombocitopênica, que envolve predominantemente vasos de pequeno calibre e ocorre em decorrência da deposição de IgA na parede dos vasos.[1,2]

## ASPECTOS EPIDEMIOLÓGICOS

A IgAV pode ocorrer em qualquer idade, mesmo na idade adulta, mas é muito mais frequente na infância, atingindo pico entre 4 e 6 anos, sendo sua ocorrência, em 90% dos casos, em menores de 10 anos. Possui uma incidência relatada de 3 a 27 crianças por 100.000 habitantes.[1,2]

Nas crianças, apresenta uma discreta predominância no sexo masculino (proporção 1,5:1), pode ocorrer em qualquer etnia e é mais comum na população asiática.[2]

A IgAV demonstra ocorrência sazonal, implicando um papel para fatores desencadeantes ambientais e variação geográfica. A maioria dos casos da IgAV ocorre no outono e inverno e, embora não se tenha um gatilho identificado, autores propõem associação com agentes virais e bacterianos (vírus sincicial respiratório, influenza, parainfluenza, parvovírus B19, cepas de estreptococos), picadas de inseto, doenças malignas, medicamentos e vacinas.[2-5] No entanto, estudos não revelaram que a vacinação aumente o risco de IgAV.[2,6]

## FISIOPATOLOGIA

Muito pouco se sabe sobre a fisiopatologia exata dessa condição. Acredita-se que a glicosilação anormal da subclasse IgA1 seja um fenômeno importante na fisiopatologia.[2]

Danos endoteliais, infiltrados leucocitários perivasculares, quimiocinas e citocinas são fatores importantes na patogênese da IgAV. A ativação do complemento, a lesão celular e a deposição vascular de complexos imunes contendo IgA sugerem uma resposta imune desregulada mediada por IgA a um antígeno. Por meio da ligação e ativação de fatores do complemento, a IgA reage de maneira cruzada com as células endoteliais, causando dano celular.[3]

Existem muitos estudos de associação do genoma que demonstram a influência de mutações na predisposição a essa condição e na forma como a doença se manifesta. Os fatores de risco genéticos específicos para adquirir a doença, que até agora foram identificados, incluem genes que codificam para as vias inflamatórias nos próprios vasos sanguíneos e aqueles que codificam no rim.

Portanto, é evidente que essa não é uma condição associada a uma única mutação genética, mas uma combinação de fatores de risco e de suscetibilidade individual que contribuem para o início e a gravidade da doença, quando combinados com fatores desencadeantes ambientais.[2]

## QUADRO CLÍNICO

As manifestações clínicas dependem da extensão da vasculite e a apresentação clínica clássica é a tétrade de púrpura palpável, artrite ou artralgia não erosiva, envolvimento gastrintestinal e doença renal. A ordem de apresentação pode variar.[5,7]

O início geralmente é agudo, com vários sintomas apresentando-se de forma simultânea, ou de instalação ao longo de dias a semanas. Sintomas constitucionais podem estar presentes, como febre e mal-estar no início da doença.[3,7]

## Manifestações cutâneas

A erupção cutânea é a manifestação inicial em 50% das crianças e geralmente inicia com petéquia ou púrpura palpável.[7] Ocasionalmente se apresenta como lesão urticariforme. As lesões podem se fundir e evoluir para equimoses, podendo também se transformar em lesões bolhosas ou necróticas.[2,3]

A erupção cutânea tem predomínio nas extremidades inferiores e nas nádegas de forma simétrica, mas até um terço dos pacientes apresenta envolvimento das extremidades superiores e, menos comumente, do tronco.[2,3]

É muito raro ocorrer envolvimento da face, embora possa ser visto em casos mais graves, mas nunca isoladamente.[2]

Vários surtos com novas lesões podem seguir de modo intermitente durante a evolução e, em 4-6 semanas, as lesões purpúricas tendem a regredir, involuir para máculas acastanhadas e finalmente desaparecer sem deixar cicatrizes.[7]

## Manifestações articulares

Até 70-90% dos pacientes terão envolvimento musculoesquelético com artralgia ou artrite, geralmente migratória, que tende a ter um padrão oligoarticular (quatro ou menos articulações), com predileção pelas articulações dos membros inferiores.[2,4] As articulações dos pés e tornozelos são as mais comumente envolvidas, seguidas pelos joelhos, punhos e cotovelos.[2] O envolvimento articular às vezes precede o quadro cutâneo. As manifestações articulares são transitórias, duram alguns dias e desaparecem sem deixar sequelas.[2,7]

## Manifestações gastrintestinais

O envolvimento do trato gastrintestinal (TGI) ocorre em até 75% dos pacientes e geralmente se manifesta por dor abdominal difusa e intensa tipo cólica, náuseas, vômitos e diarreia.[2,4] Em geral a IgAV afeta os vasos da parede intestinal e resulta em sangramento gastrintestinal agudo (melena ou hematêmese), que pode ser grave e com risco de vida. O sangramento gastrintestinal tem sido associado à necessidade de uma internação mais longa e, em casos graves, justifica tratamento imunossupressor. Intussuscepção, perfurações e infartos intestinais decorrentes da inflamação do TGI também podem ocorrer e são emergência cirúrgica. As manifestações gastrintestinais podem preceder as manifestações cutâneas por alguns dias ou uma semana, em 10 a 40% dos pacientes, e isso às vezes pode levar à confusão clínica até que a erupção cutânea apareça.[2,3]

### Manifestações renais

O envolvimento renal é a manifestação mais grave da IgAV, pois é o único órgão ligado à morbimortalidade em longo prazo.[3] Geralmente é assintomático e requer acompanhamento precoce e frequente dos pacientes.[2,4]

As manifestações variam de hematúria microscópica isolada, que é o achado mais comum e geralmente se desenvolve dentro de quatro semanas após o início da doença, e proteinúria leve a síndrome nefrótica, nefrítica e insuficiência renal.[3]

É observado em cerca de 20-55% dos pacientes, a maioria dos quais com um curso renal leve, com boas chances de resolução espontânea.[2,3]

Crianças sem sintomas renais durante os primeiros seis meses após o início da IgAV provavelmente não desenvolverão danos renais em longo prazo.[3]

### Outras manifestações

Manifestações clínicas menos comuns da IgAV incluem vasculite cerebral, inflamação testicular e hemorragia pulmonar.[3]

A inflamação testicular (orquite) ocorre em até 14% dos meninos, que apresentam dor e edema, simulando um quadro de torção testicular.[2] Pode ser acompanhada de púrpura na bolsa escrotal.[7]

O envolvimento do sistema nervoso central é muito raro e se manifesta como convulsões, fraqueza, alterações visuais e alteração do nível de consciência.[2] Embora as manifestações neurológicas graves sejam raras, manifestações clínicas leves da doença do SNC podem passar despercebidas.[5]

O envolvimento pulmonar geralmente ocorre em adultos e manifesta-se como hemorragia alveolar ou doença intersticial.[4]

## PROPEDÊUTICA

Não existem alterações laboratoriais específicas para a IgAV, o que torna imprescindível a realização de anamnese detalhada e exame físico completo.

O hemograma pode revelar anemia, mas geralmente a série vermelha é normal, leucocitose com desvio e plaquetas normais ou aumentadas.[4] Os testes de coagulação são normais.[7] A velocidade de hemossedimentação (VHS) e a proteína C reativa (PCR) podem estar pouco ou moderadamente elevadas.[4,7]

O diagnóstico se baseia na anamnese e no exame físico, apoiados por critérios de classificação clínicos e achados de exames complementares.[1]

Os critérios revisados pela EULAR/PRINTO/PRES foram publicados em 2010 e são o padrão-ouro para o diagnóstico de IgAV (Quadro 1). A sensibilidade é de 100% e a especificidade de 87%, quando aplicados em crianças.[2,3]

**Quadro 1** Critérios de classificação para a vasculite mediada por IgA (IgAV) na infância, desenvolvidos por EULAR/PRINTO/PRES

| |
|---|
| ▪ **Critério obrigatório:** púrpura ou petéquias com predominância em membros inferiores |
| ▪ **Pelo menos 1 dos 4 critérios abaixo** |
| 1. Dor abdominal difusa com início agudo (pode incluir intussuscepção e sangramento gastrintestinal) |
| 2. Histopatologia mostrando vasculite leucocitoclástica ou glomerulonefrite proliferativa, com depósitos predominantes de imunoglobulina A (IgA) |
| 3. Artrite ou artralgia de início agudo |
| 4. Envolvimento renal na forma de proteinúria ou hematúria |

Fonte: Ozen et al., 2019;[1] Oni e Sampath, 2019;[2] Hetland et al., 2017.[3]

Na dor abdominal intensa, a ultrassonografia (US) deve ser realizada para excluir intussuscepção intestinal.[1]

Em caso de erupção cutânea atípica (como lesões extensas ou lesões difusamente distribuídas), torna-se necessária a realização de biópsia de pele incluindo coloração específica por imunofluorescência (IF) para IgA, a fim de excluir diagnósticos diferenciais.[1] No entanto, a ausência de depósitos de IgA à imunofluorescência na biópsia não exclui o diagnóstico de IgAV.

As características histológicas da IgAV envolvendo a pele são as de uma vasculite leucocitoclástica que afeta principalmente os pequenos vasos superficiais. As paredes dos vasos são infiltradas por granulócitos, que em parte se degeneram e formam restos de material nuclear (leucocitoclasia). As paredes dos vasos estão espessadas e podem ser necróticas em virtude da exsudação de neutrófilos e quantidades variáveis de fibrina. Na imunofluorescência direta, IgA e, eventualmente, o complemento C3 podem ser vistos depositados nas paredes dos vasos.[3]

O envolvimento renal deve ser investigado usando a taxa de filtração glomerular estimada (TFGe), exames de elementos anormais e sedimento urinário (EAS) para pesquisa de hematúria, cilindros, e aferição de proteinúria em urina de 24 horas e relação proteína:creatinina (RPC) em amostra única de urina. Recomenda-se a realização de biópsia renal em caso de TFGe comprometida ou se houver proteinúria grave ou persistente.[1] A histologia revela deposição de complexos imunes de IgA no mesângio renal, acompanhada de lesão que varia de proliferação mesangial leve a glomerulonefrite grave com formação crescente.[4]

## TRATAMENTO

A maioria dos casos de IgAV em crianças melhora espontaneamente e não requer nenhum tratamento específico, sendo necessárias apenas medidas de suporte e analgesia adequada.[1,2,5,8]

No entanto, algumas crianças podem apresentar complicações e as opções de tratamento dependem do tipo e gravidade do envolvimento de órgãos.[1-5,8]

Analgésicos comuns e anti-inflamatórios não hormonais (AINH), como ibuprofeno, podem ser utilizados para alívio da dor nos casos de envolvimento musculoesquelético. Os AINH não são contraindicados na ausência de nefrite ou na presença de hematúria microscópica isolada.[1,2,4]

O uso rotineiro de corticosteroides sistêmicos não deve ser estimulado, mas em algumas situações o seu uso está indicado.

O envolvimento gastrintestinal que inclui dor abdominal intensa, difusa, não tolerável, e/ou hemorragia gastrintestinal se beneficiará com o tratamento com corticosteroides por via intravenosa,[2,8] que deverá ser instituído prontamente para alívio dos sintomas, além de prevenir as possíveis complicações cirúrgicas, como os raros casos de intussuscepção e isquemia intestinal.[1,8] O uso de inibidores de bomba de prótons está indicado. No caso de complicações gastrintestinais refratárias, medicações imunossupressoras poderão ser melhores opções de tratamento para controle do quadro.[1-4]

Atualmente as recomendações terapêuticas para nefrite por IgAV ainda não são consenso universal. A principal prioridade é evitar danos renais permanentes. Há evidências que apoiam o uso benéfico, em longo prazo, do inibidor da enzima conversora de angiotensina (IECA) ou bloqueador do receptor de angiotensina (BRA) em crianças com proteinúria persistente (> 3 meses de duração), visando a prevenir e/ou limitar lesão glomerular secundária.[1,2]

Não há consenso sobre o papel da imunossupressão no tratamento da nefrite por IgAV, mas as recomendações atuais, com as evidências disponíveis, recomendam:

- Corticoide oral para doença renal leve (função renal normal e proteinúria leve/moderada, geralmente classe II, ou IIIa nas alterações histológicas).
- Corticoide oral ou intravenoso associado a imunossupressores, como azatioprina, micofenolato de mofetila, ciclofosfamida intravenosa, para nefrite moderada e grave, avaliando cada caso individualmente.[1,2]

O tratamento imunossupressor profilático para prevenir o desenvolvimento de nefrite por IgAV não é indicado.[1,8]

O uso de corticosteroides também deve ser considerado nos casos de orquite, hemorragia pulmonar e vasculite cerebral.[1,4,8] Além disso, casos refratários de artrite e raros casos de envolvimento cutâneo com erupção bolhosa ou necrótica que comprometem a integridade da pele podem necessitar de tratamento com corticosteroides sistêmicos.[2]

De modo geral, o acompanhamento é ambulatorial, mas a internação é recomendada para pacientes com dor abdominal intensa, sangramento gastrintestinal significativo, envolvimento renal grave ou em casos que necessitem confirmação de diagnóstico.[8]

## PROGNÓSTICO

A IgAV pode ter curso agudo, recorrente ou crônico.[9] É tipicamente uma vasculite com remissão espontânea e, na maioria dos casos, tem um curso autolimitado dentro de 4 a 6 semanas. Podem ocorrer recaídas em um terço dos pacientes, geralmente dentro de 1 ano após a apresentação inicial, e seu prognóstico em longo prazo depende da extensão do envolvimento renal inicial.[2,4,10] As alterações renais observadas em pacientes com nefrite por IgAV geralmente são autolimitadas com hematúria microscópica transitória e/ou proteinúria leve nos primeiros três meses após o diagnóstico.[9] No entanto, complicações como hipertensão e doença renal crônica foram observadas até 10 anos após um episódio de IgAV,[4] sendo assim, há consenso de que todos os pacientes com IgAV devem ter monitoração renal por pelo menos 6 meses após o episódio agudo, mesmo se a urina inicial estiver normal.

Para os casos de crianças com envolvimento renal mínimo ou inexistente (normotenso, sem proteinúria significativa e apenas hematúria microscópica), é indicado acompanhamento semanal por 4 semanas, quinzenal no segundo mês, mensal por 4 meses e depois, anualmente.[10]

## DESAFIOS ATUAIS

Apesar de ser uma vasculite comum na prática pediátrica, ainda não existem recomendações baseadas em evidências sobre o tratamento de IgAV em crianças. Faltam estudos controlados a respeito, principalmente com relação ao manejo do acometimento renal. Como consequência disso os regimes de tratamento diferem amplamente. Há necessidade de evidências de alta qualidade com ensaios clínicos randomizados para o tratamento de nefrite por IgAV.

## ORIENTAÇÕES AOS PAIS

Os pais devem ser orientados e tranquilizados quanto ao caráter benigno da doença, no entanto, deve ser esclarecida a evolução natural da doença, o caráter recorrente das lesões cutâneas e, principalmente, a necessidade de acompanhamento regular para avaliação das possíveis alterações renais.

## ✓ CONCLUSÃO

A IgAV é uma vasculite multissistêmica que apresenta em geral excelente prognóstico na faixa etária pediátrica, entretanto, quando associada a complicações renais, aumenta a morbimortalidade dos pacientes pediátricos.

São necessários estudos multicêntricos com o objetivo de definir a melhor forma de abordagem dos pacientes que apresentam acometimento renal grave, visando a minimizar os riscos e consequências em longo prazo.

## REFERÊNCIAS BIBLIOGRÁFICAS

1. Ozen S, Marks SD, Brogan P, Groot N, de Graeff N, Avcin T et al. European consensus-based recommendations for diagnosis and treatment of immunoglobulin A vasculitis – the SHARE initiative. Rheumatology (Oxford). 2019; 58(9):1607-16.
2. Oni L, Sampath S. Childhood IgA Vasculitis (Henoch Schonlein Purpura) – Advances and knowledge gaps. Front. Pediatr. 2019; 7(257):1-10.
3. Hetland LE, Kjærsti, Susrud KS, Lindahl KH, Bygum A. Henoch-Schönlein Purpura: A literature review. Acta Derm Venereol. 2017; 97(10):1160-6.
4. Reid-Adam J. Henoch-Schönlein Purpura. Pediatr Rev. 2014; 35(10):447-9.
5. Barut K, Sahin S, Kasapcopur O. Pediatric vasculitis. Curr Opin Rheumatol. 2016; 28(1): 29-38.
6. Ozen S. Recent advances in childhood vasculitis. Curr Opin Rheumatol. 2017; 29(5):530-4.
7. Oliveira SKF. Púrpura de Henoch-Schönlein. In: Oliveira SKF. Reumatologia para pediatras. 2.ed. Rio de Janeiro: Revinter, 2014. p.254-59.
8. Bhimma R. Henoch-Schönlein Purpura Treatment & Management. Medscape. Updated: Mar 14, 2019. Disponível em: https://emedicine.medscape.com/article/984105-treatment; acesso em: 12 de julho de 2020.
9. Buscatti IM, Casella BB, Aikawa NE, Watanabe A, Farhat SCL, Campos LMA et al. Henoch-Schönlein purpura nephritis: initial risk factors and outcomes in a Latin American tertiary center. Clin Rheumatol. 2018; 37(5):1319-24.
10. Nicoara O, Twombley K. Immunoglobulin A nephropathy and immunoglobulin A vasculitis. Pediatr Clin North Am. 2019; 66(1):101-10.

21

# DOENÇA DE KAWASAKI

*Alessandra Fonseca Graça da Silva*
*Rozana Gasparello de Almeida*

**OBJETIVOS**

- ✓ Conceituar a doença de Kawasaki.
- ✓ Abordar a propedêutica da doença, descrevendo os critérios diagnósticos.
- ✓ Descrever o tratamento preconizado.

## INTRODUÇÃO

A doença de Kawasaki, antes denominada como síndrome mucocutânea linfonodal, foi inicialmente descrita em 1967 por Tomisaku Kawasaki.[1] É uma vasculite aguda multissistêmica febril que acomete artérias de pequeno e médio calibres, tendo predileção pelas artérias coronárias. Essa inflamação pode levar à formação de dilatações e aneurismas. Ocorre na faixa etária pediátrica, sendo a principal causa de cardiopatia adquirida em crianças nos países desenvolvidos.[1,2,3]

## ASPECTOS EPIDEMIOLÓGICOS

A doença de Kawasaki afeta predominantemente crianças menores de 5 anos de idade (85% dos casos) com pico de incidência na faixa etária de 1 a 4 anos.[1-3] É rara em crianças maiores de 8 anos e em adultos. Acomete preferencialmente o sexo masculino em uma razão de gêneros de 1,5:1.[3] Ocorre em todos os grupos étnicos, sendo o povo asiático 5 a 10 vezes mais acometido que o caucasiano.[3] Em cerca de 1% dos casos há relato de história familiar de casos semelhantes.[3]

Os adultos também podem ser acometidos, apresentando uma morbimortalidade mais alta que a do grupo pediátrico.[3]

## FISIOPATOLOGIA

Vários estudos clínicos já tentaram determinar sua etiologia: desencadeada por alérgenos proteicos, vírus, bactérias, mas sua causa específica continua desconhecida. Sabe-se que é uma vasculite imunomediada, desencadeada por um provável agente infeccioso, com uma ativação anormal da resposta imune em indivíduos geneticamente predispostos. O vírus Epstein-Barr é um dos agentes infecciosos mais investigados. O caráter sazonal no surgimento de casos de doença de Kawasaki corrobora a hipótese infecciosa.[1-3]

É classificada como uma vasculite com predomínio de acometimento de médios vasos.[4,5] Nos estágios iniciais da vasculite, ocorre edema de células endoteliais, seguido de edema da camada adventícia. Nas coronárias, o edema e necrose muscular na camada média podem ser observados, com progressão do processo inflamatório, levando ao comprometimento de todo o vaso e, com isso, à destruição das lâminas elásticas, com perda da estrutura/elasticidade deste. Os diferentes estágios de evolução da vasculite explicam as fases clínicas da doença e sua sintomatologia.[3]

## QUADRO CLÍNICO

O quadro clínico pode ser dividido em fases. A fase aguda se inicia com febre alta persistente (geralmente acima de 39°C), que dura mais de 5-7 dias e não melhora com o uso de antibióticos. Tendo como característica ser uma doença autolimitada, a febre dura em média cerca de 12 dias. Em alguns casos, a febre pode ser mais prolongada, havendo relatos de febre por 45 dias ou mais. No início, pode apresentar sinais semelhantes a um quadro de infecção de vias aéreas superiores ou de gastrenterite, com coriza, obstrução nasal, tosse, mal-estar geral, além de dor abdominal, náuseas, vômitos, diarreia e distensão abdominal. Alguns pacientes apresentam artralgia em membros inferiores e superiores, podendo ter até artrite de pequenas e grandes articulações e miosite, levando à incapacidade funcional.[1-3,6]

Cerca de 85% dos pacientes podem ter conjuntivite, com hiperemia conjuntival bilateral caracteristicamente não purulenta. Essa manifestação ocorre no início do quadro, podendo se prolongar por até um mês. A uveíte anterior é outra manifestação descrita, diagnosticada apenas se o paciente for examinado por um oftalmologista no período da fase aguda e durante a fase subaguda.[2,3,6]

As alterações na cavidade oral, presentes em 90% dos casos, podem ser de vários tipos, como secura, fissura e vermelhidão dos lábios, hiperemia difusa da orofaringe com proeminência das papilas linguais (o que gera o aspecto semelhante a "língua em morango"). Não ocorrem lesões ulcerativas ou exsudato em orofaringe.[2,3,6]

Ainda na fase aguda, cerca de 80 a 90% dos pacientes podem apresentar um exantema difuso polimórfico, sendo em sua grande maioria maculopapular eritematoso, mas sem lesões vesiculares/bolhosas nem prurido. Surge nos primeiros 5 dias de febre, predominando em tronco e períneo e durando cerca de 3 dias.[2,3,6]

De forma menos frequente (50 a 75%), pode surgir linfonodomegalia, geralmente na região cervical, unilateral, de consistência fibroelástica e com pelo menos 1,5 cm de diâmetro.[2,3]

As alterações nas extremidades, presentes em 70 a 85% dos casos, se manifestam como uma intensa hiperemia palmar e plantar e edema de dorso de mãos e pés, que podem chegar a impedir a criança de andar e fazer algumas atividades. Após a 1ª semana de febre, já na fase subaguda, o paciente pode evoluir com descamação periungueal, palmar, plantar ou generalizada, sendo muitas vezes acentuada em região perineal.[2,3,6]

A irritabilidade ou alteração do nível de consciência é bastante comum e pode ser a manifestação de uma meningite asséptica. Outras manifestações menos frequentes do sistema nervoso são convulsão, ataxia, acometimento de pares cranianos (paralisia facial periférica), hipoacusia neurossensorial e secreção inapropriada de hormônio antidiurético.[2,3,6,7]

Em casos mais raros, o acometimento do aparelho gastrintestinal pode levar à insuficiência hepática, colestase, pancreatite e hidropsia de vesícula biliar (responsável por muitos dos casos de dor abdominal). No aparelho urinário, é possível ocorrer uretrite, proteinúria e piúria com urina estéril.[2,3,6,7] Miosite, artrite de pequenas e grandes articulações podem ocorrer em 10% dos casos.

As alterações cardiovasculares podem ocorrer por comprometimento inflamatório de qualquer folheto cardíaco. A taquicardia desproporcional à febre aferida pode estar presente nos primeiros 10 dias de doença. Miocardite, derrame pericárdico/pericardite, arritmias, lesões valvares com ruptura de músculos papilares, acometimento mitral e aórtico inflamatório (valvulite), insuficiência cardíaca, ectasia e aneurismas coronarianos também podem ser diagnosticados, estes dois últimos surgindo durante a fase subaguda da doença (após 10-14 dias do início da febre). A lesão arterial aneurismática é a lesão cardíaca mais comum, podendo evoluir com complicações como trombose e o infarto agudo do miocárdio durante o final da fase subaguda e na fase de convalescença. A ectasia e aneurismas de outros vasos de médio calibre, como de artérias celíaca, mesentérica, renal, femoral, ilíaca, braquial e axilar podem acontecer.[2,3,6,7]

Na fase de convalescença, após cerca de 30-40 dias de evolução da doença, alguns pacientes podem apresentar algumas alterações em fâneros como alopecia, linhas transversais profundas nas unhas, chamadas de linhas de Beau e reativação da vacina BCG. Essas manifestações geralmente só são diagnosticadas durante o exame físico ou quando questionadas aos familiares.[2,3,6,7]

## PROPEDÊUTICA

Na suspeita diagnóstica da doença de Kawasaki, a anamnese completa é essencial para buscar todos os sinais e sintomas apresentados, pois não existem exames diagnósticos específicos para essa doença.[2,3]

Deve ser feito o diagnóstico diferencial com diversas doenças comuns na infância, para que estas possam ser excluídas, quando então se adotam critérios clínicos elaborados pelo comitê de estudos de febre reumática e doença de Kawasaki da *American Heart Association* (AHA) e *European Alliance of Associations for Rheumatology* (EULAR). Tais critérios são baseados em manifestações que ocorrem com maior frequência e apresentam alguns aspectos característicos, sendo eles:[3]

Febre por cinco ou mais dias, associada a pelo menos quatro dos seguintes critérios:

- Hiperemia conjuntival bilateral não supurativa.
- Alterações em lábios e/ou mucosa oral e faríngea.
- Exantema polimorfo não vesicular.
- Alterações de extremidades na fase aguda e/ou descamação periungueal (fase subaguda).
- Adenomegalia cervical maior ou igual a 1,5 cm de diâmetro, unilateral.

Mas não é somente nos casos com preenchimento dos critérios que podemos ter a vasculite em questão. Em lactentes, principalmente menores de 1 ano de idade, pode ocorrer a doença de Kawasaki incompleta, ou seja, sem preenchimento dos critérios diagnósticos. Nesses casos, o paciente apresenta um maior risco de apresentar complicações aneurismáticas, pelo atraso diagnóstico que impede o tratamento dentro do prazo adequado. Os casos de doença de Kawasaki incompletos podem ser diagnosticados na presença de 2 ou 3 critérios clínicos, sempre associados à febre.

Exames laboratoriais complementares podem ser úteis para corroborar a suspeita diagnóstica, sendo eles o ecocardiograma (que quando apresenta lesão aneurismática fecha o diagnóstico) ou provas de atividade inflamatória elevadas (proteína C-reativa [PCR ≥ 3 mg/dL] ou velocidade de hemossedimentação [VHS ≥ 40 mm/h]) associadas a três dos seguintes exames: anemia para a idade (geralmente normocítica/normocrômica), plaquetas ≥ 450.000/mm³ após o sétimo dia de febre, nível sérico de albumina ≤ 3 g/dL, leucócitos ≥ 15.000/mm³, elevação de alanina aminotransferase (ALT), presença de piúria estéril ≥ 10 leucócitos/campo (Figura 1).[3]

Os exames laboratoriais não fazem parte dos critérios diagnósticos, mas alguns podem ajudar a caracterizar casos incompletos, conforme descrito acima. A trombocitose começa a surgir após a 1ª semana, podendo chegar a valores muito elevados, com mais de 1.000.000 plaquetas/mm. Os pacientes com doença mais grave podem manter a PCR persistentemente elevada.[3] Alguns pacientes apresentam também elevação das enzimas amilase, lipase, creatinofosfoquinase, aldolase e desidrogenase láctica.[2,3] Em casos de meningite asséptica, a análise liquórica revela pleocitose moderada com cultura estéril.[2,3]

A radiografia de tórax pode revelar infiltrado pulmonar, derrame pleural e aumento de área cardíaca. A análise do eletrocardiograma pode revelar a presença de arritmia em alguns casos.[2,3]

O ecocardiograma deve ser feito sempre que houver suspeita diagnóstica e repetido ao longo do acompanhamento da doença durante sua fase subaguda e crônica (2 e com 6-8 semanas de evolução), pois as complicações coronarianas surgem nessas fases, uma a quatro semanas após o início da doença.[3,6]

## DIAGNÓSTICO DIFERENCIAL

O diagnóstico diferencial deve ser feito com todas as doenças febris agudas que cursam com manifestações clínicas semelhantes, com exantema, linfadenite e alterações mucosas. Entre essas doenças, as infecções bacterianas (escarlatina, sepse, meningite, endocardite), virais (mononucleose, rubéola, sarampo, dengue, chikungunya, zika), farmacodermias e as outras vasculites como a poliarterite nodosa devem ser consideradas.[2,3,9] No Quadro 1, podem-se comparar algumas síndromes febris comuns na infância com manifestação cutânea com a doença de Kawasaki.[9]

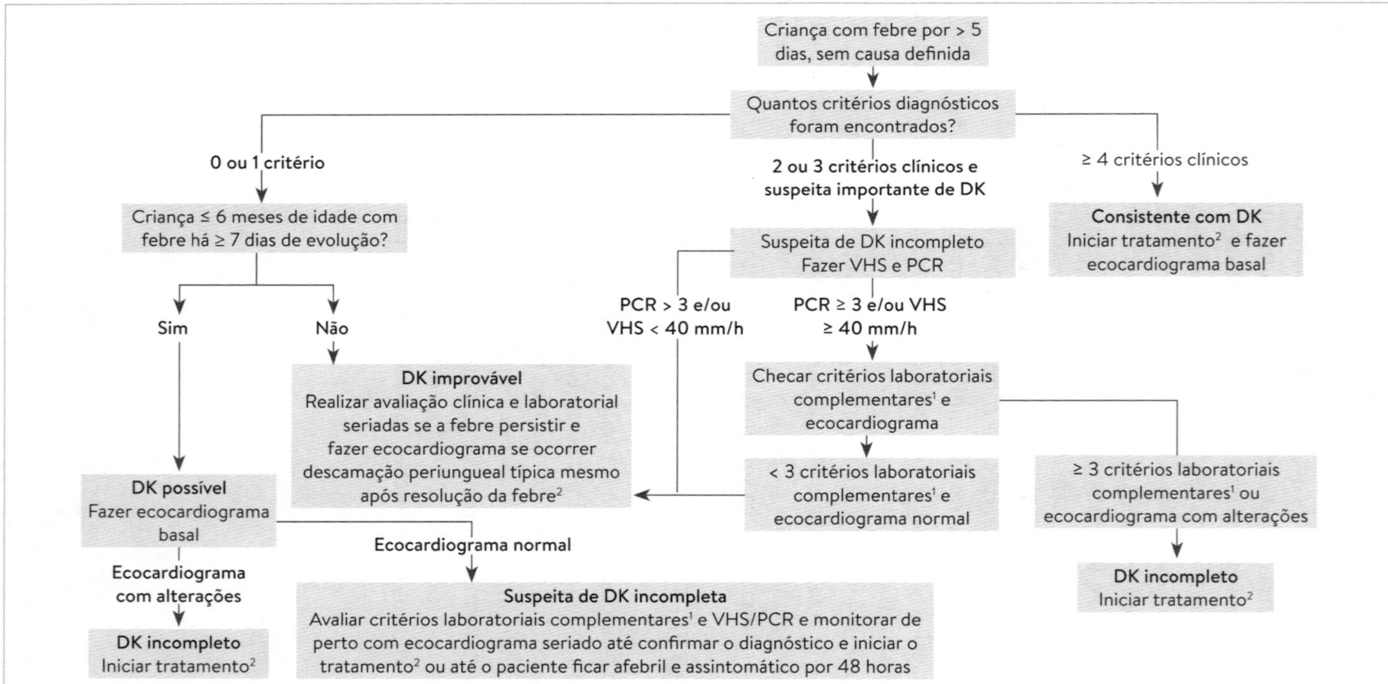


**Figura 1** Avaliação diagnóstica na suspeita de doença de Kawasaki incompleta.

DK: doença de Kawasaki; PCR: proteína C-reativa; VHS: velocidade de hemossedimentação; ALT: alanina aminotransferase.

(1) Critérios laboratoriais complementares: anemia para a idade, plaquetas ≥ 450.000 após o 7°dia de evolução, albumina ≤ 3 g/dL, elevação ALT, leucócitos ≥ 15.000/mm³, piúria ≥ 10 leucócitos/campo.

(2) O tratamento deve ser instituído dentro dos 10 primeiros dias de evolução da doença ou após esse tempo quando houver sinais clínicos e laboratoriais (VHS e PCR) de inflamação ativa ou, na ausência destes, caso a dilatação coronariana continue progredindo.

Fonte: Adaptada de McCrindle et al., 2017;[3] Sundel, 2020.[8]

**Quadro 1** Diagnóstico diferencial entre síndromes febris com comprometimento cutâneo

| | Doença de Kawasaki | Síndrome do choque tóxico | Escarlatina | Eritema multiforme exsudativo | AIJ sistêmica |
|---|---|---|---|---|---|
| **Idade** | Geralmente < 5 anos | Habitualmente > 10 anos | Habitualmente 2 a 8 anos | Todas as idades | 2 a 5 anos |
| **Febre** | Prolongada | Habitualmente < 10 dias | Variável | Prolongada | Prolongada, persistente |
| **Olhos** | Hiperemia conjuntival (uveíte anterior, episclerite) | Conjuntivite | Sem anormalidades | Conjuntivite exsudativa, irite, uveíte, ceratite, panoftalmite | Sem anormalidades |
| **Lábios/ mucosa oral** | Vermelha, seca, fissura, língua em morango | Lábios vermelhos, faringite | Faringite, petéquias em palato, língua em morango | Eritema, ulceração, formação de pseudomembrana | Sem anormalidades |
| **Extremidades** | Eritema de palmas e solas, edema indurado, descamação periungueal | Edema e flogose de mãos e pés, gangrena seca | Descamação difusa | Sem anormalidades | Artrite |
| ***Rash*** | Eritematoso, polimorfo (mais raro em alvo ou purpúrico) | Eritrodermia | Eritrodermia papular, linhas de Pastia, palidez | Eritematoso, vesículas, bolhas, crostas, lesões em alvo | Transitório, cor rósea-salmão, relacionado à febre |
| **Linfonodo cervical** | Edemaciado, não purulento, frequentemente unilateral | Sem anormalidades | Edemaciado e doloroso, purulento ou não | Edema e flogose ocasional | Adenopatia difusa |
| **Outros** | Artrite/artralgia, diarreia, meningite, rinorreia | Estado mental alterado, cefaleia, hipotensão, hepatite, diarreia, coagulopatia, choque, lesão renal | Cultura de orofaringe positiva para estreptococos do grupo A | Tosse, pneumonite, vômitos, artralgia, episódio recorrente | Pericardite |
| **Resultados laboratoriais** | Reação inflamatória sistêmica, anemia, aumento de transaminases | Trombocitopenia | Cultura de orofaringe positiva | Possível infecção por herpes associado | Reação inflamatória sistêmica, anemia, trombocitose |

Fonte: Adaptado de Yanagihara e Todd, 1980.[9]

## TRATAMENTO

O objetivo do tratamento é controlar a inflamação e, com isso, diminuir o risco de desenvolvimento de aneurisma e outras complicações. O tratamento deve ser realizado, de preferência, nos primeiros 7-10 dias de evolução do quadro febril, na fase aguda da doença, para tentar impedir a evolução do processo inflamatório e prevenir o surgimento de lesões aneurismáticas. Quando ultrapassado esse período, a abordagem terapêutica deve ser feita enquanto houver febre sem outra explicação ou alteração de marcadores de atividade inflamatória com anormalidades coronarianas para tentar minimizar os possíveis danos. É importante manter o paciente internado com monitorização cardíaca pelo risco de miocardite e arritmias na fase aguda.[2,3,5]

O tratamento deve ser realizado com imunoglobulina humana endovenosa (IGIV) em dose única, 2 g/kg, a qual deve ser infundida em um período de 10 a 12 h. Diversos estudos já mostraram que estes são o tratamento e a forma de infundir mais eficazes. Quando a imunoglobulina é infundida até o 10º dia de doença, é capaz de reduzir em até 5 vezes a incidência de aneurismas coronarianos.[2,3,5]

Durante a fase aguda da doença, deve-se fazer uso associado de ácido acetilsalicílico (AAS) na dose anti-inflamatória de 30-100 mg/kg/dia, dose máxima de 3 g/dia (a literatura norte-americana recomenda a dose alta de 80-100 mg/kg/dia, e a japonesa e da Europa Ocidental recomendam a dose moderada de 30-50 mg/kg/dia)[3] de 6/6 h, até o paciente permanecer afebril por um período de 48 a 72 horas. Após a defervescência, o AAS pode ser reduzido para a dose antitrombótica (3-5 mg/kg/dia) por 6 a 8 semanas do início das manifestações. A duração do uso do AAS dependerá da presença de trombocitose e/ou ectasias coronarianas, sendo então escolhida a melhor terapêutica de acordo com a gravidade do acometimento. Em casos de ecocardiograma alterado, o acompanhamento deve ser feito pelo cardiologista pediátrico, que definirá o melhor tratamento, avaliando o uso de antiagregante plaquetário/anticoagulação de acordo com a estratificação de risco.[2,3,5]

Atualmente, quando o paciente apresenta fatores considerados como de risco para o desenvolvimento de aneurisma coronariano, recomenda-se ponderar o uso de terapia adjuvante primária, com corticosteroide intravenoso (metilprednisolona até 48-72 horas afebril) seguido de prednisona oral e posterior retirada em 2 a 3 semanas, associado à IGIV na dose de 2g/kg e AAS. São considerados fatores de risco: sexo masculino, lactentes entre 6 meses a 1 ano de idade, crianças maiores de 8 anos, febre persistente por mais de 10 dias, hipoalbuminemia, leucocitose acima de 15.000 com neutrófilos acima de 80%, trombocitopenia, provas de atividade inflamatória elevadas por mais de 1 mês, PCR acima de 10, ALT acima de 80-100 e hiponatremia.[3,5]

A falência do tratamento com IGIV ocorre em 10 a 20% dos casos, definida como febre persistente por mais de 36 horas após a infusão da imunoglobulina ou quando há sua recorrência com menos de 7 dias da infusão. Nesses casos, deve-se repetir a infusão de IGIV na mesma dose de 2g/kg. Quando não houver resposta a essa segunda dose, está recomendada a pulsoterapia com metilprednisolona na dose de 20-30 mg/kg endovenosa (dose máxima 1g) por 3 dias. Nesses casos refratários, também há opção de tratamento com ciclofosfamida, metotrexato, ciclosporina, plasmaférese ou imunobiológico como o infliximabe.[2,3,5]

## PROGNÓSTICO

Na grande maioria das vezes o prognóstico é determinado pelo comprometimento coronariano e de outros vasos. Para prevenir essas complicações é importante alta suspeita clínica para que o diagnóstico e o tratamento sejam realizados durante a fase aguda da doença. Na presença de aneurismas em quaisquer das fases, estes devem ser classificados de acordo com o tamanho para determinação da sua evolução/involução, avaliar formações saculares, estenoses e fibroses, estratificando, assim, as possibilidades de complicações futuras, com melhor determinação do tratamento e acompanhamento a ser mantido, seja a manutenção de antiagregante plaquetário ou mesmo de anticoagulação.

A doença de Kawasaki pode recorrer em 2% dos casos, o que costuma acontecer nos primeiros 12 meses de evolução.[3]

Alguns fatores são conhecidos como de mau prognóstico, em relação ao desenvolvimento de lesão coronariana: sexo masculino, acometimento de lactentes na faixa etária de 6 meses a 1 ano ou crianças maiores de 8 anos de idade, pacientes de etnia asiática ou hispânica, febre persistente por mais de 10 dias, quadro recorrente, artrite, hipoalbuminemia, anemia, leucocitose acima de 15.000 com neutrófilos acima de 80%, trombocitopenia, provas de atividade inflamatória elevadas por mais de 1 mês, PCR acima de 10, ALT acima de 80-100 e hiponatremia.[3]

## DESAFIOS ATUAIS

A dificuldade diagnóstica continua sendo o grande desafio dessa doença. O atraso no reconhecimento dessa patologia impede o tratamento ainda na fase aguda, o que reduz as chances de evolução favorável por aumentar o risco de aneurisma coronariano.

## ORIENTAÇÕES AOS PAIS

A procura de serviço médico para a devida avaliação em casos de febre persistente, maior que 72 horas de evolução, bem como o detalhamento de sinais e sintomas concomitantes no momento da consulta, são cruciais para o correto diagnóstico e, consequentemente, o rápido início de tratamento.

Pelo uso prolongado do AAS, os familiares devem ser orientados quanto ao risco de desenvolver síndrome de Reye (alteração mental por edema encefálico, além de comprometimento da função hepática por infiltração gordurosa), caso apresente infecção pelos vírus da varicela, da dengue ou *Influenza*. As vacinas devem ser adiadas por um período mínimo de 11 meses em virtude do uso de alta dose de IGIV, por interferir na produção de anticorpos pós-vacinal.[3]

Esses pacientes devem ser orientados que possuem uma suscetibilidade aos fatores de risco cardiovascular diferente da população em geral.[3,10] Alguns estudos já mostraram uma redução nos níveis de HDL colesterol e aumento de triglicerídeos nesses pacientes.[10] Devem ser incentivados a ter hábitos de vida saudável, com alimentação balanceada e prática de atividade física regular.[3,10]

## ✓ CONCLUSÃO

A doença de Kawasaki, apesar de ter sido descrita há mais de 50 anos, continua a ser um desafio diagnóstico. Seus sinais e sintomas são compartilhados por diversas doenças frequentes na faixa etária pediátrica, tornando-se de difícil diagnóstico. É preciso ter um alto nível de suspeição em todos os casos de febre persistente por mais de 72 horas para que seja feito o diagnóstico diferencial.

Sendo essa doença, como a maioria das doenças reumatológicas, diagnosticada por critérios, sem a presença de exame comprobatório, a correta avaliação clínica, incluindo história da doença e exame físico, além da solicitação de exames complementares em casos específicos, são fundamentais para o tratamento precoce, diminuindo a incidência de complicações graves e crônicas.

## REFERÊNCIAS BIBLIOGRÁFICAS

1. Burns JC, Kushner HI, Bastian JF, Shike H, Shimizu C, Matsubara T et al. Kawasaki disease: a brief history. Pediatrics. 2000; 106:E27.
2. Son MB, Sundel RP. Kawasaki disease. In: Cassidy JT, Petty RE, Lindsley CB, Wedderburn L. Textbook of Pediatric Rheumatology. 7.ed. Philadelphia: Elsevier Saunders, 2016. p.467-83.
3. McCrindle BW, Rowley AH, Newburger JW, Burns JC, Bolger AF, Gewitz M et al. Diagnosis, treatment, and long-term management of Kawasaki disease: a scientific state-

ment for health professionals from the American Heart Association. Circulation. 2017; 135(17):e927-99.

4. Jennette JC, Falk RJ, Bacon PA, Basu N, Cid MC, Ferrario F et al. 2012 Revised International Chapel Hill Consensus Conference Nomenclature of Vasculitides. Art Rheum. 2013; 65(1):1-11.
5. Eleftheriou D, Brogan P. Therapeutic advances in the treatment of vasculitis. Pediatric Rheumatology. 2016; 14:26.
6. Weiss PF. Pediatric vasculitis. Pediatr Clin North Am. 2012; 59(2):407-23.
7. Falcini F, Ozen S, Magni-Manzoni S, Candelli M, Ricci L, Martini G et al. Discrimination between incomplete and atypical Kawasaki syndrome versus other febrile diseases in childhood: results from an international registry-based study. Clin Exp Rheumatol. 2012; 30(5):799-804.
8. Sundel R. Kawasaki disease: Clinical features and diagnosis. UpToDate. Última atualização em 29/06/2020. Disponível em: https://www.uptodate.com/contents/kawasaki-disease-clinical-features-and-diagnosis; acesso em: 09 de junho de 2020.
9. Yanagihara R, Todd JK. Acute febrile mucocutaneous lymph node syndrome. Am J Dis Child. 1980; 134:603.
10. Lin J, Jain S, Sun X, Liu V, Sato YZ, Jimenez-Fernandez S et al. Lipoprotein particle concentrations in children and adults following Kawasaki disease. J Pediatr. 2014; 165:727-31.

22

# POLIARTERITE NODOSA

*Blanca Elena Rios Gomes Bica*

**OBJETIVOS**

✓ Conhecer os subtipos de poliarterite nodosa e diferenciar a forma cutânea da forma sistêmica.
✓ Descrever os aspectos clínicos da poliarterite nodosa necessários para o diagnóstico e encaminhamento adequado do paciente para o atendimento especializado.
✓ Conhecer a propedêutica diagnóstica para confirmação do diagnóstico de poliarterite nodosa.
✓ Conhecer as possibilidades terapêuticas para o tratamento dessa vasculite.

## INTRODUÇÃO

A poliarterite nodosa (PAN) é definida como uma vasculite necrosante sistêmica que acomete artérias de pequeno e médio calibres, não associada ao anticorpo anticitoplasma de neutrófilo (ANCA). Na infância, a doença difere daquela que ocorre nos adultos e de outras vasculites da criança. O termo periarterite/poliarterite nodosa tem sido usado há mais de 150 anos para definir pacientes com uma vasculite sistêmica primária associada à arterite necrosante de artérias de médio calibre, com ou sem aneurismas. Avanços clínicos e laboratoriais têm auxiliado a definir diferentes formas clínicas da doença e ajudado a conhecer outras causas de poliarterite e a sua possível associação com desordens monogênicas como a DADA2 (deficiência de adenosina deaminase 2) que possui fenótipo semelhante à PAN.[1] Os vasos mais comumente acometidos são as artérias renais, coronárias, hepáticas e mesentéricas, além de artérias musculares dos órgãos e do tecido subcutâneo mais profundo.

A PAN pode ocorrer em uma forma sistêmica com envolvimento de vários órgãos ou uma forma limitada à pele denominada PAN cutânea.

## POLIARTERITE NODOSA CUTÂNEA (PANC)

Um terço das crianças apresenta uma forma limitada denominada PAN cutânea, com envolvimento restrito à pele, tecido celular subcutâneo e ao sistema musculoesquelético.[2] Achados comuns na PAN cutânea são febre, livedo reticular, exantema maculopapular não purpúrico, nódulos cutâneos dolorosos, paniculite, edema muscular e artrite, principalmente de joelhos e tornozelos. Os sintomas constitucionais são leves (mialgia, artralgia ou artrite não erosiva) ou mesmo ausentes.

A grande maioria dos pacientes apresenta livedo reticular e/ou pele com coloração moteada ou vinhosa. Os nódulos predominam nas extremidades inferiores, mas podem ocorrer no tronco e membros superiores. O curso clínico é caracterizado por exacerbações e remissões que podem persistir por muitos anos e ocasionalmente por toda a infância. A progressão de PAN cutânea para PAN sistêmica não está bem estabelecida.[2,3] As provas inflamatórias (velocidade de hemossedimentação – VHS, proteína C reativa – PCR) costumam ser bastante elevadas e os achados histológicos demonstram arterite necrosante da derme profunda e tecido subcutâneo.

Existem evidências de que infecções estreptocócicas possam atuar como gatilho para o início da doença e essa possibilidade deve ser investigada. A doença pode persistir ou recair, requerendo uso de anti-inflamatórios não hormonais (AINH) nos casos leves, corticosteroides, colchicina, dapsona, metotrexato ou outros imunossupressores nos casos mais refratários. Caso o paciente apresente curso recidivante associado à infecção estreptocócica prévia, deve ser considerada a instituição de profilaxia com penicilina benzatina, nos moldes da que é realizada para a febre reumática, a qual pode prevenir os surtos da doença causados por infecções estreptocócicas recorrentes.[2,4]

## POLIARTERITE NODOSA SISTÊMICA

### Aspectos epidemiológicos

A incidência da PAN é de aproximadamente 0 a 1,6 caso/milhão na Europa e uma prevalência de 31 casos/milhão em adultos.[1] Na infância, a doença é menos frequente, mas os dados epidemiológicos são muito escassos não apenas pela raridade da doença, mas também pela dificuldade de classificação das vasculites na infância.[1,5-7] Entretanto, a PAN é a terceira vasculite mais comum em crianças.[7] De acordo com o maior estudo multicêntrico que incluiu 110 pacientes com PAN pediátrica (63 sistêmicos), 74,5% apresentavam manifestações cutâneas, 17,3% envolvimento gastrintestinal, 14,5% manifestações neurológicas, 11,8% alterações renais e 5,5% manifestações cardíacas.[4]

A PAN sistêmica na faixa etária pediátrica é muito rara, sendo a PAN infantil uma doença com curso mais benigno que nos adultos (com menos lesões renais e neurológicas e menor duração de tratamento).[8,9]

O pico de incidência é entre 9 e 10 anos de idade (variando de 2 a 16 anos), com distribuição geográfica universal na faixa etária pediátrica. Um estudo multicêntrico com 110 crianças com PAN pediátrica (sistêmica e cutânea) mostrou uma maior concentração de pacientes no Mediterrâneo oriental e América do Sul.[4] Estudos demonstram que na infância não há maior prevalência em meninos como observado entre os adultos.[4,8-10]

Alguns autores sugerem associação com febre familiar do Mediterrâneo (FFM). Até 1% dos pacientes com FFM desenvolvem PAN e parecem apresentar doença mais leve que a doença idiopática, estando associada a melhor prognóstico.[11]

## Fisiopatologia

A causa da PAN pediátrica é desconhecida e muitos autores tentaram ligar as teorias infecciosas como gatilho para o início da doença. Estreptococos e estafilococos foram inicialmente aventados como possíveis agentes desencadeadores. A antigenemia por hepatite B parece estar associada a 20% dos casos de PAN no adulto. A infecção por hepatite B não parece estar relacionada com a forma infantil da doença como observada nos adultos.[12] Outros autores sugeriram várias etiologias bacterianas, mas nenhuma foi definitivamente confirmada. Na infância várias associações com vírus também foram propostas, mas os antígenos envolvidos permanecem desconhecidos.

O envolvimento das artérias coronárias na PAN da infância é indistinguível daquele que ocorre na doença de Kawasaki, sendo o diagnóstico diferencial baseado em dados clínicos. As lesões acometem toda a parede do vaso e os tecidos circunjacentes. Elas também tendem a estar em diferentes estágios de desenvolvimento ao mesmo tempo, fazendo com que possamos observar, na mesma biópsia, artérias necrosadas com exsudato inflamatório agudo e outras áreas com vasos com trombose completa e até recanalizadas.

## Quadro clínico

As manifestações clínicas da PAN serão o reflexo do órgão acometido. No início pode haver sintomas inespecíficos que incluem febre, mal-estar, anorexia, perda de peso, dor abdominal. O espectro de apresentação varia de uma doença cutânea com curso benigno e que pode se resolver sem tratamento até uma forma com envolvimento sistêmico grave e fatal.[4] A vasculite das artérias renais com a formação de microaneurismas costumam ser as lesões primárias. Artralgia/ artrite e envolvimento cutâneo são mais comuns na criança do que no adulto.[9] As manifestações articulares podem ser semelhantes à febre reumática e ocorrem na apresentação da doença.

Lesões cutâneas ocorrem na metade dos pacientes e podem ser observadas lesões maculopapulares, exantemas urticariformes, livedo reticular, úlceras vasculíticas, além de fenômeno de Raynaud, vasculite digital, equimoses, nódulos subcutâneos que podem ser distribuídos sobre as artérias afetadas, nos membros superiores e inferiores. As lesões necróticas podem se associar a isquemia e gangrena periférica (Figuras 1, 2 e 3).

Ocasionalmente podem ser encontrados aneurismas palpáveis na região axilar e inguinal. Em pacientes do sexo masculino pode haver dor e sensibilidade testicular.

Acometimento renal e neurológico são mais observados nos adultos com PAN (50 × 20% e 59 × 40% respectivamente). O envolvimento cardíaco não é comum em crianças. Pode ocorrer arterite coronariana, estenose, dissecção e, ocasionalmente, aneurisma. Um dos estudos com maiores casuísticas de PAN pediátrica incluiu 63 pacientes e destes apenas um apresentava aneurisma cardíaco.[4]

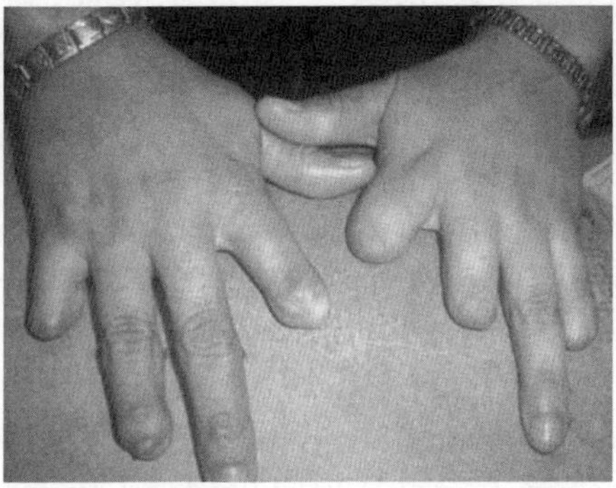

**Figura 1** Amputação secundária a PAN cutânea (arquivo pessoal da autora).

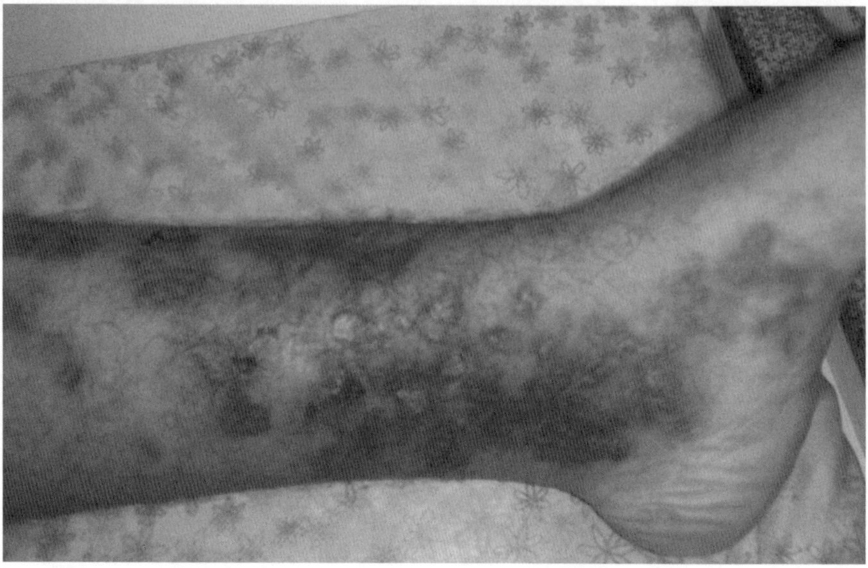

**Figura 2** Lesões cutâneas de paciente com PAN cutânea (arquivo pessoal da autora).

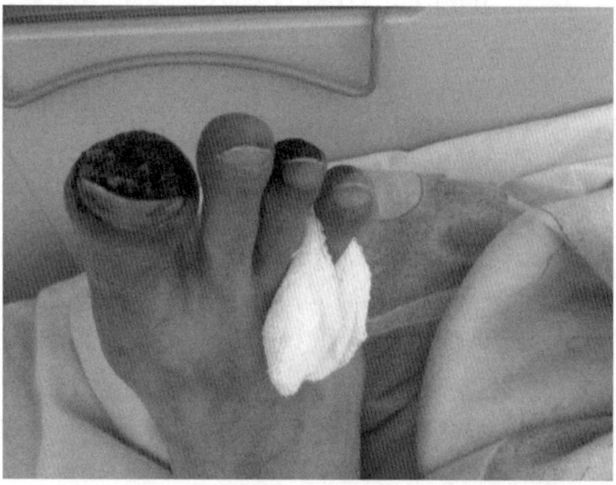

**Figura 3** Lesão de isquemia com necrose em paciente com PAN sistêmica que evoluiu com infarto do miocárdio (arquivo pessoal da autora).

O acometimento renal é raramente sintomático e evolui com prejuízo da função renal e hipertensão arterial. A vasculite de artéria renal com formação de aneurisma é a lesão primária.

Dor abdominal é comum e a presença de sangramento digestivo pode confundir com doença inflamatória intestinal. Hemorragia, infarto mesentérico e perfuração intestinal podem ser causas de óbito. A rotura de aneurismas arteriais no abdome pode provocar sangramento peritoneal com hematoma perirrenal que é bastante característico e particularmente visto nos pacientes com associação de PAN com febre familiar do Mediterrâneo.[4,8] O envolvimento do fígado, vesícula e pâncreas não é comum. Aumento de transaminases pode ocorrer a vasculite de apêndice tem sido relatada em crianças e adultos.

Neurite periférica manifestada como mononeurite multiplex é a complicação neurológica mais comum. Afeta de igual modo membros superiores e inferiores e principalmente as áreas mais distais. Vasculite do *vasa nervorum* com oclusão vascular parece ser a causa dos sintomas e ocorre precocemente na doença. Pode haver acometimento do sistema nervoso central (SNC) com encefalopatia, alterações focais e convulsões.[4,8]

## Propedêutica

As vasculites são em geral classificadas pelo tamanho do vaso predominantemente acometido. Em 2012 a Conferência Internacional de *Chapel Hill* (CCHC 2012) atualizou as definições das vasculites.[1] Os pediatras estabeleceram os critérios de classificação para as vasculites pediátricas que foram endossados pelo EULAR/PRINTO/PRES.[5] Para o diagnóstico de PAN na infância é necessário:

Presença de anormalidades histopatológicas ou angiográficas – aneurisma, estenose ou oclusão de artérias de pequeno calibre – (mandatório) mais 1 destes 5 itens a seguir:

1. Envolvimento cutâneo (livedo reticular, nódulos cutâneos ou infartos).
2. Mialgia ou sensibilidade muscular.
3. Hipertensão arterial (sistólica/diastólica > percentil 95 para a estatura).
4. Neuropatia periférica (sensitiva ou mononeurite multiplex motora).
5. Envolvimento renal (proteinúria > 0,3 g/24h, hematúria ou cilindrúria hemática, TFG < 50% do normal).

As alterações laboratoriais incluem provas inflamatórias elevadas (VHS, PCR), anemia leve, leucocitose, trombocitose e ausência de anticorpo antinuclear (ANA/FAN) e ANCA. A avaliação urinária para pesquisar o envolvimento renal, pesquisa de autoanticorpos e culturas apropriadas devem ser realizadas para descartar outros diagnósticos.

O achado histopatológico típico da PAN é a necrose fibrinoide das paredes das artérias de médio calibre com infiltrado inflamatório misto ao redor com poucos eosinófilos. Arteríolas e vênulas podem ser acometidas. O envolvimento focal e segmentar desses vasos é característico. Vasos viscerais, cutâneos, cerebrais e pulmonares são menos comumente afetados.[8] Para o diagnóstico, é fundamental a confirmação histopatológica; e os sítios que podem ser biopsiados são: o músculo, nervo sural, rim, fígado, testículos e reto que são superiores às biópsias de pele, pois estas não demonstram a extensão do envolvimento sistêmico. O achado histopatológico característico é a necrose fibrinoide da parede das artérias de pequeno e médio calibres associada à intensa resposta inflamatória ao redor do vaso acometido. As lesões são focais e segmentares.[8] O estudo por imunofluorescência não revela depósito de imunocomplexos.[8]

Os exames de imagem podem demonstrar achados angiográficos caracterizados por aneurismas de artérias renais, celíacas, mesentéricas e outras artérias. Embora a presença de aneurismas seja o achado mais característico, outras alterações podem sugerir o diagnóstico de PAN, tais como defeitos de perfusão, presença de artérias colaterais, retardo no esvaziamento do fluxo arterial.[13] Embora a angiografia seja o exame padrão-ouro, angiotomografia e angiorressonância têm sido utilizadas como técnicas não invasivas para a detecção de lesões vasculíticas.[14]

Ecocardiograma, cintilografia e ressonância magnética devem ser solicitadas dependendo do quadro clínico do paciente.

## Diagnóstico diferencial

Várias patologias devem ser distinguidas da PAN pediátrica:

- febre reumática aguda;
- hepatite autoimune;
- síndrome de Gianotti Crosti;
- granulomatose com poliangiite (GPA);
- infecções associadas ao estreptococo;
- síndrome de Job;
- doença de Still (AIJ sistêmica);
- angiite necrosante associada a drogas;
- doença de Kawasaki;
- lúpus eritematoso sistêmico (LES);
- arterite de Takayasu;
- febres hemorrágicas virais;
- deficiência de adenosina desaminase 2 (DADA2).

## Tratamento

Cada paciente com PAN deve ser tratado de maneira individualizada de acordo com suas manifestações clínicas. Na fase aguda a internação pode ser necessária porque esses pacientes podem desenvolver quadros abdominais agudos, sangramento gastrintestinal, infartos intestinais e rotura de aneurismas. Essas complicações estão associadas com significativa mortalidade.

O tratamento da PAN juvenil visa a controlar a inflamação vascular sistêmica e se baseia na utilização inicial de corticosteroides em altas doses e agentes citotóxicos como a ciclofosfamida para a indução de remissão nos primeiros três a seis meses. A manutenção é realizada com metotrexato ou azatioprina associados a corticoide em doses baixas.[3] Também são descritos outros tratamentos à base de micofenolato de mofetila, imunoglobulina e imunobiológicos em pacientes que não respondem à terapia convencional.[15] A anticoagulação com warfarina e o uso da aspirina como antiagregante plaquetário podem ser utilizados para prevenir a formação de trombos em pacientes com aneurismas coronarianos.[8]

### Prognóstico

Como a PAN é uma doença crônica, pode evoluir com exacerbações e remissões e deve ser seguida de perto para evitar as complicações secundárias a oclusões vasculares que podem ocasionar necroses digitais e amputações, infartos intestinais, infarto do miocárdio, AVC, insuficiência renal, falência hepática e óbito. A mortalidade está associada à doença com curso mais grave. Estudos prévios sugerem que a PAN da infância tem melhor evolução do que nos adultos,[4,8] em que a mortalidade pode chegar a 20% a despeito de terapia agressiva. Em comparação com a mortalidade de quase 100% da era pré-esteroide, estudos recentes demonstram taxas de 4% de mortalidade na atualidade.[8]

## DESAFIOS ATUAIS

1. Transmitir aos pediatras os conhecimentos mais importantes, a fim de permitir um diagnóstico mais precoce e encaminhamento para tratamento adequado pelo especialista.
2. Descobrimento de novos marcadores laboratoriais que permitam distinguir a PAN de outras vasculites.
3. Avanço nas técnicas de exames de imagem com métodos menos invasivos para a detecção da inflamação vascular das vasculites sistêmicas.

## ORIENTAÇÕES AOS PAIS

O aparecimento de lesões cutâneas dolorosas, febre de causa não determinada, emagrecimento não explicado, sintomas incomuns recorrentes, devem ser sinais de alerta para que os pais busquem atendimento médico para a adequada avaliação dessa criança. O diagnóstico precoce e tratamento específico podem determinar uma boa evolução de uma doença que pode ser muito grave e fatal.

## ✓ CONCLUSÃO

A poliarterite nodosa sistêmica e a forma cutânea são vasculites que podem acometer crianças de qualquer idade. O progresso dos métodos laboratoriais e de imagem tem permitido o diagnóstico e tratamento mais precoces, melhorando efetivamente o prognóstico desses pacientes.

## REFERÊNCIAS BIBLIOGRÁFICAS

1. Jennette JC, Falk RJ, Bacon PA, Basu N, Cid MC, Ferrario F et al. 2012 Revised International Chapel Hill Consensus Conference Nomenclature of Vasculitides. Arthritis Rheum. 2013; 65(1):1-11.
2. Karadag O, Jayne DJ. Polyarteritis nodosa revisited: a review of historical approaches, subphenotypes and a research agenda. Clin Exp Rheumatol. 2018; 36(Suppl.111):S135-42.
3. Dillon MJ, Eleftheriou D, Brogan PA. Medium-size-vessel vasculitis. Pediatr Nephrol. 2010; 25(9):1641-52.
4. Ozen S, Anton J, Arisoy N, Bakkaloglu A, Besbas N, Brogan P et al. Juvenile polyarteritis: Results of a multicenter survey of 110 children. J Pediatr. 2004; 145(4):517-22.
5. Ozen S, Pistorio A, Iusan SM, Bakkaloglu A, Herlin T, Brik R et al. EULAR/PRINTO/PRES criteria for Henoch-Schonlein purpura, childhood polyarteritis nodosa, childhood Wegener granulomatosis and childhood Takayasu arteritis: Ankara 2008. Part II: final classification criteria. Ann Rheum Dis. 2010; 69(5):798-806.
6. Gardner-Medwin JM, Dolezalova P, Cummins C, Southwood TR. Incidence of Henoch-Schönlein purpura, Kawasaki disease, and rare vasculitides in children of different ethnic origins. Lancet. 2002; 360(9341):1197-202.
7. Mossberg M, Sengelmark M, Kahn R, Englund M, Mohammad AJ. Epidemiology of primary systemic vasculitis in children: a population-based study from southern Sweden. Scand J Rheumatol. 2018; 47(4):295-302.
8. Eleftheriou D, Dillon MJ, Tullus K, Marks SD, Pilkington CA, Roebuck DJ et al. Systemic polyarteritis nodosa in the young. A single-center experience over thirty-two years. Arthritis Rheum. 2013; 65(9):2476-85.
9. Erden A, Batu ED, Sonmez HE, Sari A, Armagan B, Arici ZS et al. Comparing polyarteritis nodosa in children and adults: a single center study. Intern J Rheum Dis. 2017; 20(8):1016-22.
10. Jelusic M, Vikic-Topic M, Batinic D, Milosevic D, Malenica B, Malcic I. Polyarteritis nodosa in Croatian children: a retrospective study over the last 20 years. Rheumatol Int. 2013; 33(12):3087-90.
11. Peleg H, Ben-Chetrit E. Vasculitis in the autoinflammatory diseases. Curr Opin Rheumatol. 2017; 29(1):4-11.
12. Gocke DJ, Hsu K, Morgan C, Bombardieri S, Lockshin M, Christian CL. Association between polyarteritis and Australia antigen. Lancet. 1970; 2(7684):1149-53.

13. Brogan PA, Davies R, Gordon I, Dillon MJ. Renal angiography in children with polyarteritis nodosa. Pediatr Nephrol. 2002; 17(4):277-83.
14. Lin J, Chen B, Wang J, Zeng MS, Wang YX. Whole-body three-dimensional contrast--enhanced magnetic resonance (MR) angiography with parallel imaging techniques on a multichannel MR system for the detection of various systemic arterial diseases. Heart and Vessels. 2006; 21(6):395-8.
15. Eleftheriou D, Melo M, Marks SD, Tullus K, Sills J, Cleary G et al. Biologic therapy in primary systemic vasculitis of the young. Rheumatology. 2009; 48(8):978-86.

# 23

# ARTERITE DE TAKAYASU

*Bruno Leal Carneiro*
*Rodrigo Moulin Silva*

**OBJETIVOS**

- ✓ Descrever a arterite de Takayasu e sua importância nas vasculites sistêmicas.
- ✓ Conceituar a dificuldade para a definição de atividade de doença em pacientes com Takayasu.
- ✓ Avaliar novos métodos de imagem e sua acurácia.
- ✓ Discutir os avanços no manejo terapêutico da doença.

## INTRODUÇÃO

A primeira descrição da arterite de Takayasu foi feita por Rokushu Yamamoto em 1830, que relatou o caso de um paciente de 45 anos de idade, do sexo masculino, com febre, perda ponderal, pulsos impalpáveis e dispneia. Em 1908, Mikito Takayasu, professor de oftalmologia, descreveu uma paciente de 21 anos de idade, com malformações arteriovenosas peculiares ao fundo de olho. Em 1951, Shimizu e Sano relataram os achados clínicos de Takayasu sob o nome de "doença sem pulso".[1]

A arterite de Takayasu é uma vasculite de grandes vasos que afeta predominantemente a aorta e seus ramos principais, podendo resultar em: estenose, oclusão, dilatação e aneurisma dos vasos envolvidos.[2] Todas as artérias de grande calibre podem ser acometidas, sendo mais comumente afetadas (60-90% dos casos) a aorta ascendente e descendente, as subclávias, e artérias extracranianas (como as renais e carótidas).[1]

É a terceira vasculite mais comum na faixa etária pediátrica, dependendo da população estudada, atrás da vasculite por IgA (antigamente conhecida como púrpura de Henoch-Schönlein) e da doença de Kawasaki, e uma das causas mais comuns de hipertensão renovascular.[3]

Trata-se de um processo inflamatório crônico, granulomatoso, aparentemente com duas fases distintas, nem sempre clinicamente identificáveis. Na fase inicial, aguda, ocorrem febre, cefaleia, mialgia, artralgia/artrite e perda ponderal. A doença progride com sinais e sintomas de envolvimento vascular, como hipertensão arterial, claudicação intermitente, diminuição de pulsos periféricos, tontura, dispneia, síncope, miocardiopatia e alterações visuais, entre outros.[3]

Não existem exames laboratoriais patognomônicos para a doença, e o laboratório tende a ser inespecífico, com anemia, leucocitose e trombocitose, além de elevação das provas de atividade inflamatória (velocidade de hemossedimentação - VHS, e proteína C-reativa - PCR).

## ASPECTOS EPIDEMIOLÓGICOS

Atualmente é reconhecida em todas as etnias, sendo mais prevalente em asiáticos.[1] Apresenta-se de maneiras diferentes, de acordo com a área geográfica, e o diagnóstico costuma ser tardio.[3]

A doença é mais comum em mulheres, apresentando uma relação feminino:masculino que pode variar de 6,9:1 até 1,2:1, dependendo da população descrita.[1,2] Apesar de rara na infância, crianças e adolescentes também são afetados, havendo casos com início nos primeiros anos de vida.[3] Estima-se uma incidência em torno de 1,2-2,6/1.000.000/ano, entre todas as faixas etárias.[1,4]

A doença pode evoluir com recidivas e recorrências, independentemente da terapêutica instituída, com mortalidade em adultos e crianças entre 3 e 40%.

## FISIOPATOLOGIA

A causa permanece não totalmente elucidada. Parece haver uma suscetibilidade genética, com diversos alelos gênicos envolvidos na doença, que aparentemente aceleram o processo. O HLA-B52 é o mais associado com a doença em pacientes japoneses, e a uma maior incidência de anormalidades na parede do ventrículo esquerdo, regurgitação aórtica e início precoce da doença; já o HLA-B39 foi associado à estenose de artéria renal; e o HLA-B52:01 com a arterite de Takayasu e a retocolite ulcerativa.[1,2]

O início do processo inflamatório parece ocorrer nos *vasa vasorum* da adventícia. Ocorre a invasão da parte externa da camada média do vaso por macrófagos e células T, que progridem da adventícia para a íntima. Isso resulta em um espessamento da íntima secundário à deposição de mucopolissacarídeos, células musculares lisas e fibroblastos. As fibras elásticas são substituídas por fibrose, resultando em espessamento das três camadas.[1,2,4]

A inflamação dos vasos resulta em espessamento da adventícia, infiltração de leucócitos na túnica média e hiperplasia da íntima, levando a fibrose, estenose e formação de trombos; já a destruição das camadas muscular e elástica gera aneurismas e dissecções.[1-3] As alterações podem ser difusas ou localizadas, sendo mais comum em crianças as lesões estenóticas. Granulomas são raros na população pediátrica.[2]

Postula-se que haja associação com doenças infecciosas, sendo a tuberculose a mais frequente. Um trabalho brasileiro com 71 pacientes de diferentes centros de referência mostrou positividade de PPD (derivado proteico purificado) em 41% desses pacientes.[5] Parece haver uma reação cruzada entre as *heat-shock proteins* (HSP) de 65-kDa humana e da micobactéria, em virtude da semelhança molecular entre as duas, o que poderia levar à resposta autoimune. Também são relatadas associações com pacientes vacinados contra influenza e hepatite B.[2]

## QUADRO CLÍNICO

Em razão da inespecificidade dos sinais e sintomas iniciais (febre, sudorese, cefaleia, hipertensão, artralgias, mialgias, dor abdominal, inapetência e perda de peso), comuns a várias enfermidades, o diagnóstico costuma ser tardio e, por vezes, já com sequelas importantes e com a doença aparentemente sem inflamação em atividade.[1,3]

O diagnóstico deve ser lembrado em casos de febre de origem obscura e dor abdominal recorrente. Esse atraso no diagnóstico é maior em pacientes pediátricos e tende a ser maior quanto mais jovem for o paciente, podendo variar entre 2 a 11 anos.[1,2,6]

As manifestações cardiovasculares são as mais proeminentes, com queixas de dor precordial, dispneia, palpitações e sopros. Pode ocorrer hipertensão arterial sistêmica (o sintoma mais comum, em até 82% dos pacientes) e pulmonar, miocardiopatia dilatada, insuficiência cardíaca, infarto do miocárdio, pericardite, alterações valvares, acometimento de artérias coronárias e pulmonares, sopros vasculares e carotidinia.[2,3] Toda criança com queixas inespecíficas e evidência de atividade inflamatória deveria ter sua pressão arterial (PA) aferida nos quatro membros, e todos os pulsos periféricos palpados comparativamente. Em crianças, hipertensão arterial sistêmica (HAS) pode ser o único sinal.[4]

Envolvimento renal pode ocorrer, levando a hipertensão renovascular, hiper-reninêmica. Pode ocorrer proteinúria, hematúria microscópica e redução da taxa de filtração glomerular.[2]

Manifestações neurológicas podem ser o sintoma inicial em crianças, entre elas: cefaleia intensa, confusão mental, alterações cognitivas, convulsões, tonturas e até acidentes vasculares cerebrais.[2,6]

Do ponto de vista gastrintestinal, isquemia mesentérica pelo vasoespasmo pode se apresentar como dor abdominal aguda ou crônica e levar à perfuração intestinal.[2]

Outras manifestações raras incluem retinopatia, atrofia do nervo óptico, livedo reticular, púrpura, eritema nodoso e linfadenopatia.[1,2]

Pode existir associação com outras condições clínicas, como espondiloartropatia, lúpus eritematoso sistêmico, artrite idiopática juvenil, doença inflamatória intestinal, síndrome do anticorpo antifosfolípide, tireoidite autoimune, diabetes *mellitus* e pioderma gangrenoso.[2]

## PROPEDÊUTICA

O diagnóstico costuma ser um desafio e pode demorar anos para ser estabelecido, pois as manifestações iniciais são muito inespecíficas, e os exames laboratoriais podem ser normais mesmo havendo atividade de doença.[1,2] A doença pode evoluir com um curso de remissões e recidivas, com as recidivas ocorrendo em novos locais, com a coexistência de lesões ativas e inativas.[2]

Os achados laboratoriais são inespecíficos. Alterações discretas no hemograma, representadas principalmente por anemia normocítica/normocrômica, leucocitose e trombocitose. Elevação da VHS, que é mais sensível que a PCR, tem sido descrita em 42-71% dos pacientes com doença ativa, embora nem sempre corresponda ao aparecimento de novos sintomas ou lesões angiográficas. Tanto a VHS quanto a PCR possuem baixas sensibilidade e especificidade.[1,2,6]

Pacientes com suspeita clínica devem ser submetidos à avaliação de imagem, já que o critério angiográfico é mandatório segundo os critérios de EULAR/PRINTO/PRES/2008.[1,2]

A arteriografia ainda é considerada o método de escolha (padrão-ouro) para o diagnóstico definitivo da arterite de Takayasu, e proporciona a melhor avaliação da luz dos vasos, mas não de suas paredes. É um método muito invasivo, com exposição à radiação ionizante e com risco de complicações.[1,2]

O surgimento e aprimoramento de técnicas não invasivas, como o ultrassom com Doppler, a tomografia computadorizada (TC), a ressonância magnética (RM) e o PET-*scan* vêm expandindo as possibilidades para o diagnóstico e monitorização evolutiva da doença.[1,3]

A ultrassonografia com Doppler permite a avaliação da morfologia dos vasos, bem como a presença de trombos e aneurismas, principalmente nas carótidas e femorais. Também pode avaliar a presença de neovascularização. É um método de baixo custo, operador-dependente, que não avalia atividade de doença. Pode ser um exame útil no seguimento desses pacientes.[2,6-8]

A RM é um método sensível que permite a avaliação dos vasos, sem radiação. Quando realizada com contraste, pode detectar anormalidades nas paredes dos vasos, como espessamento (a alteração mais precoce detectável), edema e aumento da vascularização, sendo importante para o diagnóstico e avaliações evolutivas. Edema de parede pode significar tanto atividade como dano estabelecido. É um exame caro e demorado, com visualização ruim de pequenos vasos e calcificações, porém, por ser menos invasivo, mais acessível, possuir boa sensibilidade/especificidade e não utilizar radiação, está se transformando no método principal para avaliação desses pacientes.[1-3,6-8]

O PET-*scan* fornece informações na vasculite de grandes vasos com sensibilidade de 73-100% e especificidade de 83-92% em adultos. Entretanto, trata-se de um método caro e pouco disponível em nosso meio e que utiliza doses altas de radiação ionizante.[1,6]

A fase crônica (oclusiva) também é desafiadora em virtude da dificuldade em se estabelecer se há atividade de doença ou somente sequelas.[1]

Deve-se manter vigilância para a possibilidade de acometimento dos órgãos-alvo, realizando periodicamente ecocardiograma, ECG e avaliação oftalmológica.[8]

O critério diagnóstico mais utilizado e validado em crianças é o proposto pela Liga Europeia Contra o Reumatismo (EULAR/PRINTO/PRES – 2008),[9] expresso no Quadro 1.[8]

**Quadro 1** Critérios de classificação de arterite de Takayasu pela European League Against Rheumatism (EULAR) / Pediatric Rheumatology International Trials Organization (PRINTO) / Pediatric Rheumatology European Society (PRES) – 2008

| Critério mandatório | |
|---|---|
| Angiografia (convencional, TC ou RM) da aorta e ramos principais, ou artérias pulmonares, mostrando: aneurisma/dilatação, estenose, oclusão, ou espessamento da parede do vaso, descartando outras possibilidades | |
| **Critérios adicionais (necessário, pelo menos, 1 dos 5 a seguir)** | |
| 1 - Diminuição de pulsos ou claudicação | Pulsos arteriais reduzidos, ausentes ou assimétricos / Sintomas de claudicação: dor muscular focal, induzida por atividade física |
| 2 - Diferença de pressão arterial | Diferença maior que 10 mmHg em qualquer um dos 4 membros |
| 3 - Sopros | Murmúrios audíveis ou frêmitos palpáveis em grandes artérias |
| 4 - Hipertensão arterial | PA sistólica ou diastólica maior que o percentil 95 estimado pela altura |
| 5 - Reagentes de fase aguda | VHS > 20 mm ou PCR acima do valor de referência |

Fonte: Graeff et al., 2019.[8]

Existe também uma classificação proposta em 1994 por Hata, que avalia o acometimento angiográfico na arterite de Takayasu, a qual é apresentada no Quadro 2. Embora não seja uma avaliação para diagnóstico, é útil para que possamos avaliar a extensão do acometimento vascular da aorta e seus principais ramos.[10]

**Quadro 2** Tipos de acometimento vascular propostos por Hata

| Tipo | Envolvimento vascular |
|---|---|
| I | Ramos do arco aórtico |
| IIa | Aorta ascendente, arco aórtico e seus ramos |
| IIb | Aorta ascendente, arco aórtico e seus ramos, aorta torácica descendente |
| III | Aorta torácica descendente, aorta abdominal e/ou artérias renais |
| IV | Aorta abdominal e/ou artérias renais |
| V | Elementos dos tipos IIb e IV |

Fonte: Hata et al., 1996.[10]

O diagnóstico diferencial é bastante abrangente e envolve outras vasculites, colagenoses, quadros infecciosos, entre outros, conforme disposto no Quadro 3.

**Quadro 3** Diagnósticos diferenciais da arterite de Takayasu

| Infecções | Vasculites | Doenças autoimunes | Vasculopatias não inflamatórias | Outras |
|---|---|---|---|---|
| ▪ Sepse<br>▪ Endocardite (aneurisma micótico)<br>▪ Tuberculose<br>▪ Sífilis<br>▪ AIDS<br>▪ Borreliose<br>▪ Brucelose | ▪ Arterite de células gigantes (adultos)<br>▪ Doença de Kawasaki<br>▪ Poliarterite nodosa<br>▪ Granulomatose com poliangiíte | ▪ Lúpus eritematoso sistêmico<br>▪ Febre reumática<br>▪ Sarcoidose<br>▪ Espondiloartropatias<br>▪ Doença de Behçet | ▪ Displasia fibromuscular<br>▪ Síndrome de William<br>▪ Coarctação da aorta<br>▪ Ehlers-Danlos tipo IV<br>▪ Síndrome de Marfan<br>▪ Neurofibromatose tipo I | ▪ Pós-radioterapia |

Fonte: Santo et al., 2018.[1]

## TRATAMENTO

O tratamento deve ser iniciado o mais precocemente possível, visando a controlar a inflamação, evitar a progressão do dano vascular e o desenvolvimento de isquemias, fatores que aumentam a morbimortalidade.[1]

Os glicocorticoides (GC) são utilizados como droga de primeira linha em todos os pacientes, iniciando de forma precoce, por via intravenosa ou oral, e apresentam boa resposta inicial, que não costuma ser sustentada após a retirada gradual da medicação.[1-3] Por esse motivo recomenda-se a associação de imunossupressores como metotrexato, ciclofosfamida, azatioprina, leflunomida ou micofenolato de mofetila. Para doença refratária ao esquema inicial, podem-se utilizar os medicamentos biológicos, como os medicamentos anti-TNF-alfa (infliximabe, etanercepte e adalimumabe); anti-IL-6 (tocilizumabe) e anti-CD20 (rituximabe).[1-4,8,11]

Ozen et al. propuseram um esquema terapêutico em crianças com arterite de Takayasu, que inclui corticosteroides e metotrexato em pacientes com doença limitada (acometimento em apenas um lado do diafragma, e sem doença pulmonar), e corticosteroides associados à ciclofosfamida, em casos de doença disseminada, nos primeiros 6 meses, seguidos por metotrexato. Esse protocolo mostrou-se efetivo e seguro, sendo utilizado preferencialmente nesses casos.[12]

Outras medidas terapêuticas incluem agentes anti-hipertensivos e drogas antiplaquetárias.[2,13]

Procedimentos cirúrgicos ou endovasculares podem ser necessários, devendo ser realizados preferencialmente quando a doença estiver inativa, o que confere um melhor prognóstico. Entretanto, há indicação para a revascularização em casos de hipertensão de difícil controle secundária a estenose de artéria renal, isquemia coronariana sintomática, coarctação grave da aorta, aneurismas de aorta, doença cerebrovascular, regurgitação aórtica grave, isquemia de membros, ou aneurismas com risco de ruptura. Nesses casos, o risco de complicações, como a reestenose é alto.[1,2,8] Os procedimentos mais utilizados são: angioplastia percutânea com colocação de *stents* e cirurgia de *bypass* com enxerto.

## PREVENÇÃO/PROGNÓSTICO

Trata-se de uma doença de grande morbimortalidade, com taxas de mortalidade entre 3 e 40%, com maiores taxas em pacientes com doença progressiva.[1,2,7] Idade do paciente, extensão das lesões arteriais, grau de envolvimento cardíaco e grau de HAS são fatores prognósticos importantes.[1,2]

Mortalidade está mais associada a: dissecção aórtica, ruptura da aorta, HAS de difícil controle, miocardiopatia, infarto do miocárdio, insuficiência renal e infecções.[2]

O prognóstico atualmente é mais favorável em razão de um maior conhecimento da doença, ao desenvolvimento de novos métodos de imagem e estratégias terapêuticas, e ao avanço nas técnicas cirúrgicas e endovasculares.[13] Entretanto, ainda há a necessidade de se manter a imunossupressão por tempo prolongado em cerca de 80% dos pacientes, em virtude das recidivas frequentes.[2]

## DESAFIOS ATUAIS

Encontra-se em estudo um novo biomarcador chamado pentraxina-3, outro reagente de fase aguda produzido pelas células endoteliais. Níveis superiores a 1 ng/mL seriam mais precisos para diagnosticar doença ativa. Entretanto, ainda necessita de mais estudos para ser utilizada na prática clínica.[1,2,6]

Outros potenciais biomarcadores encontram-se em investigação como: Il-6, IL-8, IL-18 e autoanticorpos séricos.[2]

Um novo método de imagem, PET-RM, está sendo estudado e espera-se que melhore o diagnóstico e a monitorização da atividade de doença.[1]

## ORIENTAÇÕES AOS PAIS

Diagnóstico precoce e acompanhamento regular em centros de referência são de fundamental importância para esses pacientes. Os pais devem estar atentos para casos em que há quadro arrastado de sintomas constitucionais, com perda de peso, fadiga, febre, dores nos membros e hipertensão arterial. O pediatra deve fazer uma avaliação criteriosa e completa, incluindo a palpação de pulsos periféricos e medidas de PA nos quatro membros.

## ✓ CONCLUSÃO

A arterite de Takayasu é uma doença rara na faixa etária pediátrica, em que costuma haver grande atraso diagnóstico em virtude das manifestações iniciais inespecíficas. Hipertensão arterial costuma ser a manifestação inicial mais comum e, quando associada à elevação das provas de atividade inflamatória, deve-se pensar na probabilidade de Takayasu. Angiorressonância magnética pode ser solicitada em substituição à arteriografia para diagnóstico e acompanhamento dos pacientes. O tratamento ainda é um desafio, entretanto, novas drogas como o micofenolato de mofetila, o infliximabe e o tocilizumabe parecem promissores. Diagnóstico e terapêutica precoce são fundamentais para um melhor prognóstico.

# REFERÊNCIAS BIBLIOGRÁFICAS


1. Santo MD, Stelmaszewski EV, Villa A. Takayasu arteritis in paediatrics. Cardiol Young. 2018; 28(3):354-61.
2. Russo RAG, Katsicas MM. Takayasu arteritis. Front Pediatr. 2018; 6:265.
3. Cakar N, Yalcinkaya F, Duzova A, Caliskan S, Sirin A, Oner A et al. Takayasu arteritis in children. J Rheumatol. 2008; 35(5):913-9.
4. Ferrandiz-Espadin R, Ferrandiz-Zavaler M. Childhood-versus adult-onset primary vasculitides: are they part of the same clinical spectrum? Curr Rheumatol Rep. 2019; 21(10):51.
5. Clemente G, Hilario MO, Len C, Silva CA, Sallum AM, Campos LM et al. Brazilian multicenter study of 71 patients with juvenile-onset Takayasu`s arteritis: clinical and angiographic features. Rev Bras Reumatol. 2016; 56(2):145-51.
6. Alibaz-Öner F, Aydin SZ, Direskeneli H. Recent advances in Takayasu's arteritis. Eur J Rheumatol. 2015; 2(1):24-30.
7. Seyahi E. Takayasu arteritis: an update. Curr Opin Rheumatol. 2017; 29(1):51-6.
8. Graeff N, Groot N, Brogan P, Ozen S, Avcin T, Bader-Meunier B et al. European consensus-based recommendations for the diagnosis and treatment of rare paediatric vasculitides – the SHARE initiative. Rheumatology (Oxford). 2019; 58(4):672-82.
9. Ozen S, Pistorio A, Iusan SM, Bakkaloglu A, Herlin T, Brik R et al. EULAR/PRINTO/PRES criteria for Henoch-Schönlein purpura, childhood polyarteritis nodosa, childhood Wegener granulomatosis and childhood Takayasu arteritis: Ankara 2008. Part II: Final classification criteria. Ann Rheum Dis. 2010; 69(5):798-806.
10. Hata A, Noda M, Moriwaki R, Numano F. Angiographic findings of Takayasu arteritis: new classification. Int J Cardiol. 1996; 54(Suppl):S155-63.
11. Akamine K, Punaro M. Biologics for childhood systemic vasculitis. Pediatr Nephrol. 2019; 34(11):2295-309.
12. Ozen S, Duzova A, Bakkaloglu A, Bilginer Y, Cil BE, Demircin M et al. Takayasu arteritis in children: preliminary experience with cyclophosphamide induction and corticosteroids followed by methotrexate. J Pediatr. 2007; 150(1):72-6.
13. Tann OR, Tulloh RM, Hamilton MC. Takayasu`s disease: a review. Cardiol Young. 2008; 18(3):250-9.

24

# VASCULITES ASSOCIADAS AO ANTICORPO ANTICITOPLASMA DE NEUTRÓFILO (ANCA)

*Rodrigo Moulin Silva*
*Luisa Silva Coutinho da Assunção*
*José Guilherme Barbosa Leite*

**OBJETIVOS**

- ✓ Conceituar as vasculites associadas ao ANCA.
- ✓ Abordar as dificuldades no diagnóstico dessas doenças.
- ✓ Ressaltar a importância do diagnóstico precoce para melhor prognóstico da doença.
- ✓ Descrever a abordagem terapêutica atual e as novas perspectivas.

## INTRODUÇÃO

As vasculites associadas ao ANCA (anticorpo anticitoplasma de neutrófilo) – VAA, são um grupo raro de doenças caracterizadas por inflamação necrosante com predomínio de vasos de pequeno calibre, associadas à presença do ANCA. Engloba três doenças distintas: granulomatose com poliangiite (GPA – anteriormente conhecida como granulomatose de Wegener), poliangiite microscópica (PAM), e granulomatose eosinofílica com poliangiite (GEPA – antigamente conhecida como síndrome de Churg-Strauss).

Apresentam manifestações clínicas muito variáveis, multissistêmicas, com importante morbi-mortalidade, em especial nos pacientes com atraso no diagnóstico e no início do tratamento. Algumas vasculites podem se manifestar de forma mais agressiva na população pediátrica, necessitando de abordagem diferenciada.[1,2]

## ASPECTOS EPIDEMIOLÓGICOS

Trata-se de um grupo de doenças que usualmente acometem adultos (pico de incidência entre a quinta e a sétima décadas de vida), sendo a maioria dos dados proveniente de estudos com a população adulta, e extrapolados para a pediatria.[3]

Na GPA, estima-se a incidência em cerca de 1/1.000.000 ao ano, com uma idade média de aparecimento aos 14 anos de idade. Na PAM, há poucos dados disponíveis na infância, mas existem evidências de idade média de aparecimento aos 12 anos. Na GEPA também há poucos dados, com idade estimada para o aparecimento da doença em torno dos 12 anos de idade.[2]

## FISIOPATOLOGIA

Dados experimentais mostram que os ANCA exercem grande papel em sua fisiopatologia. Normalmente, os autoantígenos mais importantes do ANCA, proteinase 3 (PR3, com padrão citoplasmático de ANCA/c-ANCA) e mieloperoxidase (MPO, com padrão perinuclear de ANCA/p-ANCA), encontram-se nos grânulos primários dos neutrófilos, e, quando há a degranulação em locais de lesão tecidual, são rapidamente eliminados por inibidores específicos (PR3 pela alfa-1 antitripsina, e MPO pela ceruloplasmina).[4,5]

Processos infecciosos ou inflamatórios, falha na apoptose neutrofílica, agentes ambientais ou exposição a mediadores inflamatórios (fator de necrose tumoral – TNF alfa, interleucina 1 – IL1, lipopolissacarídeo, C5a) podem levar a uma estimulação neutrofílica, com deslocamento do PR3 e do MPO para a superfície da célula. A ligação do ANCA a esses autoantígenos resulta na ativação dos neutrófilos, que aderem ao endotélio vascular. Ocorre a degranulação neutrofílica, levando à liberação de radicais livres de oxigênio, proteases e NET (*neutrophil extracellular traps*), o que lesiona o endotélio. Quimocinas e a deposição de PR3 e MPO promovem o recrutamento de linfócitos T e monócitos, potencializando a injúria tissular.[4,5]

Também há ativação da via alternativa do complemento, em especial da anafilatoxina C5a e seu receptor, por meio da liberação da properdina pelos neutrófilos ativados.[4]

## QUADRO CLÍNICO

As vasculites associadas ao ANCA são doenças crônicas, caracterizadas por recaídas frequentes, mas que cursam com quadros clínicos distintos. Sintomas constitucionais, como febre, fadiga e mialgia, são comuns e podem estar presentes por meses antes do diagnóstico.

Os pulmões são mais acometidos na GPA, com cavitações ou lesões nodulares na tomografia computadorizada (TC) de tórax. Na PAM, comumente é vista uma hemorragia alveolar, que pode evoluir para fibrose pulmonar.[4,6]

Outras manifestações podem ocorrer, como: perda auditiva, uveíte, exantema purpúrico em membros inferiores, neuropatia periférica, vasculite mesentérica e trombose venosa profunda.[4]

O envolvimento renal é comum nas vasculites associadas ao ANCA, e é o maior preditor de mortalidade. Pacientes com taxa de filtração glomerular (TFG) < 50 mL/minuto ao diagnóstico possuem risco 50% maior de morte ou falência renal após 5 anos.[7] Em geral, caracteriza-se por uma glomerulonefrite rapidamente progressiva, com elevação de escórias nitrogenadas, proteinúria que pode chegar à faixa nefrótica, hematúria macroscópica ou microscópica e hipertensão arterial sistêmica.

## Granulomatose com poliangiite (GPA)

É caracterizada por uma inflamação granulomatosa necrosante. O envolvimento do trato respiratório superior, nariz, ouvido e garganta, ocorre precocemente no curso da doença, ocasionando congestão nasal e rinorreia persistentes, epistaxe, ulcerações das mucosas, condrite nasal com perfuração do septo e nariz em sela, sinusopatia, otite serosa, mastoidite e perda auditiva. Nos casos mais graves, estridor e dispneia podem surgir indicando o acometimento da laringe, árvore traqueobrônquica e estenose subglótica. O acometimento pulmonar pode ser assintomático com redução da capacidade de difusão do monóxido de carbono, ou grave, com tosse crônica, dispneia, hemoptise e hemorragia pulmonar. Sua etiologia ainda não foi totalmente elucidada, porém já foram propostos vários agentes (infecções virais, medicamentos, colonização por *Staphylococcus aureus*). Tipicamente, há sintomas constitucionais, sinusite crônica, artralgia, vasculite cutânea, nódulos pulmonares, injúria renal aguda (glomerulonefrite *pauci*-imune necrosante e crescêntica à histologia renal), e c-ANCA/PR3 positivo.[4,8,9] Apresenta diferenças clínicas entre adultos e crianças, sendo mais comum em crianças: dor abdominal isquêmica, nefrite, deformidades nasais e estenose subglótica.[2,4]

## Poliangiite microscópica (PAM)

É uma vasculite não granulomatosa de pequenos vasos, em que há pouca ou nenhuma deposição de complexos autoimunes (vasculite pauci-imune). Os pacientes costumam ter hemorragia pulmonar (Figura 1) e glomerulonefrite. Existem várias manifestações comuns à GPA, entretanto, na PAM o envolvimento renal é o mais comum (80%), sendo associado a um curso clínico mais agressivo e pior prognóstico. Além disso, não há alterações histológicas granulomatosas e há maior associação à positividade do p-ANCA/MPO.[2,3,4,6,9]

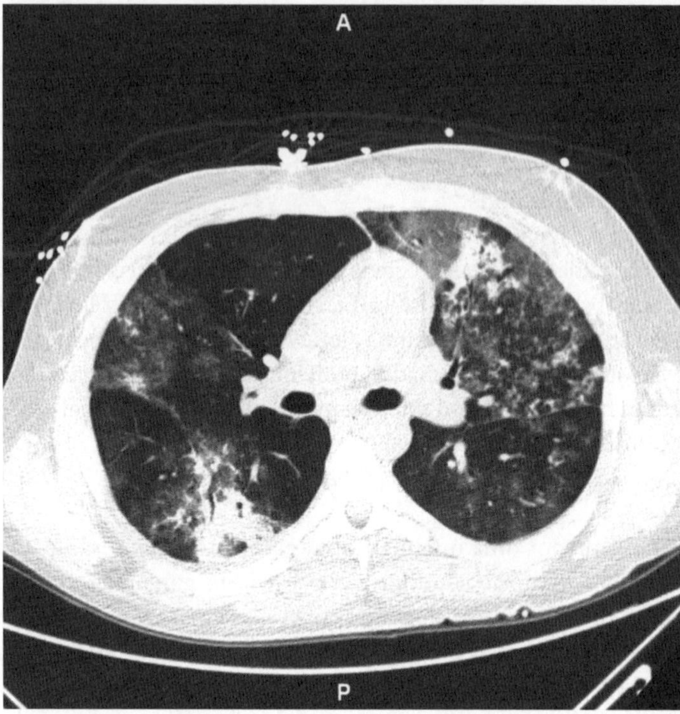


**Figura 1** Tomografia computadorizada de tórax: opacidades em vidro fosco bilateralmente. Bronquiectasias no lobo inferior direito. Áreas de maior e menor densidade esparsas, podendo estar relacionadas a aprisionamento aéreo.

## Granulomatose eosinofílica com poliangiite (GEPA)

Também caracterizada por inflamação granulomatosa e vasculite necrosante envolvendo vasos de pequeno e médio calibres. Diferencia-se da GPA pela presença de eosinofilia e asma. Positividade do ANCA em cerca de 50% dos casos, predominantemente p-ANCA/MPO.[2] Pacientes quase sempre evoluem com envolvimento de trato respiratório e pulmões (causando rinite e asma, que podem ser graves). Envolvimento renal em 20% dos casos, apresentando glomerulonefrite crescêntica necrosante nos pacientes com ANCA positivo. Crianças apresentam mais sintomas cardíacos, de vias aéreas superiores, cutâneos e gastrintestinais do que os adultos (que possuem mais manifestações neurológicas – neuropatia periférica e mononeurite *multiplex*).[2,6,9]

## PROPEDÊUTICA

O hemograma pode evidenciar anemia da doença crônica, leucocitose e trombocitose. A velocidade de hemossedimentação (VHS) e a proteína C reativa (PCR) podem estar elevadas na doença generalizada. A monitorização das escórias nitrogenadas e surgimento de elementos anormais na urina (hematúria, cilindros hemáticos e proteinúria) devem ser realizados de forma seriada para o diagnóstico da doença glomerular.

Os anticorpos ANCA constituem biomarcadores de alta especificidade, sendo a GPA mais associada ao antígeno PR3 (70%), e a PAM ao antígeno MPO (60%), apesar de essa especificidade não ser critério para diferenciação entre as doenças. ANCA atípicos, não direcionados ao PR3 ou MPO, podem ser encontrados em outras doenças, como doença inflamatória intestinal, fibrose cística e malignidades. Alguns pacientes podem apresentar positividade para os dois antígenos, o que é extremamente raro e pode sugerir uma vasculite induzida por drogas.[4]

As recomendações atuais sugerem como testes de primeira linha a pesquisa do PR3 e MPO por meio de ensaios pela técnica de ELISA, em vez da imunofluorescência indireta. Pacientes positivos para PR3 tendem a ser mais jovens, do sexo masculino, com maior envolvimento das vias aéreas e olhos, e, menos frequentemente, nefrite. Também evoluem com um curso mais recidivante.[5]

A associação do ANCA com a atividade da doença é controversa, parecendo haver associação entre elevações do ANCA e maior risco de recidivas, particularmente em pacientes com manifestações renais e pulmonares.[5]

Outros biomarcadores que vêm sendo bastante estudados são os linfócitos B[4,5,10] e os níveis plasmáticos de C3a, C5a, C5-9b solúvel e Bb aumentados em pacientes com vasculite em atividade.[4,5]

Na radiografia de tórax podem ser visualizadas imagens de atelectasias, nódulos e pleurite. A TC permite diagnosticar pequenos nódulos pulmonares assintomáticos, opacificação de seios paranasais e destruição óssea. A ressonância magnética (RM) está indicada para avaliação de partes moles dos vias aéreas superiores, órbitas e mastoide.

Para auxiliar na investigação, pode-se utilizar os critérios diagnósticos a seguir, descritos nos Quadros 1 e 2.

Biópsias de diferentes tecidos acometidos (pele, rim, pulmão, nasofaringe, seios paranasais) podem ser necessárias, especialmente para afastar o diagnóstico de infecções por micobactérias e fungos, neoplasia, sarcoidose e lúpus. As biópsias mostram granulomas necrosantes pulmonares e no trato respiratório superior e vasculite necrosante ou granulomatosa predominantemente de pequenos vasos em pulmões e outros órgãos.

**Quadro 1** Critérios diagnósticos para a granulomatose com poliangiite (GPA) de acordo com EULAR/PRINTO/PRES 2008

| | |
|---|---|
| **Histopatologia** | Inflamação granulomatosa na parede arterial ou na área perivascular ou extravascular |
| **Envolvimento de vias aéreas superiores** | Descarga nasal crônica sanguinolenta ou purulenta, ou epistaxe recorrente/crostas/granulomas |
| | Perfuração nasal ou deformidade em sela |
| | Sinusite crônica ou recorrente |
| **Envolvimento laringotraqueobrônquico** | Estenose subglótica, traqueal ou brônquica |
| **Envolvimento pulmonar** | Radiografia de tórax ou tomografia computadorizada do tórax mostrando nódulos, cavitações ou infiltrados fixos |
| **ANCA** | Positividade por IF ou ELISA – pANCA-MPO ou cANCA/PR3 |
| **Envolvimento renal** | Proteinúria > 0,3 g/24h, ou Spot urinário alterado |
| | Hematúria / > 5 hemácias por campo / cilindros hemáticos / > 2+ de sangue na fita urinária |
| | GN necrosante *pauci*-imune |

Necessário preencher pelo menos 3 dos 6 critérios. Sensibilidade de 93,3% e especificidade de 99,2%.
PAM: Não possui critérios validados até o momento.
Fonte: Graeff et al., 2019;[6] Ozen et al., 2010.[11]

**Quadro 2** Critérios diagnósticos para granulomatose eosinofílica com poliangiite (GEPA) de acordo com o ACR 1990

| | |
|---|---|
| Asma | História de sibilos ou roncos respiratórios difusos agudos |
| Eosinofilia | Maior que 10% na contagem diferencial de leucócitos |
| Mono ou polineuropatia | Mononeuropatia *multiplex* ou polineuropatia (luva ou bota) atribuída à vasculite sistêmica |
| Infiltrados pulmonares não fixos | Infiltrados pulmonares migratórios ou transitórios, atribuídos à vasculite sistêmica |
| Acometimento de seios paranasais | Dor crônica ou aguda de seios paranasais, ou sensibilidade ou opacificação à radiografia de seios da face |
| Extravascular | Eosinofilia extravascular |

Necessário preencher pelo menos 4 dos 6 critérios. Sensibilidade de 85% e especificidade de 99,7%.
Fonte: Masi et al., 1990.[12]

A biópsia renal é o padrão-ouro para diagnóstico de glomerulonefrite associada ao ANCA, além de ser a melhor ferramenta para prognóstico. A apresentação é de uma glomerulonefrite crescêntica e necrosante na microscopia óptica, além de um padrão pauci-imune na imunofluorescência (IF), isto é, pouco ou nenhum depósito de imunoglobulinas ou complemento (Figuras 2 e 3). As áreas de necrose podem ser pequenas/segmentares, ou extensas, com grandes crescentes circunferenciais. Pode haver ruptura da cápsula de Bowman, com resposta inflamatória tubulointersticial. Ao contrário dos pulmões, a biópsia renal raramente exibe granulomas. Angiite medular neutrofílica também pode acontecer, isoladamente ou com envolvimento cortical e vasculite.[3,4]

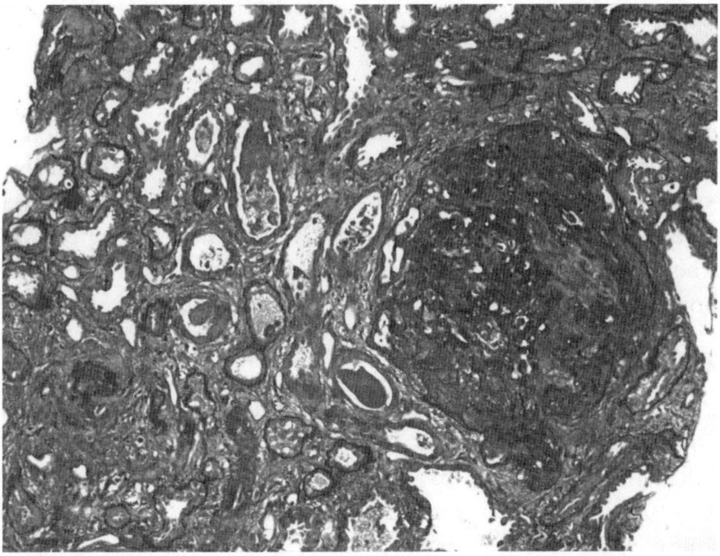

**Figura 2** Microscopia óptica. Crescentes circunferenciais celular e fibrocelular, com rotura da cápsula glomerular e reação celular inflamatória em torno, e colapso do tufo capilar. Foto gentilmente cedida pela Profa. Lilimar da Silveira Rioja, patologista renal do Hospital Universitário Pedro Ernesto (HUPE/UERJ).

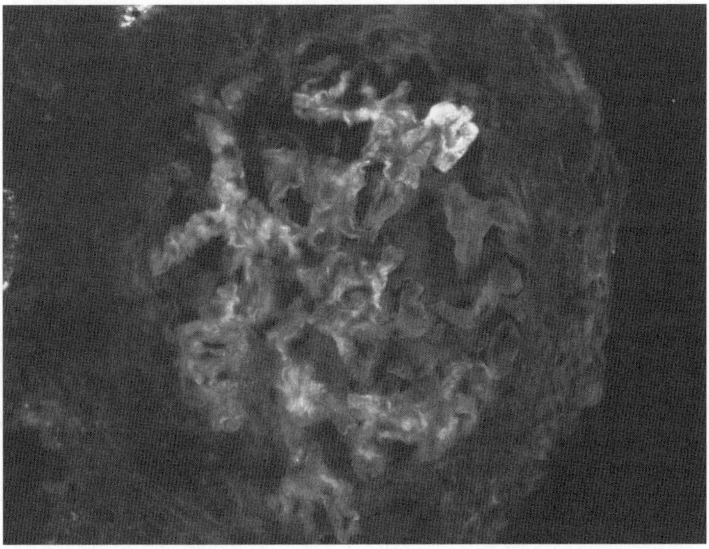

**Figura 3** Imunofluorescência. Padrão *pauci*-imune, pouca impregnação por IgA. Foto gentilmente cedida pela Profa. Lilimar da Silveira Rioja, patologista renal do Hospital Universitário Pedro Ernesto (HUPE/UERJ).

## TRATAMENTO

O tratamento das vasculites sistêmicas normalmente requer uma fase de indução, na qual há uma imunossupressão mais agressiva, com duração de 3 a 6 meses, objetivando rápida redução do processo inflamatório e minimizando o risco de dano orgânico. É seguida de uma fase de manutenção, pelos próximos 24 a 48 meses, em que há o objetivo de prevenir recidivas.[4,6,8]

A abordagem inicial (fase de indução) engloba de uma forma geral:

- Corticosteroides (GC): em dose imunossupressora, por via oral (prednisona 1 a 2 mg/kg/dia) ou em pulsoterapia (metilprednisolona 30 mg/kg/dia, com dose máxima de 1 grama).
- Ciclofosfamida (CFM) intravenosa: 500-1.000 mg/m$^2$/dose, dose máxima: 1.200 mg. Dependendo da gravidade, pode ser realizada uma infusão mensal durante 6 meses ou, em casos mais graves, infusões fixas de 500 mg/m$^2$/dose, a cada 15 dias, durante 3 meses, dependendo da evolução clínica. Orienta-se fazer mesna junto às infusões para reduzir o risco de toxicidade vesical pelo acúmulo do metabólito ativo acroleína. Ciclofosfamida também pode ser usada por via oral diariamente, porém com perfis semelhantes de resposta terapêutica e risco aumentado de efeitos colaterais pelo uso de doses cumulativas maiores.
- Rituximabe (anticorpo monoclonal anti-CD20, depletor de linfócitos B): 750 mg/m$^2$/dose, em 2 doses com intervalo de 15 dias; ou 375 mg/m$^2$/dose, em 4 doses semanais.
- Plasmaférese para remoção dos anticorpos e mediadores inflamatórios, em casos selecionados.

Normalmente, é adotada uma combinação de corticosteroides com ciclofosfamida ou rituximabe, tendo em vista que os GC isoladamente não são suficientes para o tratamento das VAA. A dose plena de GC (prednisona 1-2 mg/kg/dia) é mantida por 4 a 8 semanas, com redução gradual ao longo dos próximos meses, chegando a doses baixas ou sua suspensão após 6 meses de tratamento.[10]

Em pacientes portadores de granulomatose eosinofílica com poliangiite, o tratamento ocorre normalmente com GC. Apenas pacientes com doença mais grave recebem algum outro imunossupressor, como a CFM. Pode haver benefício com o uso de agentes anti-IL5 (mepolizumabe).[1,2,11]

Na fase de manutenção, usa-se mais comumente: azatioprina, micofenolato de mofetila, metotrexato. Rituximabe também tem sido proposto mais recentemente em diversos estudos em andamento, com resultados superiores à azatioprina.[4,10] Pode-se considerar o uso de outros medicamentos biológicos e de imunoglobulina humana.[6,13]

Outros medicamentos podem ser necessários de acordo com a clínica do paciente: medicamentos antiplaquetários, antibioticoprofilaxia com sulfametoxazol + trimetoprim para pneumocistose (em especial na GPA), carbonato de cálcio para prevenção de osteopenia/osteoporose e vasodilatadores sistêmicos.[4,6]

Não há um consenso para retirada de drogas em pacientes que atingem remissão. Entretanto, postula-se que quanto mais tempo de tratamento, menor a chance de recidiva. Idealmente, deve-se iniciar a retirada após pelo menos 12 meses de remissão com medicamentos, e essa retirada deve ser feita por pelo menos 6 meses. Essa decisão deve ser individualizada e baseada na agressividade da doença e na presença de fatores de risco.[1,4,6,8]

São considerados fatores de risco para recidiva: positividade do PR3, pacientes com GPA, função renal preservada, envolvimento das vias aéreas superiores, doses menores de ciclofosfamida na indução e tempo menor de tratamento, entre outros.[4] O achado paradoxal de que a função renal preservada pode estar associada a um maior risco de recidiva pode, talvez, ser explicado pela imunossupressão causada pela disfunção renal, que poderia funcionar como gatilho para apoptose de neutrófilos implicados na lesão celular.[14,15] Casos de recidiva devem ser manejados com o aumento da dose basal de corticosteroides ou nova fase de indução, seguidos por uma possível mudança na droga de base.

## PROGNÓSTICO

As VAA costumavam apresentar alta mortalidade. Porém, com o advento de novas terapias, elas vêm se comportando como doenças crônicas com curso recidivante. Recidivas são descritas em 30 a 50% dos pacientes em até 5 anos, principalmente após a suspensão das drogas de base.[4,8] Ainda cursam com alta morbidade, e mais de 50% dos pacientes apresentam danos orgânicos.[1,4,8]

Independentemente do reconhecimento mais precoce e tratamento das vasculites associadas ao ANCA, a evolução para doença renal em estágio final ocorre com frequência. Em pacientes com PAM, mais de 10% deles não atingem remissão, progredindo para insuficiência renal crônica (IRC). A prevalência de IRC pode chegar a 50% dos casos, sendo a principal morbidade associada.[3] Um estudo retrospectivo analisando 85 pacientes mostrou uma baixa taxa de recidiva em pacientes em uso de prednisolona, micofenolato de mofetila e tacrolimo em regime pós-transplante renal.[7]

## DESAFIOS ATUAIS

Novos estudos vêm melhorando o entendimento dessas doenças na população pediátrica e demonstrando resultados melhores com o advento de novas medicações e abordagens terapêuticas. Ainda há grande morbidade, sendo necessários novos estudos e protocolos clínicos em pacientes pediátricos para melhor sobrevida e qualidade de vida desses pacientes.

Outras drogas também vêm sendo estudadas, com potencial de mudar o prognóstico desses pacientes, como o avacopan, mepolizumabe e tocilizumabe.

## ORIENTAÇÕES AOS PAIS

Os pais devem ser alertados quanto à necessidade de estarem atentos aos sinais e sintomas constitucionais, comuns no início do quadro, e a sinais de alerta de acometimento dos órgãos. Por se tratar de doenças agressivas e com enorme potencial lesivo, a busca por assistência médica não deve ser retardada, e essas crianças devem ser avaliadas em centros de referência de forma mais precoce possível.

## ✓ CONCLUSÃO

As vasculites associadas ao ANCA constituem um grupo de doenças que ainda implica considerável morbimortalidade, a despeito do importante progresso no manejo. Costumam ter um curso mais agressivo em crianças do que em adultos e, em virtude da literatura escassa de casos pediátricos, as abordagens terapêuticas são adaptadas das recomendações elaboradas para pacientes adultos.

A abordagem atual é baseada no uso de corticosteroides associados à ciclofosfamida na indução, e manutenção com azatioprina ou micofenolato de mofetila. O rituximabe tem sido utilizado com frequência cada vez maior, tendo seu uso apoiado em diversos estudos atuais. Em casos específicos, pode-se utilizar a plasmaférese. Recidivas são comuns, indicando muitas vezes a necessidade de mudança do esquema terapêutico.

## REFERÊNCIAS BIBLIOGRÁFICAS

1. Lee JJY, Alsaleem A, Chiang GPK, Limenis E, Sontichai W, Yeung RSM et al. Hallmark trials in ANCA-associated vasculitis (AAV) for the pediatric rheumatologist. Pediatr Rheumatol Online J. 2019; 17(1):31.
2. Ferrandiz-Espadin R, Ferrandiz-Zavaler M. Childhood-versus adult-onset primary vasculitides: are they part of the same clinical spectrum? Curr Rheumatol Rep. 2019; 21(10):51.

3. Hirano D, Ishikawa T, Inaba A, Sato M, Shinozaki T, Iijima K et al. Epidemiology and clinical features of childhood-onset anti-neutrophil cytoplasmic antibody-associated vasculitis: a clinicopathological analysis. Pediatr Nephrol. 2019; 34(8):1425-33.
4. Geetha D, Jefferson A. ANCA-Associated vasculitis: core curriculum 2020. Am J Kidney Dis. 2019; pii: S0272-6386(19)30826-1.
5. Tedesco M, Gallieni M, Pellegata F, Cozzolino M, Alberici F. Update on ANCA-associated vasculitis: from biomarkers to therapy. J Nephrol. 2019; 32(6):871-82.
6. Graeff N, Groot N, Brogan P, Ozen S, Avcin T, Bader-Meunier B et al. European consensus-based recommendations for the diagnosis and treatment of rare paediatric vasculitides – the SHARE initiative. Rheumatology (Oxford). 2019; 58(4):672-82.
7. Geetha D, Alfonso E, True K, Irazabal MV, Specks U, Seo P et al. Renal transplantation in antineutrophil cytoplasmic antibody-associated vasculitis: a multicentre experience. Transplantation. 2011; 91(12):1370-5.
8. Morishita KA, Moorthy LN, Lubieniecka JM, Twilt M, Yeung RSM, Toth MB et al. Early outcomes in children with antineutrophil cytoplasmic antibody-associated vasculitis. Arthritis Rheumatol. 2017; 69(7):1470-9.
9. Thompson GE, Specks U. Update on the management of respiratory manifestations of the antineutrophil cytoplasmic antibodies-associated vasculitides. Clin Chest Med. 2019; 40(3):573-82.
10. Akamine K, Punaro M. Biologics for childhood systemic vasculitis. Pediatr Nephrol. 2019; 34(11):2295-2309.
11. Ozen S, Pistorio A, Iusan SM, Bakkaloglu A, Herlin T, Brik R et al. EULAR/PRINTO/PRES criteria for Henoch-Schönlein purpura, childhood polyarteritis nodosa, childhood Wegener granulomatosis and childhood Takayasu arteritis: Ankara 2008. Part II: Final classification criteria. Ann Rheum Dis 2010; 69(5):798-806.
12. Masi AT, Hunder GG, Lie JT, Michel BA, Bloch DA, Arend WP et al. The American College of Rheumatology 1990 criteria for the classification of Churg-Strauss Syndrome (Allergic Granulomatosis and angiitis). Arthritis Rheum. 1990; 33(8):1094-100.
13. Shimizu T, Morita T, Kumanogoh A. The therapeutic efficacy of intravenous immunoglobulin in anti-neutrophilic cytoplasmic antibody-associated vasculitis: a meta-analysis. Rheumatology (Oxford). 2020; 59(5):959-67.
14. Walsh M, Flossmann O, Berden A, Westman K, Höglund P, Stegeman C et al. Risk factors for relapse of antineutrophil cytoplasmic antibody-associated vasculitis Arthritis Rheum. 2012; 64(2):542-8.
15. Cohen G, Rudnicki M, Hörl WH. Uremic toxins modulate the spontaneous apoptotic cell death and essential functions of neutrophils. Kidney Int. 2001; 59(Suppl 78):S48-52.

# 25

# DOENÇA DE BEHÇET

*Adriana Rodrigues Miguel de Azevedo*

**OBJETIVOS**

✓ Conceituar e caracterizar a doença de Behçet.
✓ Descrever sinais e sintomas que possam sugerir a doença.
✓ Ressaltar a importância do diagnóstico precoce e tratamento direcionado.

## INTRODUÇÃO

A doença de Behçet (DB) é uma síndrome inflamatória multissistêmica rara, que se caracteriza por manifestações clínicas específicas e indolentes marcadas pela tríade de estomatite aftosa, ulcerações genitais e uveíte.[1,2] A doença foi incluída na classificação das vasculites sistêmicas pelo Consenso de *Chappel Hill* de 2012, como uma vasculite de vasos de calibres variados, tanto arteriais quanto venosos, acometendo pele, mucosa, articulações, olhos, sistema nervoso e intestinal.[2] No último congresso da EULAR (*European League Against Rheumatism*) 2018, em virtude da diversidade do espectro clínico, a doença, considerada como uma síndrome, tem sua décima recomendação de manejo clínico. Baseando-se em revisão da literatura mundial sobre DB, incluindo estudos populacionais e consenso das abordagens dos vários especialistas, visa-se aumentar a suspeição clínica e aprimorar a abordagem diagnóstica por meio de exames complementares e de imagem, cada vez mais específicos.[1-3] A DB é uma condição grave marcada por várias exacerbações ao longo da vida. Quanto mais precoce o diagnóstico, menor o dano irreversível dos órgãos afetados.[1,2]

## ASPECTOS EPIDEMIOLÓGICOS

Menos de 10% dos pacientes são crianças e não há a predominância no sexo masculino (7:1) como nos adultos.[4] A faixa etária mais comum de manifestação dos sintomas é entre 30 e 40 anos. A DB na infância é mais frequente em crianças a partir de 10 anos de idade, em ambos os sexos.[1,4] Na população brasileira estudos demográficos mostraram maior ocorrência de manifestações oftalmológicas e neurológicas, sendo necessários mais estudos para confirmar esses achados.[5]

Há nítido predomínio entre os povos do Mediterrâneo, Oriente Médio e Japão, o que sugere a influência de fatores genéticos e/ou ambientais.[1] Na Turquia, a prevalência descrita chega a 400 casos por 100 mil adultos, sendo ainda menos comum no restante do mundo.[5]

## FISIOPATOLOGIA

Sua fisiopatologia ainda não foi totalmente elucidada, mas acredita-se ser um processo autoimune deflagrado por quadro infeccioso prévio em paciente geneticamente predisposto.[6]

Além da imunidade adaptativa, a imunidade inata, sobretudo por meio da ação dos neutrófilos, tem um papel fundamental na DB. Já foi constatado o aumento sérico de várias citocinas pró-inflamatórias, incluindo as interleucinas (IL) 1, 4, 6, 8, 10, 12, 13, 18, fator de necrose tumoral alfa (TNF) e interferon gama (IFN) nos pacientes com DB.[6] Alguns autores a caracterizam como uma doença autoinflamatória em razão das exacerbações e remissões clínicas e das mutações genéticas similares às da febre familiar do Mediterrâneo (FFM) e doença de Crohn.[4]

O alelo HLA-B51 é o principal componente genético descrito na fisiopatogenia, detectado predominantemente nos pacientes turcos e japoneses.[6] Vários outros genes localizados fora do complexo de histocompatibilidade produtores de IL-1, fator V, molécula 1 de adesão intracelular e sintetase endotelial do óxido nítrico estão envolvidos na patogênese da inflamação vascular na DB.[6]

## QUADRO CLÍNICO

O quadro clínico da DB se caracteriza por várias manifestações clínicas que se instalam de forma recorrente ou progressiva ao longo dos anos, por vezes, com episódios de febre e úlceras orais e/ou genitais de repetição.[4,6] Quando se apresenta com a tríade clássica de úlceras orais, genitais e uveíte, a suspeição diagnóstica é mais clara. Pela raridade, a DB não é facilmente reconhecida nesses episódios isolados e pode demorar anos para que se considere seu diagnóstico.[6,7]

As manifestações mucocutâneas são as apresentações mais frequentes da DB, caracterizadas pelas ulcerações orais e genitais, além de outras lesões cutâneas. As úlceras orais (Figura 1) são o sinal mais comum (variando de 47-86% a 88-100%, dependendo da população estudada) e, geralmente, a primeira manifestação da doença. São recorrentes (mais de três vezes ao ano), medindo de 3 a 12 mm de diâmetro, múltiplas e dolorosas, em lábios, língua, palato e até outras áreas do trato gastrintestinal (TGI).[4,6] As úlceras costumam ser menores de 1 cm, cercadas de halo eritematoso, moderadamente dolorosas e cicatrizam em cerca de 2 semanas.[4] Pode haver ainda ulcerações maiores que 1 cm, mais dolorosas e persistentes, que cicatrizam de 2 a 6 semanas.[4,6]

As ulcerações genitais são mais tardias, aparecendo com maior frequência nos adolescentes. São dolorosas e recorrentes, localizadas na bolsa escrotal, glande, períneo, vagina e vulva. As lesões são maiores, de bordas menos delimitadas e geralmente deixam cicatrizes (Figura 2).[4,6] Os pacientes do sexo masculino podem ter epididimite e, raramente, lesão peniana. Nos adolescentes do sexo feminino

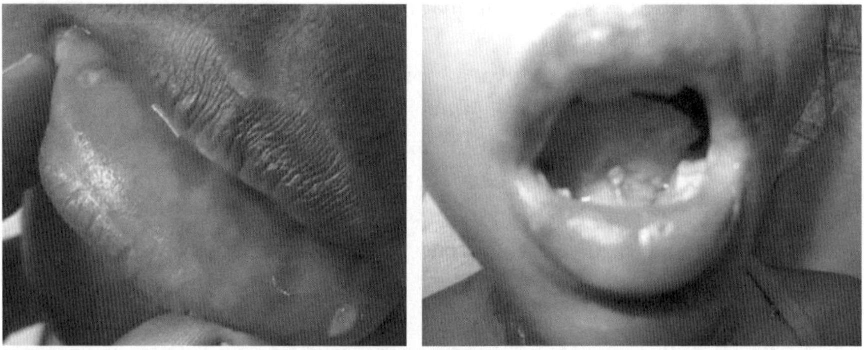

**Figura 1** Aftas em lábio, cavidade oral e língua, bem delimitada, de bordos elevados e eritematosos, com base de fibrina (arquivo pessoal da autora).

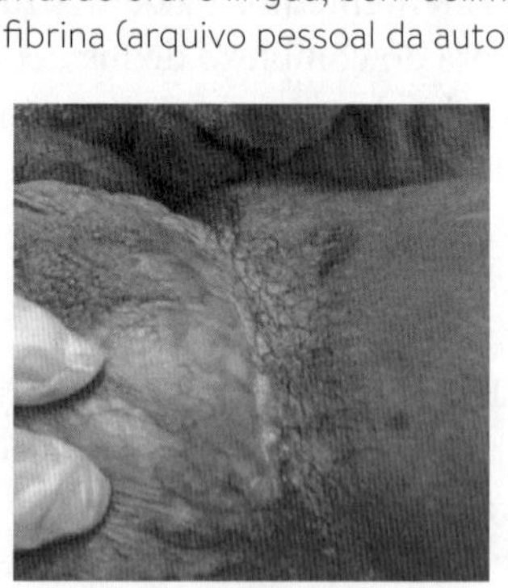

**Figura 2** Aftas extensas em região escrotal com cicatrizes (arquivo pessoal da autora).

pode haver lesão no colo uterino, vaginal profunda e evoluir com fístulas vesicais. Lesão perianal e na virilha podem ocorrer igualmente em ambos os sexos.[4,6]

O acometimento da pele representa a terceira manifestação mais frequente, incidindo em 70-85% dos casos durante a evolução da doença e se apresenta por nódulos subcutâneos (nos membros inferiores, tronco e membros superiores, podendo evoluir com máculas hipercrômicas residuais),[4] pseudofoliculite e lesões papulopustulosas e acneiformes de repetição na face.[6] As lesões acneiformes são mais graves que a acne vulgar do adolescente e acometem face, dorso e região glútea.[4,6] Úlceras cutâneas (Figura 3) podem ocorrer por vasculite associada à trombose dos vasos locais, e nos adultos há relatos de casos em axilas, região inguinal, pescoço e pernas.[4]

A reação patérgica é um sinal de grande relevância clínico-diagnóstica. Ocorre entre 22-84% dos pacientes. A reação se caracteriza por uma pápula circundada por um halo eritematoso que surge de 24 a 48 horas após um evento agressor causado pela ponta de uma agulha naquele local.[6]

O comprometimento ocular varia de 22-68% na faixa etária pediátrica, quase sempre é bilateral, de evolução crônica e grave, geralmente com inflamação da câmara anterior e posterior (pan-uveíte).[4,6] Em alguns casos pode ser visível, na parte inferior da câmara ao exame oftalmológico, um depósito de polimorfonucleares (hipópio).[4,6] Pode ocorrer uveíte anterior, inflamação do vítreo com ou sem hemorragia, vasculite retiniana, neurite óptica e oclusão venosa da retina.[4,6] A perda visual pode ocorrer independentemente do tratamento, e o gênero masculino tem pior prognóstico ocular.[4] Todas essas alterações podem vir ou não

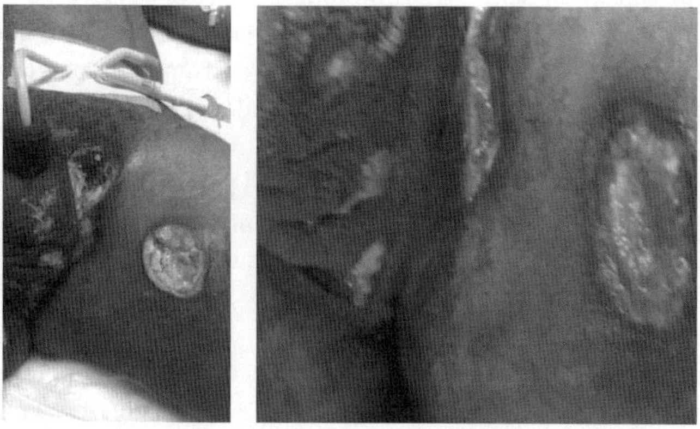

**Figura 3** Foto mostrando ulcerações em pele de região medial da coxa e inguinal, além de bolsa escrotal (arquivo pessoal da autora).

acompanhadas de borramento visual, escotomas cintilantes, fotofobia, hiperemia ou dor ocular.[4,7]

As manifestações do sistema musculoesquelético são variadas e pode ocorrer monoartrite, oligoartrite e até poliartrite, geralmente não erosivas, de leve intensidade e duração de poucas semanas. As articulações mais acometidas são joelhos, tornozelos, punhos e cotovelos. Pode haver ainda miosite, entesite e necrose avascular.[4,6]

O comprometimento de sistema nervoso central é raro, ocorre em 20-30% dos casos, com maior morbidade nos pacientes do sexo masculino e com tempo de doença superior a cinco anos. É representado por um espectro de manifestações neuropsiquiátricas, em que a cefaleia é uma queixa frequente, embora casos agudos e dramáticos possam ocorrer. É ainda mais incomum o acometimento do sistema nervoso periférico.[8,9] Quatro síndromes neurológicas são didaticamente descritas: encefalomielite, meningite asséptica, hipertensão benigna intracraniana e distúrbios psiquiátricos (psicose, depressão e demência). A clínica será dependente da área afetada e inclui síndrome piramidal e extrapiramidal, hemiparesias, paralisia de par craniano, mudança de comportamento e distúrbios esfincterianos.[8] O comprometimento dos núcleos da base e tronco encefálico pressupõe pior prognóstico, sendo esta a localização mais comum da vasculite de SNC pela DB.[7,8] Pacientes que apresentam vasculite envolvendo cerebelo, região talâmica e subtalâmica devem ter a suspeição diagnóstica de neuro-Behçet, mesmo sem outros comemorativos da doença.[7,8]

O envolvimento vascular pela DB é raro em adultos e muito incomum em crianças (5-10%) e causa manifestações clínicas muito diversas e dependentes dos vasos acometidos.[8,9] O sistema venoso costuma ser o mais envolvido com trombose de veias profundas e tromboflebite de veias superficiais, principalmente nas panturrilhas[8,9] Podem estar comprometidas as veias ilíacas, cava e supra-hepáticas (síndrome de Budd-Chiari) e até veias em membros superiores.[9] Quando o sistema arterial é envolvido, pode haver tromboses arteriais, porém a formação de aneurismas é mais frequente, podendo ter qualquer calibre e evoluir com rotura e hemorragia.[8,9]

Há ainda raras manifestações cardíacas como pericardite, miocardite, endocardite e até vasculite coronariana. O envolvimento do trato geniturinário pode ocorrer em 5% dos casos com epididimite, mas nefrite e amiloidose renal são possíveis.[4]

Dor abdominal, hepato e/ou esplenomegalia, úlceras anais e em todo o TGI, síndromes diarreicas agudas e crônicas podem ocorrer, sendo imperioso o estudo histopatológico no diagnóstico diferencial com doença intestinal inflamatória nesses casos.[4,8,9]

## PROPEDÊUTICA

O diagnóstico é clínico, por meio de anamnese e exame físico, e apoiado pelos critérios de classificação de 2016, os únicos validados para a DB pediátrica, descritos no Quadro 1.[4]

**Quadro 1** Critérios internacionais de classificação para Doença de Behçet pediátrica (2016)

| Pelo menos 3 dos 6 critérios a seguir são necessários para a classificação como DB pediátrico | | |
|---|---|---|
| **Critérios** | **Descrição** | **Pontos** |
| Aftas orais recorrentes | Pelo menos 3 episódios ao ano | 1 |
| Úlcera genital | Tipicamente com cicatrizes | 1 |
| Acometimento cutâneo | Eritema nodoso, foliculite, lesões acneiformes | 1 |
| Acometimento ocular | Uveíte anterior ou posterior, vasculite retiniana | 1 |
| Acometimento neurológico | Com exceção de cefaleia isolada | 1 |
| Acometimento vascular | Trombose venosa ou arterial, aneurismas | 1 |

Fonte: Adaptado de Hu, Chiang e Yang, 2020.[4]

A propedêutica inclui exame clínico minucioso e anamnese dirigida mesmo quando a queixa do doente não for tão expressiva. Geralmente as aftas de repetição na cavidade oral são a principal queixa desses doentes, mas como são autolimitadas e podem ocorrer mesmo sem febre, podem não ter seu início valorizado.[4]

Em lactentes e pré-escolares febris, as aftas podem ser atribuídas a quadros virais de estomatite. Nesses pacientes, o primeiro diagnóstico diferencial reumatológico não seria DB, mas PFAPA (febre periódica com estomatite aftosa, faringite e adenite).

O aparecimento de lesões exclusivamente na genitália exige descartar infecções sexualmente transmissíveis nos adolescentes e abuso sexual em todas as faixas etárias. Geralmente, as ulcerações na genitália ocorrem nos pacientes de DB escolares e adolescentes que já apresentavam lesões na cavidade oral, o que deve alertar o pediatra geral.[4,7]

Acnes muito extensas e graves nos adolescentes devem suscitar a suspeição de DB. Outras manifestações como hiperemia conjuntival de repetição, cefaleias persistentes, alterações de comportamento sem diagnóstico, dores abdominais recorrentes com episódios de febre e até disfunções esfincterianas também devem suscitar a hipótese de DB.

Deve-se sempre encaminhar o paciente ao oftalmologista para pesquisar sinais de inflamação, mesmo nos pacientes sem sintomas oculares, sendo importante realizar os exames de fundo de olho, biomicroscopia com lâmpada de fenda e mapeamento de retina.

Havendo queixa neurológica como cefaleia intensa com diplopia ou alteração de par craniano, torna-se necessário exame de imagem. Exames complementares podem ser exemplificados por tomografia computadorizada de crânio (TC) que afasta edema cerebral, TC de órbita para os agravos agudos ao nervo óptico ou a ressonância magnética (RM) de crânio que permite avaliar melhor a região de núcleos da base e tálamo. E ainda a angiotomografia (ângio-TC) ou angiorressonância (ângio-RM) para avaliar vasculites ou aneurismas cerebrais (Figura 4).

O pulso e a pressão arterial nos quatro membros devem ser aferidos, e a assimetria entre os membros ou segmentos corporais superior e inferior não é incomum. Entretanto, a doença vascular pode se apresentar como achado em exame de imagem (desde radiografias simples do tórax, até Doppler arterial/venoso, ângio-TC ou ângio-RM), sem qualquer manifestação clínica. A ângio-TC/RM é capaz de acompanhar o percurso do vaso arterial, demonstrando alterações aneurismáticas de aorta e seus grandes ramos, estenoses ou interrupção por trombo (Figuras 5-7).

## TRATAMENTO

A abordagem é interdisciplinar e o tratamento farmacológico dependerá da manifestação clínica do paciente. Assim, é ideal buscar um tratamento individualizado caso a caso, que evite o dano permanente ao órgão-alvo.[1,4,7] O objetivo é alcançar a melhor terapêutica capaz de suprimir prontamente a exacerbação e diminuir as recorrências da DB.[1,4,7]

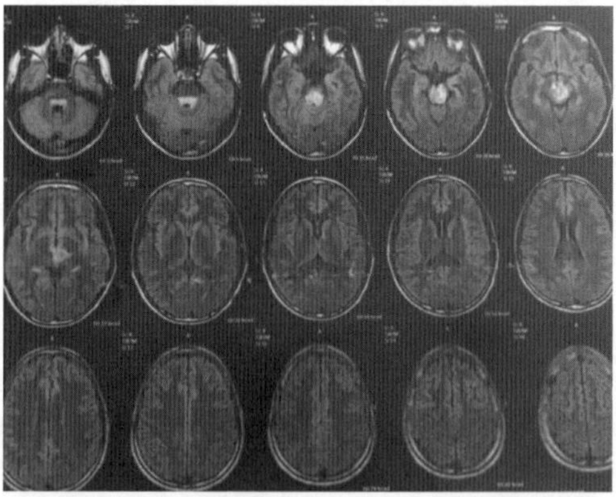

**Figura 4** Angiorressonância de crânio evidenciando lesão inflamatória em mesencéfalo bilateralmente, mais à esquerda, e porção dorsal da ponte com hipersinal e *flair* em T2 em paciente com queixa de cefaleia holocraniana, diplòpia e tremor de eixo axial (arquivo pessoal da autora).

É recomendação inicial para o envolvimento mucocutâneo o tratamento tópico com cremes de corticoide em lesões aftosas já instaladas em mucosa ou genitália, e colchicina via oral para a prevenção de recidivas das aftas e das demais lesões cutâneas como o eritema nodoso. Para as lesões acneiformes, os cremes tópicos e tratamento sistêmico de acne vulgar podem ajudar.[1,10] Caso a lesão ul-

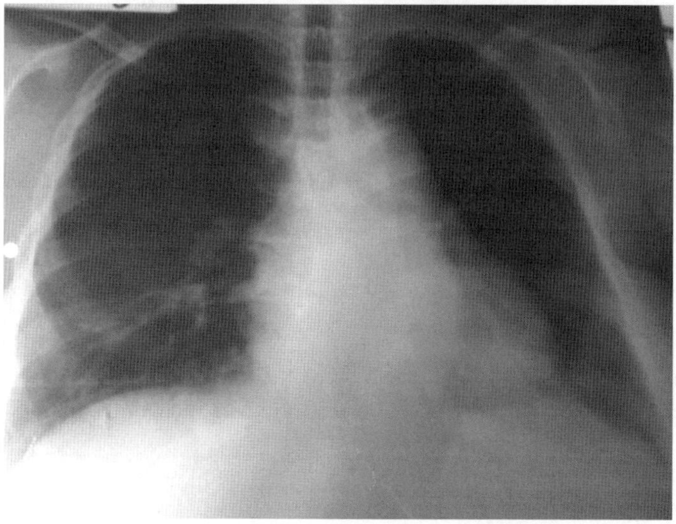

**Figura 5** Radiografia simples evidencia aumento da croça da aorta (arquivo pessoal da autora).

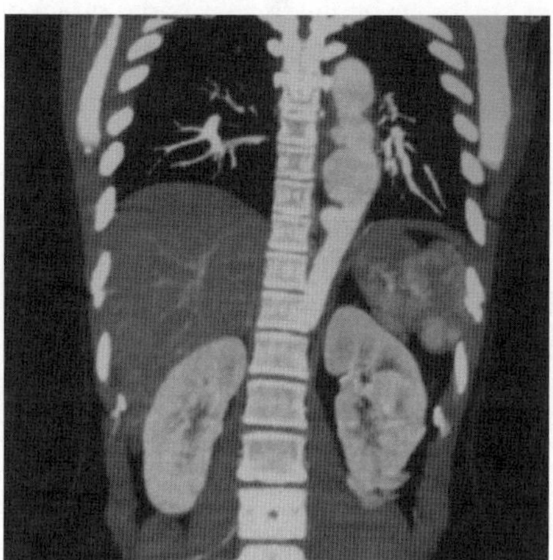

**Figura 6** TC demonstrando aneurismas em aorta torácica e grandes ramos (arquivo pessoal da autora).

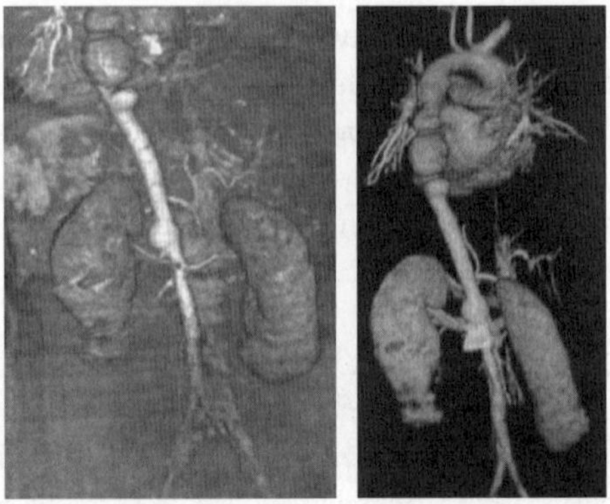

**Figura 7** À angiotomografia, aneurismas saculares sobre mesentéricas, artérias renais e demais ramos da aorta (arquivo pessoal da autora).

cerada esteja na pele, pode haver comprometimento do vaso por trombose, vasculite ou estase venosa, havendo, portanto, a necessidade da avaliação especializada pelo cirurgião vascular e a introdução de imunossupressores como azatioprina, micofenolato de mofetila, talidomida e até agentes biológicos inibidores de TNF (fator de necrose tumoral) alfa.[10]

Nos quadros articulares podem ser usados a colchicina, corticoide, azatioprina e, na falha, os anti-TNF.[1,10]

As recomendações para o tratamento das manifestações oculares dependem da área acometida. Colírios de corticoide e midriáticos podem solucionar a uveíte leve e prevenir sinéquias oculares, mas não é rara a necessidade de imunossupressores (metotrexato, azatioprina, ciclosporina, micofenolato de mofetila) e agentes biológicos anti-TNF.[10]

Os pacientes com trombose venosa profunda devem ser tratados com imunossupressores, anticoagulantes ou ambos. Os imunossupressores principais são azatioprina, ciclosporina e, nos casos mais graves, ciclofosfamida e micofenolato de mofetila. Na trombose venosa refratária, associa-se anti-TNF à anticoagulação. Está contraindicado o tratamento anticoagulante nos pacientes com risco de sangramento, como aqueles com aneurismas nas artérias pulmonares e intracranianas.[1,10] Nos envolvimentos arteriais, geralmente corticoides e ciclofosfamida são introduzidos em conjunto e, na falha, os anti-TNF.

O trato gastrintestinal pode apresentar ulcerações em toda a sua extensão. Confirmar pelo exame histopatológico não ser doença intestinal inflamatória e não haver tuberculose intestinal é fundamental para o sucesso terapêutico. Caso haja sangramento, obstrução ou fístulas, pode ser necessária ressecção cirúrgica, bem como a otimização do tratamento clínico com corticoide sistêmico, mudança do imunossupressor ou droga biológica anti-TNF.[1,10]

As recomendações para o envolvimento neurológico incluem altas doses de glicocorticoides em associação ou não com imunossupressores como azatioprina ou ciclofosfamida para diminuir as recidivas das vasculites. Os biológicos anti-TNF ou anti-IL6 podem ser usados nos casos refratários.[10]

## PROGNÓSTICO

O prognóstico da DB dependerá do tipo de acometimento e é muito reservado nos casos neurológicos (principalmente vasculites de tronco encefálico), vasculares e oftalmológicos graves. As principais causas de óbito são a ruptura de aneurismas pulmonares e periféricos, síndrome de Budd-Chiari e envolvimento neurológico pela atividade de doença desses sítios.

Além disso, nos casos de úlceras mucosas muito recorrentes, o paciente perde em qualidade de vida em razão das recorrências. Quanto maior o número de recidivas, maior o risco de infecção, já que o tratamento imunossupressor é intensificado.

## DESAFIOS ATUAIS

Os maiores desafios são a suspeição e o diagnóstico precoce.

O acompanhamento dos especialistas e os exames complementares necessários são fundamentais. A acessibilidade ao tratamento interdisciplinar da criança e sua família e conseguir seguir as recomendações terapêuticas continuam sendo tarefas difíceis.

Manter o tratamento necessário com assiduidade às consultas por período longo continua sendo desafiador, já que a maioria dos pacientes chega à adolescência ainda em tratamento. E, mesmo em remissão, têm de continuar suas medicações pelo período definido na literatura. É difícil esse entendimento quando o paciente se sente bem. Portanto, é fundamental o acompanhamento psicológico em conjunto.

## ORIENTAÇÕES AOS PAIS

Os pais precisam atentar às mínimas queixas e relatar ao seu pediatra assistente, já que a doença de Behçet pode iniciar com manifestações clínicas muito vagas. Havendo recorrência de aftas orais ou genitais, ou alterações oculares, o pediatra assistente pode suspeitar e encaminhar o paciente ao reumatologista pediátrico. O oftalmologista, ao examinar as câmaras oculares, pode sugerir fortemente o diagnóstico, mesmo havendo pouca sintomatologia. Após o diagnóstico é fundamental administrar todas as medicações prescritas, bem como a assiduidade às consultas de todos os médicos e profissionais necessários ao melhor cuidado do paciente. O tratamento é longo, mas realizado em conjunto com a família, que também precisa ser orientada e cuidada psicologicamente.

## ✓ CONCLUSÃO

A doença de Behçet é rara na população infantojuvenil. Seu espectro clínico vasto, ainda mais indefinido que nos adultos, dificulta o diagnóstico. Nessa faixa etária as manifestações mais comuns (ulcerações orais e genitais e lesões cutâneas) são encontradas em recidivas frequentes.

Geralmente o uso de colchicina controla as artrites, nódulos subcutâneos e reduz a recidiva das úlceras. Apresentações graves como as neurológicas, vasculares e oftalmológicas são mais encontradas isoladamente e, apesar de mais raras, alteram de forma adversa o prognóstico e requerem tratamento mais agressivo com corticosteroides em pulsoterapia intravenosa, imunossupressores e até agentes biológicos anti-TNF ou anti-IL6, associados ou não a anticoagulação (casos de acometimento vascular arterial ou venoso).

## REFERÊNCIAS BIBLIOGRÁFICAS

1. Hatemi G, Christensen R, Bang D, Bodaghi B, Celik AF, Fortune F et al. 2018 Update of the EULAR recommendations for the management of Behçet's syndrome. Ann Rheum Dis. 2018; 77(6):808-18.
2. Jennette JC, Palk RJ, Bacon PA, Basu N, Cid MC, Ferrario F et al. 2012 Revised International Chapel Hill Consensus Conference Nomenclature of Vasculitis. Arthritis Rheum. 2013; 65(1):1-11.
3. Saadoun D, Wechsler B. Behçet's disease. Orphanet J Rare Dis. 2012; 7:20.
4. Hu YC, Chiang BL, Yang YH. Clinical Manifestations and Management of Pediatric Behçet's Disease. Clin Rev Allergy Immunol. 2020 Aug 7. doi: 10.1007/s12016-020-08809-2.
5. Mendes D, Correia M, Barbedo M, Vaio T, Mota M, Gonçalves O et al. Behçet's Disease – a contemporary review. J Autoimmun. 2009; 32(3-4):178-88.
6. Sachetto Z, Mahayri N, Ferraz RH, Costallat LTL, Bertolo MB. Behçet's disease in Brazilian patients: demographic and clinical features. Rheumatol Int. 2012; 32(7):2063-7.
7. Ozen S. Pediatric onset Behçet disease. Curr Opin Rheumatol. 2010; 22(5):585-9.
8. Weiss P. Pediatric vasculitis. Pediatric Clin North Am. 2012; 59(2):407-23.
9. Ozen S, Bilginer Y, Besbas N, Ayaz NA, Bakkaloglu A. Behçet disease: treatment of vascular involvement in children. Eur J Pediatr. 2010; 169(4):427-30.
10. Kotsis T, Moulakakis KG, Mylonas S, Andrikopoulos V. Vascular manifestations of Behçet's disease: report of a case and review of the literature. Phlebology. 2011; 26(6):249-53.
11. Arida A, Fragiadaki K, Giavri E, Sfikakis PP. Anti-TNF agents for Behçet's disease: analysis of published data on 369 patients. Semin Arthritis Rheum. 2011; 41(1):61-70.

SEÇÃO VII

# ERROS INATOS DA IMUNIDADE: AUTOIMUNIDADE E AUTOINFLAMAÇÃO

# 26

# DOENÇAS AUTOINFLAMATÓRIAS

*Marta Cristine Felix Rodrigues*

**OBJETIVOS**

- ✓ Conceituar as doenças autoinflamatórias.
- ✓ Caracterizar as principais manifestações clínicas iniciais e evolutivas, além dos achados laboratoriais das principais doenças autoinflamatórias monogênicas.
- ✓ Correlacionar a fisiopatogenia e os principais tratamentos em curso para as doenças autoinflamatórias.

## INTRODUÇÃO

As doenças autoinflamatórias sistêmicas (DAIS) foram definidas em 1999 para englobar um grupo de doenças com episódios recorrentes de inflamação não provocada, causadas por hiperativação do sistema imune inato e ausência de altos títulos de autoanticorpos e células T antígeno-específicas, característicos das doenças autoimunes.[1,2] Esse conceito foi originalmente aplicado às febres recorrentes hereditárias (FRH), que são doenças monogênicas com febre recorrente: a febre familiar do Mediterrâneo (FFM), causada por mutações no gene MEFV; a deficiência de mevalonato quinase (MVK), por mutações no gene da mevalonato quinase; a síndrome de febre periódica associada ao receptor do fator de necrose tumoral (TRAPS), por mutações do receptor tipo 1 do TNF (TNFSRF1A) e as síndromes de febre periódica associadas às mutações do NLRP3.[3] O avanço em novas áreas de pesquisa na genética, a identificação de vários genes envolvidos com a inflamação e o maior conhecimento nas vias de sinalização das citocinas na imunidade inata promoveram uma expansão no conceito das DAIS, que além das doenças monogênicas inclui doenças complexas (poligênicas), como febre periódica com estomatite aftosa, faringite e adenite (PFAPA), doenças com ausência de febre, identificação em algumas dessas doenças de alguns fatores provocadores como exposição ao frio, imunizações e traumas, além da presença de autoanticorpos e deficiências imunes. Atualmente, as DAIS compreendem um grupo heterogêneo de doenças em que o aumento anormal da inflamação é mediado principalmente por células e moléculas da imunidade inata, por vezes associado à desregulação da imunidade adaptativa e disfunção imune, como suscetibilidade aumentada às infecções, autoimunidade e hiperinflamação descontrolada.[4]

Neste capítulo serão abordadas as principais DAIS:[5]

1. Síndromes monogênicas com febre recorrente e PFAPA.
2. Doenças autoinflamatórias com inflamação estéril da pele, dos ossos e articulações.
3. Doenças granulomatosas (síndrome de Blau/sarcoidose de início precoce).
4. Interferonopatias (CANDLE – dermatose neutrofílica atípica crônica com lipodistrofia e temperatura elevada, síndrome de Aicardi-Goutières, SAVI – vasculopatia associada aos genes estimuladores do interferon – STING – de início no lactente.
5. Outras: DAIS associada com vasculite (DADA2 – deficiência de adenosina deaminase 2).

## ASPECTOS EPIDEMIOLÓGICOS

As DAIS são frequentemente, mas nem sempre, associadas à herança monogênica. São doenças com quadro clínico de início precoce na infância, algumas delas já no período neonatal e com história familiar presente. A herança é autossômica dominante ou recessiva, embora casos de mutações *de novo*, mosaicismo, ou mutações somáticas possam determinar o primeiro caso da doença na família. A expressão fenotípica é, entretanto, bastante ampla e depende da presença de genes modificadores e fatores ambientais. Em alguns raros casos as manifestações clínicas se iniciam mais tardiamente no adulto jovem.

As DAIS monogênicas são atualmente universais em virtude da migração populacional, entretanto, a FFM permanece com uma prevalência elevada na etnia de populações próximas ao Mediterrâneo e Oriente Médio.[6]

## FISIOPATOLOGIA

As DAIS são caracterizadas por hiperativação do sistema imune inato (neutrófilos, macrófagos, monócitos e sistema complemento) e suas citocinas (IL-1 beta, IL-6, IL-18, TNF-alfa e interferon tipo I). Nas DAIS monogênicas, a presença da mutação proteica causa desregulação de um complexo multiproteico, como o inflamassoma nas doenças mediadas pela IL-1 beta (inflamassomopatias), ou da via inflamatória, como a via NF-kB (ubiquitinopatias) ou das vias sinalizadoras do interferon (interferonopatias).[7,8]

Apresentam-se com características clínicas inflamatórias recorrentes por pelo menos seis meses ou, mais raramente, persistentes: febre, linfadenopatia, inflamação estéril das articulações, ossos, pele e mucosas, serosas, paredes vasculares e órgãos-alvo, associadas à elevação dos reagentes de fase aguda. A inflamação persistente, mesmo subclínica, pode resultar em complicações como crescimento inadequado, densidade mineral óssea reduzida e complicações específicas, dependendo da doença subjacente, como amiloidose e vasculopatias.[6,9,10]

## DOENÇAS AUTOINFLAMATÓRIAS SISTÊMICAS (DAIS) MAIS COMUNS

### Síndromes com febre recorrente

#### Febre familiar do Mediterrâneo (FFM)

É a DAIS monogênica mais comum, associada às mutações no gene MEFV (gene da FFM). A herança é autossômica recessiva, com 80% dos casos evidenciados antes dos 20 anos de idade. Há maior prevalência no sexo masculino dos grupos étnicos de turcos, árabes, armênios, libaneses, judeus, italianos e gregos.

É caracterizada por surtos com duração de 12 a 72 horas de episódios de febre, frequentemente associada a sintomas de serosite, sobretudo peritonite que pode até simular abdome agudo cirúrgico. Pleurite, pericardite e dor escrotal em pré-púberes também podem ocorrer. Artromialgia e artrite, além da dermatite eritematosa unilateral nos membros inferiores (semelhante à erisipela) podem estar presentes.

Nos surtos há elevação dos reagentes de fase aguda (PCR, VHS e proteína seroamiloide A), associada à leucocitose com neutrofilia. Cronicamente, alterações urinárias em decorrência da amiloidose, além de insuficiência renal crônica, podem ser observadas (proteinúria/microalbuminúria e elevação de escórias). Algumas doenças são mais frequentemente associadas com FFM, como a vasculite por IgA, espondiloartrites e hidradenite supurativa. O diagnóstico se baseia no quadro clínico, etnia, associados à boa resposta ao tratamento com a colchicina. A presença da mutação do gene MEFV é confirmatória. O tratamento das manifestações do surto agudo é sintomático e a remissão é espontânea. O principal tratamento é feito com a colchicina (1 a 2,5 mg/dia), com prevenção de novos surtos e da amiloidose. Em casos raros de refratariedade à colchicina está indicado o uso de biológicos inibidores da IL-1.

### Síndrome periódica associada ao receptor do fator de necrose tumoral (TRAPS)

É a segunda desordem autoinflamatória monogênica mais frequente, de transmissão autossômica dominante, embora existam raros casos de mutação *de novo*, causada pela mutação no TNFRSF1A, que codifica o receptor de TNF.

Os surtos febris são mais prolongados, duram cerca de uma a três semanas e recorrem geralmente duas a seis vezes ao ano. Os pacientes podem desenvolver serosite, como peritonite que simula um abdome agudo, pleurite com dor torácica e dor testicular. Artralgia ou artrite, geralmente monoarticular de grandes articulações, podem ocorrer, assim como conjuntivite e edema palpebral. A amiloidose pode ser uma complicação.

Na pele podem aparecer lesões maculares, eritematosas, dolorosas e quentes, com tamanhos variados. Tendem a se desenvolver nos membros superiores, inferiores ou em tronco. Podem migrar distalmente nos membros. Essas lesões se assemelham à celulite (pseudocelulite) e podem vir acompanhadas de mialgia intensa, decorrente da inflamação da fáscia subjacente (fascite).[9-11] A ressonância magnética (RM) das áreas afetadas mostra áreas focais de edema nos compartimentos musculares afetados e nos septos intramusculares.

O diagnóstico é baseado nas manifestações clínicas associadas à leucocitose, trombocitose e elevação dos reagentes de fase aguda nos surtos e em alguns casos, persistentemente, confirmado com a identificação da mutação no gene TNFRSF1A.

O tratamento com colchicina é ineficaz na prevenção dos surtos e na amiloidose. Os corticosteroides diminuem a duração e a gravidade dos surtos. O uso do etanercepte, antagonista do receptor do TNF, inibidores da IL-1 (canaquinumabe e anakinra) e anti-IL6 (tocilizumabe) são indicados nos casos mais graves e refratários.[12]

### Deficiência de mevalonato quinase ou síndrome de hiperimunoglobulinemia D (MVK/HIDS)

Essa rara desordem, autossômica recessiva, foi descrita primeiramente em 1984, em pacientes holandeses, com história de ataques de febre recorrentes, de causa desconhecida e elevados níveis séricos de IgD. A ausência da atividade enzimática da mevalonato quinase causa a acidúria mevalônica, clinicamente caracterizada por retardo mental grave, ataxia, miopatia e catarata.

Seu aparecimento é precoce na infância, com a quase totalidade dos casos se desenvolvendo na primeira década de vida. Os surtos, geralmente, têm como fatores desencadeantes imunização, infecção ou traumas. São abruptos e duram cerca de 3-7 dias, ocorrendo a cada 4-8 semanas. A febre pode chegar a 39ºC e geralmente se associa a dor abdominal, vômitos e/ou diarreia. Podem ocorrer eritema macular, lesões urticariformes e, menos comumente, aftas, artralgia e artrite. Linfadenopatia cervical e esplenomegalia são comuns. Amiloidose é rara.[9]

Os níveis de IgD costumam ser elevados, mas nem sempre substancialmente altos (> 100). Os pacientes menores de três anos podem apresentar níveis normais e a IgD pode também estar elevada nas outras síndromes febris hereditárias. A elevação do ácido mevalônico na urina pode ser detectada nos surtos. O diagnóstico é baseado nas suspeitas clínicas e laboratoriais e confirmado na identificação da mutação do gene MVK. O tratamento com inibidores da IL-1 tem demonstrado eficácia.[12]

## Doença autoinflamatória associada ao NLRP3 (DAIS-NLRP3) ou criopirinopatias (síndrome de febre periódica associada à criopirina – CAPS)

As mutações do gene NLRP3 que codifica a proteína criopirina, de herança autossômica dominante, estão associadas com três entidades clínicas, que costumam se iniciar na infância, com fenótipos de gravidade distinta: síndrome familiar autoinflamatória associada ao frio (FCAS), a síndrome de Muckle-Wells (MWS) e a de pior prognóstico, que é a síndrome CINCA (síndrome crônica infantil neurológica cutânea e articular), também chamada de NOMID (doença inflamatória multissistêmica de início neonatal).

As manifestações clínicas das criopirinopatias são variáveis entre essas três entidades clínicas e a característica comum é a urticária neutrofílica, que pode ser também induzida pela exposição ao frio. O exantema urticariforme é migratório, maculopapular e, geralmente, não pruriginoso (Figura 1). A biópsia cutânea revela infiltrado polimorfonuclear perivascular em derme (urticária neutrofílica), o que diverge dos achados de biópsia da urticária clássica. O curso varia entre surtos recorrentes de inflamação, como na FCAS, até sintomas persistentes, mais característicos da síndrome CINCA. Há leucocitose e elevação dos reagentes de fase aguda nos exames laboratoriais. A gravidade está no desenvolvimento da amiloidose, que decorre da inflamação crônica e ocorre como uma complicação tardia da MWS e CINCA, em cerca de 25% dos casos.

Na FCAS, a urticária ocorre minutos ou horas após exposição ao frio associada a outros sinais como febre, artrite e conjuntivite, que persistem por menos

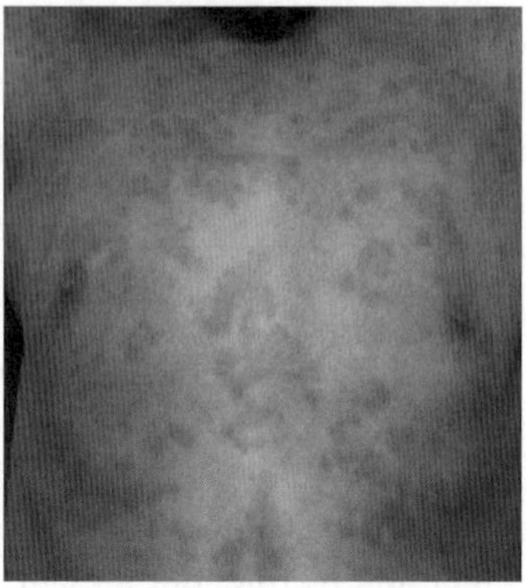

**Figura 1** Exantema urticariforme da síndrome CINCA (acervo da autora).

de 24 horas. Na MWS, além da inflamação ocular e menos frequentemente artrite, ocorre perda auditiva neurossensorial e amiloidose renal. A síndrome CINCA se manifesta já no período neonatal e é definida por uma tríade clássica: cutânea, neurológica e articular. Além do eritema urticariforme não pruriginoso difuso, há meningite asséptica crônica, déficit cognitivo, hipertensão intracraniana com papiledema e artropatia progressiva deformante, principalmente nos joelhos. Outras manifestações incluem uveíte com perda visual, perda auditiva coclear, déficit de crescimento e dismorfismo facial com bossa frontal.[9]

O uso dos inibidores da IL-1 (canaquinumabe e anakinra) é altamente eficaz no tratamento, com exceção do acometimento neurológico e surdez, sobretudo nos casos de atraso diagnóstico e início tardio do tratamento.[13]

## Febre periódica com estomatite aftosa, faringite e adenite (PFAPA)

É a síndrome de febre recorrente mais comum na criança e a etiopatogenia é ainda indefinida. Os surtos febris geralmente se iniciam antes dos 5 anos de idade, recorrem a cada 4-6 semanas com faringite não exsudativa, úlceras aftosas orais, adenopatia cervical, cefaleia e dor abdominal que duram por 3-6 dias. Nos exames laboratoriais há leucocitose e elevação dos reagentes de fase aguda. As culturas e testes antigênicos para bactérias na orofaringe são negativos. Os critérios clínicos de classificação do Eurofever/PRINTO podem ser um guia no auxílio para o diagnóstico de PFAPA (Quadro 1).[9] O tratamento com dose única de prednisona 0,5 a 2 mg/kg/dia é muito efetivo no início do surto, mas algumas vezes pode ser necessário repetir a dose no dia seguinte. Entretanto, não previne a recorrência de novos surtos. O prognóstico é muito bom e geralmente os sinais clínicos desaparecem na adolescência. Tonsilectomia e adenoidectomia podem suprimir os surtos nos casos em que estes sejam mais sintomáticos e frequentes.[14]

**Quadro 1** Critérios de Classificação PFAPA

| Critério de Classificação Clínica Eurofever/PRINTO 2019 (Sensibilidade = 97% Especificidade = 93%) | |
|---|---|
| ↑PCR e/ou VHS e/ou SAA nos surtos 7 critérios de 8 | |
| **Presença** | **Ausência** |
| Faringotonsilite | Diarreia |
| Duração 3-6 dias | Dor torácica |
| Adenite cervical | Exantema |
| Periodicidade | Artrite |

Para o diagnóstico clínico de PFAPA são necessárias a presença de manifestações características e ausência das manifestações infrequentes no somatório de 8 das alterações listadas.
Fonte: Modificado de Gattorno et al., 2019.[9]

## Doenças autoinflamatórias dos ossos e articulações

### Síndrome de artrite piogênica, pioderma gangrenoso e acne (PAPA)

É uma doença autossômica dominante rara, causada por mutações do gene PSTPIP1, que codifica a proteína CD2-BP1 que se liga ao inflamassoma, com impacto na organização do citoesqueleto, ativação da célula T e aumento da produção da IL-1 beta. É caracterizada pela tríade clássica de artrite piogênica estéril, pioderma gangrenoso e acne cística nodular.

As primeiras manifestações se iniciam precocemente na infância e a artrite pode aparecer desde a fase de lactente até a adolescência. A artrite erosiva estéril é em geral oligoarticular e os joelhos, tornozelos e cotovelos são frequentemente acometidos, mas outras articulações como o quadril, punhos, ombros, pés e até da temporomandibular e parte cervical da coluna já foram relatadas. Há início súbito, espontâneo ou desencadeado até por pequenos traumas que causam edema, eritema, dor intensa da articulação e também de áreas periarticulares, como músculo e tecido subcutâneo (pseudoabscesso) e osteomielite multifocal estéril. Os episódios de inflamação sugerem processo infeccioso, mas a febre é incomum. Entre as manifestações dermatológicas, a patergia é comum e pode ser o sintoma de apresentação da síndrome PAPA, com formação de pústulas ou abscessos estéreis após imunizações parenterais no lactente ou traumas mínimos.[15]

Na puberdade o envolvimento cutâneo predomina com episódios recorrentes de pioderma gangrenoso, frequentemente nos membros inferiores, com nódulos e pústulas que em semanas evoluem para úlceras extensas muito dolorosas, violáceas de bordo indefinido, podendo atingir fáscia, músculos e tendões nos casos graves. A acne cística nodular grave se inicia no adolescente, e outras manifestações como rosácea, psoríase, estomatite aftosa, hidradenite e cólon irritável podem ocorrer.[15]

Durante os episódios de inflamação há anemia, elevação da VHS e da PCR. O líquido sinovial tem aspecto turvo, purulento, com contagem de neutrófilos aumentada e culturas negativas. Na histopatotologia do tecido sinovial há infiltrado polimorfonuclear; e na do pioderma gangrenoso, além da infiltração neutrofílica da derme, há formação de abscesso, degeneração, necrose e vasculite leucocitoclástica em alguns casos. As radiografias dos locais acometidos podem revelar proliferação periosteal, lesões ósseas líticas e, em alguns casos, anquilose. O diagnóstico é confirmado geneticamente com a presença da mutação do gene PSTPIP1.[15]

O tratamento com injeções intra-articulares de esteroides após drenagem é eficaz se instituído prontamente no início da artrite. O uso de corticosteroides sistêmicos deve ser evitado pelos efeitos adversos do uso prolongado. Nos casos graves de acne, retinoides tópicos e sistêmicos são indicados. Drogas biológicas anti-TNF (etanercepte, infliximabe e adalimumabe) e anti-IL-1(canaquinumabe) podem ser usadas nos casos mais graves para evitar contraturas articulares, limitação funcional e cicatrizes cutâneas deformantes.[15]

### Osteomielite crônica recorrente multifocal (CRMO)/osteomielite crônica não bacteriana (CNO)

O grupo de doenças autoinflamatórias no qual a inflamação óssea é a principal característica inclui a CRMO/CNO, a síndrome SAPHO (sinovite, acne, pustulose, hiperostose e osteíte), a síndrome de Majeed (CRMO, anemia diseritropoiética e dermatose neutrofílica por mutação do gene LP1N2), a DIRA (deficiência do antagonista do receptor de interleucina-1 por mutação do gene IL1RA) e o querubismo (edema mandibular e maxilar por mutação do gene SH3BP2).

A CRMO/CNO é uma entidade clínica rara, mais comum no sexo feminino, que frequentemente acomete crianças e adolescentes. Caracteriza-se por inflamação estéril do osso nem sempre recorrente e pode ser unifocal e, portanto, o termo CNO tem sido atualmente preferido. A inflamação óssea pode ocorrer isoladamente, mas com frequência ocorrem também inflamação da pele (formas psoriásicas, pustulose), doença inflamatória intestinal e sacroileíte e artrite periférica. A CNO parece ter um componente genético, contudo, em muitos casos a base genética permanece desconhecida.

O quadro clínico varia na apresentação e gravidade e pode ser insidioso, com ou sem febre, e com sinais clínicos de osteíte com dor, edema, calor e, às vezes, eritema, principalmente nas metáfises dos ossos longos (fêmur e tíbia), pelve, cintura escapular, clavículas e vértebras (Figura 2). O edema local na metáfise dos ossos longos por vezes se confunde com artrite, mas alguns pacientes desenvolvem artrite periférica ou sacroiliíte com progressão ao longo da vida para espondiloartrite.

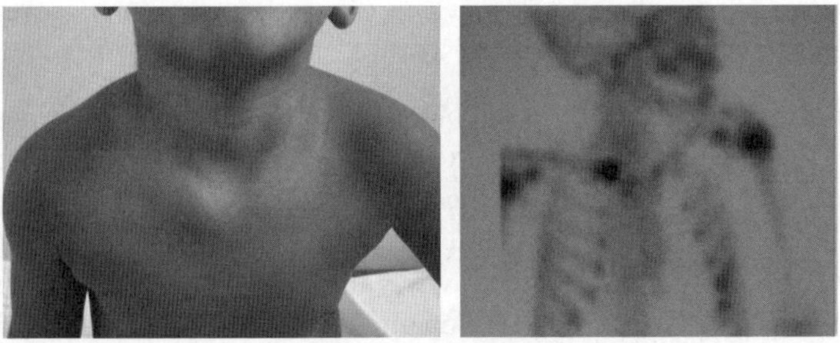

**Figura 2** CRMO com aumento de volume na região clavicular direita e cintilografia óssea com hipercaptação anormal na região clavicular e arcos costais (acervo da autora).

Nos exames laboratoriais há pouca ou nenhuma elevação da contagem de leucócitos e da VHS e PCR. A positividade do HLA-B27 já foi descrita, mas em geral os resultados dos estudos permanecem inconsistentes da associação.[15]

Os exames de imagem são ferramentas fundamentais para o diagnóstico da doença e para exclusão de outras patologias. As lesões ósseas crônicas são evidenciadas nas radiografias como lesões radiolucentes, líticas, escleróticas, espessamento cortical e reação periosteal, mas nos estágios precoces a radiografia pode ser normal. A ressonância magnética (RM) é mais sensível e pode detectar edema ósseo antes que a erosão e a esclerose óssea se desenvolvam. Imagem do corpo todo está indicada para identificar lesões clinicamente silenciosas, em particular nas vértebras e pelve, de preferência com a RM de corpo total. A cintilografia óssea pode ser utilizada nos casos em que a RM do corpo total não está acessível, considerando as limitações técnicas no esqueleto em crescimento e a alta radiação da cintilografia. A biópsia óssea deve ser considerada nos casos de dúvida diagnóstica para excluir infecções e malignidades.

O diagnóstico deve ser de exclusão especialmente da osteomielite infecciosa aguda, tuberculose óssea, tumores ósseos, leucemia, histiocitose, osteonecrose, espondiloartrite, artrite psoriásica e hipofosfatasia.

O tratamento inicial deve ser feito com anti-inflamatórios não hormonais ou corticosteroides por curtos períodos. O uso de metotrexato ou sulfassalazina está indicado. Nos casos refratários ou recorrentes podem ser usados biológicos anti-TNF e bifosfonatos.[15] A evolução pode ter um curso recorrente ou persistente. As sequelas se associam a atividade inflamatória incompletamente controlada e ocorrem em particular na coluna vertebral com fraturas patológicas. Discrepância no crescimento dos membros, atrofia muscular, poliartrite e espondiloartrite também podem ocorrer.[15]

## Doenças granulomatosas

A síndrome de Blau (SB) e a sarcoidose de início precoce são doenças inflamatórias granulomatosas, constituem a forma familiar e esporádica, respectivamente, da sarcoidose pediátrica, de herança autossômica dominante, com mutação no gene NOD2/CARD15. São caracterizadas pela tríade de poliartrite, uveíte e dermatite. O envolvimento visceral (nefrite intersticial, pneumonite, pericardite, neuropatia, parotidite) e manifestações vasculares (arterite de grandes vasos) também estão presentes. A febre pode ser recorrente. A dermatite granulomatosa é a primeira manifestação da doença, geralmente por volta dos 2 anos de idade, seguida de poliartrite e uveíte. Não há diferença entre os sexos.[16]

O exantema é geralmente micropapular, às vezes descamativo, podendo mimetizar ictiose vulgar. Varia de róseo até eritematoso e acastanhado e acomete tronco, face e membros. Nódulos subcutâneos, lesões semelhantes à erisipela e urticária também podem ocorrer. A artrite é geralmente poliarticular e aditiva e acomete pequenas e grandes articulações, além das bainhas tendinosas, especialmente das articulações dos punhos, tornozelos, joelhos e interfalangeanas proximais. A tenossinovite nos carpos e tarsos se manifesta com importante edema com aparentes cistos (Figura 3). O acometimento tendinoso das articulações interfalangeanas proximais evolui com contratura dos dedos (camptodactilia). Embora a evolução articular não seja frequentemente limitante, sequelas podem aparecer na evolução, incluindo limitações articulares e lesões erosivas.[16]

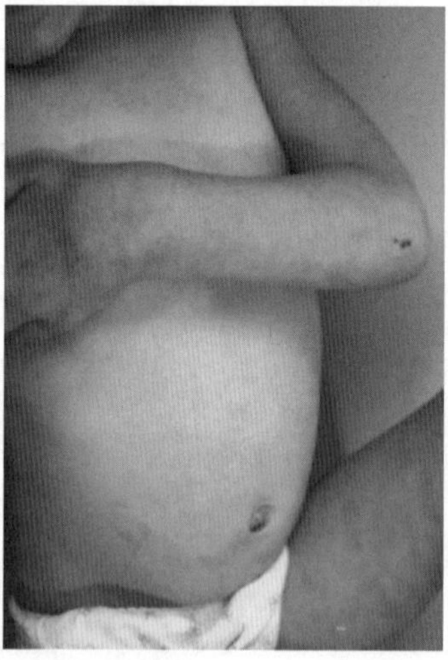

**Figura 3** Exantema maculopapular e sinovite com cistos em punho e carpo da síndrome de Blau (acervo da autora).

A lesão ocular se inicia com a iridociclite granulomatosa bilateral e uveíte posterior, evoluindo para pan-uveíte grave. É a manifestação mais grave e leva a perda visual secundária à inflamação ocular persistente e a complicações cumulativas como a catarata, sinéquia posterior, aumento da pressão intraocular, coriorretinite e edema macular.

Nos exames laboratoriais não há grandes alterações da VHS e PCR. Pode haver anemia, leucopenia e linfopenia discretas. Hipergamaglobulinemia e elevação da enzima conversora da angiotensina (ECA) podem ocorrer. Hipercalcemia e hipercalciúria podem levar a nefrocalcinose e nefrolitíase.[16]

O achado histopatológico do granuloma não caseoso de células gigantes epitelioides nas biópsias de pele, sinóvia, conjuntiva, linfonodos e tecidos corrobora o diagnóstico de SB. O diagnóstico definitivo é o achado da mutação do NOD2 no teste genético.

No diagnóstico diferencial é de extrema importância a exclusão de etiologia infecciosa granulomatosa, especialmente, no Brasil, a tuberculose. Além das doenças granulomatosas de causa infecciosa, a artrite idiopática juvenil, a granulomatose com poliangiite, a doença de Behçet e imunodeficiências primárias podem cursar com formação de granulomas.

Corticosteroides podem ser usados no tratamento da artrite e uveíte, mas os efeitos adversos do uso prolongado são inaceitáveis. O metotrexato também pode ser usado como droga poupadora de corticosteroide. Agentes anti-TNF, como infliximabe e adalimumabe, são usados nos casos de artrite crônica, uveíte e envolvimento visceral. Casos de uveíte refratária já foram tratados com anti-IL-1 ou tocilizumabe. O pior prognóstico ocorre nos casos de uveíte refratária e envolvimento visceral e vascular.[16]

## Interferonopatias

Compreendem um grupo heterogêneo e em expansão de doenças com características clínicas de autoinflamação e autoimunidade. Há um aumento da expressão do interferon tipo 1 (IFN-1) que leva à secreção de citocinas pró-inflamatórias pelas células do sistema imune inato.

As interferonopatias monogênicas se apresentam nos primeiros meses de vida e podem mimetizar infecções congênitas ou ser confundidas com doenças autoimunes.

### CANDLE (dermatose neutrofílica atípica crônica com lipodistrofia e temperatura elevada)

Também referida como PRAAS (síndrome autoinflamatória associada ao proteassoma), CANDLE/PRAAS é uma doença autoinflamatória, autossômica recessiva, causada por mutações nas proteínas do proteassoma, cuja disfunção leva ao aumento da liberação de IFN-1.

As lesões cutâneas perniόticas estão presentes já no período neonatal com placas eritematosas, purpúricas, no nariz, orelhas e extremidades. Mais tardiamente ao longo da vida, há aparecimento de lesões anulares, eritematosas e purpúricas que podem se resolver ou recorrer, além de edema violáceo perioral e periocular. Pode ocorrer febre. A exposição ao frio pode precipitar o aparecimento das lesões. A lipodistrofia secundária à paniculite crônica aparece já na infância e progride ao longo da vida. A atrofia muscular secundária à miosite também contribui para a dificuldade de ganho ponderal e anormalidades do crescimento. Outras manifestações como linfadenopatia, hepatoesplenomegalia, artrite, contraturas articulares, meningite asséptica, cardite, pneumonite e nefrite podem ocorrer.[17]

Os exames laboratoriais mostram anemia crônica, trombocitose, VHS e PCR elevadas, elevação das enzimas musculares e, eventualmente, positividade do anticorpo antinuclear (ANA). Na biópsia das lesões cutâneas há infiltrado inflamatório misto com envolvimento da derme, leucocitoclasia e perivasculite. A suspeita diagnóstica deve ser confirmada pelo teste genético. Nenhum tratamento até o presente momento é consistentemente efetivo, mas algum efeito benéfico já foi relatado com corticosteroides, metotrexato, dapsona, ciclosporina, azatioprina, etanercepte e colchicina. Atualmente estão sendo estudados medicamentos com alvo no IFN-1, como tofacitinibe e baricitinibe.[17]

### Síndrome de Aicardi-Goutières (AGS)

Causada por mutações que causam anormalidades nas vias de detecção, degradação ou edição do DNA/RNA. AGS é uma doença heterogênea de início bem precoce e se manifesta com calcificações dos núcleos da base, encefalopatia, disfunção neurológica grave, microcefalia, lesões perniόticas do lúpus (Figura 4) e presença de autoanticorpos. Podem ocorrer trombocitopenia, alterações de enzimas hepáticas e hepatoesplenomegalia, mimetizando quadros de infecção congênita. Vasculopatia intracerebral com estenoses e aneurismas (exibidas à RM e angioRM), glaucoma, artropatia e lipodistrofia também já foram descritos. O exame do líquor mostra linfocitose crônica e níveis elevados de IFN-alfa. Os níveis de IFN-alfa também estão elevados no sangue e a confirmação diagnóstica é realizada com o teste genético molecular. O tratamento de suporte inclui anticonvulsivantes, levodopa e toxina botulínica. Corticosteroides podem melhorar as lesões cutâneas e medicações bloqueadoras da sinalização do IFN-1 (inibidores da Janus quinase – JAK) estão sendo estudadas.[17]

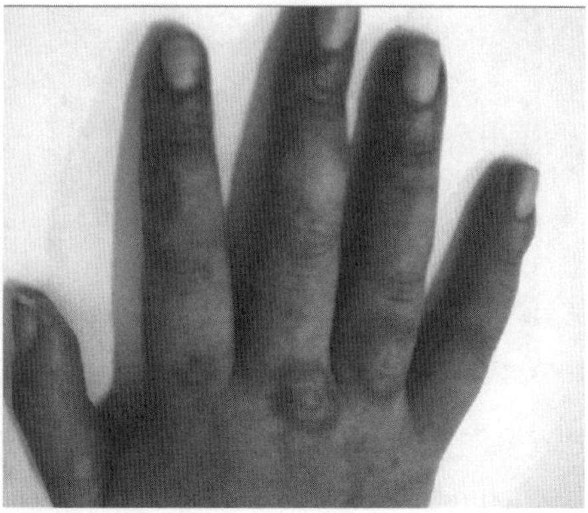

**Figura 4** Lesões perniόticas da síndrome de Aicardi-Goutières (acervo da autora).

## SAVI (vasculopatia associada aos genes estimuladores do interferon – STING – de início no lactente)

É uma doença autoinflamatória autossômica dominante caracterizada por inflamação sistêmica, de início neonatal, com uma vasculopatia cutânea grave com perda tecidual e amputação de extremidades e doença intersticial progressiva. As lesões cutâneas nas regiões acrais, nariz e face são eritematosas, telangiectásicas, com livedo reticular e ulcerações. Além do acometimento pulmonar, a febre, alterações no crescimento, miosite, artrite com positividade do ANA e fator reumatoide podem ocorrer. Há descrição do efeito benéfico no tratamento com inibidores de JAK.[17]

## Outras

DADA2 (deficiência de adenosina deaminase 2) é uma doença autossômica recessiva, com mutações no gene ADA2 que codifica a enzima essencial para estabilidade endotelial e regulação monócito-macrófago na inflamação. A maioria dos pacientes mimetiza a poliarterite nodosa clássica, uma doença multifatorial. DADA2 se manifesta com febre, vasculite necrosante de pequenos e médios vasos, livedo racemoso (Figura 5), ulcerações, necrose digital, acidente vascular cerebral com infartos lacunares e hemorragias, muitas vezes já no lactente jovem. A vasculite pode acometer outros órgãos como aneurismas de artéria renal, fígado e intestino. Outras manifestações como pan-uveíte, neurite, sinovite e artrite podem ocorrer. As manifestações hematológicas são evidenciadas mais tardiamente com hipocelularidade da medula óssea e incluem anemia aplástica, linfopenia, neutropenia e trombocitopenia. Imunodeficiência com hipogamaglobulinemia principalmente IgG e IgM. Os exames complementares auxiliam no

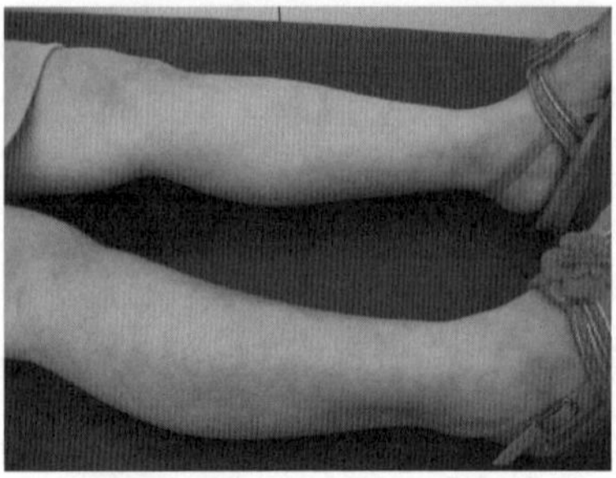

**Figura 5** Livedo racemoso da síndrome DADA2 (acervo da autora).

diagnóstico e incluem avaliação hematológica, imunológica, renal, hepática, enzimas musculares, VHS e PCR e urinálise. Os exames de imagem como ecocardiograma, RM, angioRM e arteriografia podem ser necessários. A biópsia cutânea evidencia a vasculite necrosante. O diagnóstico é confirmado pela demonstração das mutações no teste genético e redução acentuada da atividade da enzima adenosina deaminase 2.[17]

O tratamento com transplante de células-tronco hematopoiéticas é curativo nos casos com acometimento hematológico e imunodeficiência. O uso de agentes anti-TNF reduzem a ocorrência de acidentes cerebrais.[17]

## DESAFIOS ATUAIS

As doenças autoinflamatórias foram descritas há aproximadamente duas décadas e desde então inúmeras doenças monogênicas vêm sendo descobertas. O caráter heterogêneo das manifestações clínicas de inflamação com febre, acometimento cutâneo, do sistema musculoesquelético, vasos e órgãos é um desafio para a suspeita diagnóstica, cuja confirmação depende dos testes moleculares genéticos ainda pouco acessíveis na prática clínica diária.

## ORIENTAÇÕES AOS PAIS

As doenças autoinflamatórias podem ter um caráter de herança genética; e sintomas como episódios recorrentes de febre sem causa identificada associados a lesões da pele e mucosas, dores articulares ou ósseas, de início no neonato ou lactente podem levar à suspeita do pediatra. Em virtude da raridade dessas doenças é importante a confirmação diagnóstica, muitas vezes necessitando testes genéticos específicos, e o acompanhamento por profissional especializado.

## ✓ CONCLUSÃO

As doenças autoinflamatórias constituem um grupo de doenças raras, monogênicas, de herança variável. Os sintomas de inflamação aparecem em geral precocemente na vida e estão associados a uma hiperativação do sistema da imunidade inata, sobretudo com aumento das citocinas inflamatórias como a IL-1, IL-6, IL-18 e interferon tipo1.

Há um grupo heterogêneo de doenças com maior frequência, que são as síndromes de febre recorrente, principalmente a FFM, TRAPS e deficiência de mevalonato quinase. A síndrome PFAPA é uma exceção nesse grupo por ser de herança não monogênica como as anteriores. Outro grupo, as criopirinopatias, se caracteriza pela presença de urticária neutrofílica associada à febre, alterações oculares, auditivas e até cerebrais. Algumas dessas doenças podem causar osteomielite (CRMO/CNO), artrite piogênica asséptica recorrente (PAPA) e doença granulomatosa das articulações, ocular e cutânea (síndrome de Blau). Há outras doenças emergentes que cursam com vasculopatia, como DADA2, e associadas à desregulação do interferon tipo1, como SAVI e síndrome de Aicardi-Goutières. O diagnóstico confirmatório se dá pelo teste genético molecular, identificando as mutações específicas, e o tratamento anticitocinas é em parte efetivo.

## REFERÊNCIAS BIBLIOGRÁFICAS


1. McDermott MF, Aksentijevich I, Galon J, Mc Dermott EM, Ogunkolade BW, Centola M et al. Germline mutations in the extracelular domains of the 55 KDa TNF receptor, TNFR1, define a Family of dominantly inherited autoinflammatory syndroms. Cell. 1999; 97:133-44.
2. Galon J, Aksentijevich I, Mc Dermott MF, O Shea JJ, Kastner DL. TNFRSF1A mutations and autoinflammatory syndromes. Curr Opin Immunol. 2000; 12:479-86.
3. Masters SL, Simon A, Aksentijevich I, Kastner DL. Horror autoinflammaticus: the molecular pathophysiology of autoinflammatory disease. Annu Rev Immunol. 2009; 27:621-68.
4. Wekell P, Berg S, Karlsson A, Fasth A. Toward an inclusive, congruent, and precise definition of autoinflammatory diseases. Front Immunol. 2017; 8:497.
5. Goldbach-Mansky G, Jesus A. Classification of genetically defined autoinflammatory diseases. In: Hashkes PJ, Laxer RM, Simon A (eds.). Textbook of Autoinflammation. Gewerbestrasse Cham, Switzerland: Springer, 2019. p.167.
6. Padeh S, Berkun Y. Familial Mediterranean fever. Curr Opin Rheumatol. 2016; 28:523-9.
7. Martinez-Quilles N, Goldbach-Mansky G. Updates on autoinflammatory diseases. Curr Opin Immunol. 2018; 55:97-105.
8. Kone-Paut J, Georgin-Laviallec S, Galeotti C, Rossi-Semerano L, Hentgen V, Savey L et al. New data in causes of autoinflammatory diseases. Joint Bone Spine. 2018; 0:1-8.
9. Gattorno M, Hofer M, Frederici S, Vanoni F, Bovis F, Aksentijevich I et al. Classification criteria for autoinflammatory recurrent fevers. Ann Rheum Dis. 2019; 0:1-8.

10. Padeh S, Bilginer Y, Ozen S. Familial Mediterranean Fever. In: Hashkes PJ, Laxer RM, Simon A (eds.). Textbook of Autoinflammation. Gewerbestrasse Cham, Switzerland: Springer, 2019. p.294-314.
11. Lachmann HJ, Papa R, Gerhold K, Obici L, Touitou I, Cantarini L et al. The phenotype of TNF receptor autoinflammatory syndrome (TRAPS) at presentation: a series of 158 cases from Eurofever/EUROTRAPS international registry. Ann Rheum Dis. 2014; 73:2160-7.
12. Federici S, Vanoni F, Ben-Chetrit E, Cantarini L, Frenkel J, Goldbach-Mansky R et al. An International Delphi Survey for the definition of new classification criteria for familial Mediterranean fever, mevalonate kinase deficiency, TNF receptor-associated periodic fever syndromes, and cryopyrin-associated periodic syndrome. J Rheumatol. 2019; 46(4):429-36.
13. Goldbach-Mansky G. Current status understanding the pathogenesis and management of patients with CINCA-NOMID. Curr Rheumatol Rep. 2011; 13:123-31.
14. Terreri MTRA, Bernardo WM, Len CA, Silva CAA, Magalhães CMR, Sacchetti SB et al. Guidelines for the management and treatment of periodic fever syndrome: periodic fever, aphthous stomatitis, pharingitis and adenitis syndrome. Rev Bras Reumatol. 2016; 56(1):52-7.
15. Bader-Meunier B, Van Nieuwenhove E, Breton S, Wouters C. Bone involvement in monogenic autoinflammatory syndromes. Rheumatology. 2018 Apr 1; 57(4):606-18.
16. Rose CD, Wouters C. Autoinflammatory granulomatous disease: Blau syndrome. In: Hashkes PJ, Laxer RM, Simon A (eds.). Textbook of Autoinflammation. Gewerbestrasse Cham, Switzerland: Springer, 2019. p.367-81.
17. Georgin-Lavialle S, Fayand A, Rodrigues F, Bachmeyer C, Savey L. Autoinflammatory diseases: state of art. La Presse Medicale. 2019; 1:e25-e48.

# 27

# MANIFESTAÇÕES REUMATOLÓGICAS NOS ERROS INATOS DA IMUNIDADE

*Albertina Varandas Capelo*
*Ekaterini Simões Goudouris*
*Maria Luiza Oliva Alonso*

**OBJETIVOS**

- ✓ Descrever as principais manifestações relacionadas ao sistema musculoesquelético que ocorrem nos diferentes grupos de erros inatos da imunidade (EII) ou imunodeficiências primárias (IDP).
- ✓ Descrever quando suspeitar de um EII diante de manifestações reumatológicas.
- ✓ Apresentar sucintamente a investigação laboratorial dos EII.

## INTRODUÇÃO

As imunodeficiências primárias são um grupo bastante heterogêneo de mais de 400 doenças em que há alteração primariamente da função e/ou do desenvolvimento do sistema imune. A maioria das doenças é congênita e de natureza genética.[1]

As manifestações clínicas mais comuns das imunodeficiências primárias são infecciosas, entretanto, nos últimos anos, tem-se relatado, continuamente, manifestações relacionadas à desregulação imune, incluindo autoimunidade, inflamação, alergia e malignidades. Na verdade, autoimunidade e autoinflamação são as manifestações clínicas mais importantes em muitas das doenças do grupo.[1,2] Portanto, considerando-se a grande variedade de manifestações clínicas foi, recentemente, sugerido denominar esse grupo de patologias como erros inatos da imunidade (EII).[1]

Entre as manifestações de autoimunidade associadas aos EII, destacam-se as citopenias com anemia, neutropenia e plaquetopenia. No entanto, endocrinopatias autoimunes, doenças do sistema musculoesquelético, vitiligo, penfigoide bolhoso, gastrite atrófica, doença inflamatória intestinal e enteropatia autoimune também fazem parte do quadro clínico de muitos dos EII.[2]

## ASPECTOS EPIDEMIOLÓGICOS

Alguns estudos estimaram que, entre grupos de pacientes com doenças reumatológicas, 14 a 22% apresentavam algum EII. Por outro lado, 26,2% dos pacientes com diagnóstico de um EII apresentam uma ou mais manifestações de autoimunidade ou inflamação, e destes, 12,8% têm manifestações reumatológicas.[2]

## FISIOPATOLOGIA

Estão implicados na gênese das manifestações reumatológicas nos EII: perda de tolerância central ou periférica, defeitos celulares da imunidade adaptativa ou inata, defeitos na sinalização ou *clearance* imunológico, com hiperativação celular, falha no controle da resposta imune e na remoção de resíduos celulares. Há também um relevante papel das infecções crônicas e/ou recorrentes na predisposição para fenômenos autoimunes.[3-5]

## QUADRO CLÍNICO

Apresentamos aqui as principais manifestações reumatológicas de acordo com o tipo de EII, assim como uma breve descrição desses defeitos.

Defeitos combinados de células T e B incluem os EII mais graves que se apresentam como imunodeficiência combinada grave (SCID), nos quais há importante linfopenia com níveis diminuídos de anticorpos e expressiva mortalidade, caso o paciente não receba transplante de células-tronco hematopoiéticas precocemente. Os pacientes são acometidos por infecções graves por praticamente qualquer tipo de agente infeccioso. Uma das manifestações mais graves e precoce é a BCGite. Há muitos defeitos genéticos diferentes descritos e, assim, existe alguma variabilidade clínica e laboratorial dentro do grupo, mas, exceto pela síndrome de Omenn, autoimunidade não é uma manifestação habitual.

Os defeitos relacionados ao que denominamos imunodeficiência combinada (não grave) ou *leaky* SCID, em particular mutações em RAG1/2 (*Recombination-activating gene* 1/2), estão mais associados a manifestações autoimunes (mais comumente órgão-específicas do que reumatológicas) do que aqueles relacionados à SCID.[1,6] Aproximadamente três quartos dos pacientes com deficiência de

ICOS (*inducible co-stimulator*) apresentam fenômenos autoimunes, em geral artrite e citopenias.[7] Pacientes com deficiência de MHC (*major histocompatibility complex*) da classe I podem cursar com doença granulomatosa necrotizante da pele semelhante à poliangiite granulomatosa, assim como poliartrite e vasculite.[7]

Alguns defeitos combinados estão associados a características sindrômicas. Na síndrome de Wiskott-Aldrich (plaquetopenia com plaquetas pequenas, eczema do tipo atópico e infecções sinopulmonares recorrentes), artrite asséptica pode acometer até 29% dos pacientes. Vasculite cutânea, incluindo vasculite por IgA, pode ocorrer em até 29% dos casos, assim como a dermatomiosite. Na síndrome de hiper IgM (níveis diminuídos de IgG e IgA com níveis normais a elevados de IgM), artrite de natureza inflamatória não infecciosa acontece em menor percentual dos casos (até 11%). Na síndrome de hiper IgE autossômica dominante (IgE muito elevada, eczema, infecções cutâneas, pneumonias com pneumatoceles) há relatos de vasculite com oclusão ou formação de aneurisma, fraturas ósseas, escoliose, hipermobilidade articular e dermatomiosite juvenil. Artrite idiopática juvenil é 20 vezes mais frequente em pacientes com síndrome de DiGeorge do que na população geral, e também ocorre em pacientes com ataxia telangiectasia.[3,7,8,9]

Defeitos que acometem predominantemente a produção de anticorpos são os mais comuns, compreendendo 50% dos EII, e cursam com infecções sinopulmonares recorrentes por germes encapsulados e diarreia por *Giardia lamblia* e *Cryptosporidium*. O defeito mais frequente do grupo e, em geral, assintomático, é a deficiência seletiva de IgA, em que identificamos uma dosagem de IgA sérica abaixo de 7 mg/dL com níveis normais de IgG e IgM, em pacientes com mais de quatro anos de idade. Por outro lado, o defeito sintomático mais comum desse grupo é a imunodeficiência comum variável (IDCV), um grupo heterogêneo de condições clínicas em que há níveis diminuídos de IgG e de IgA, com ou sem níveis diminuídos de IgM, pobre resposta a vacinas, sem defeito celular grave, descartando-se causas secundárias de hipogamaglobulinemia, em maiores de quatro anos de idade.[1,6]

Outras doenças do grupo são a agamaglobulinemia ligada ao X ou autossômica recessiva (níveis diminuídos de imunoglobulinas séricas com contagem de linfócitos B abaixo de 1 %), defeito de anticorpos específicos (níveis normais de imunoglobulinas com defeito da produção de anticorpos especificamente para antígenos polissacarídeos) e hipogamaglobulinemia transitória da infância (IgG baixa, em geral com IgA e IgM normais, e que se normaliza antes dos quatro anos de idade).[1,6]

Artrite mono, oligo ou poliarticular, por resposta inflamatória asséptica, é a manifestação reumatológica mais comum nos defeitos de produção de anticorpos em geral. Acontece nas agamaglobulinemias, ligada ao X ou autossômicas recessivas. Quadro de artrite de grandes articulações dos membros inferiores é o mais frequente em pacientes com agamaglobulinemia ligada ao X (doença de Bruton), acometendo até 20% dos casos. Esses pacientes também podem apresentar, com menor frequência, artrite infecciosa destrutiva por micoplasma.[3,8,9]

A deficiência seletiva de IgA e a IDCV podem cursar com quadro clínico de lúpus eritematoso sistêmico (LES) em até 5% dos casos, assim como artrite idiopática juvenil, em 5 a 10% dos casos. Nos pacientes com IDCV também se pode encontrar um quadro de doença granulomatosa semelhante à sarcoidose, mas sem a hipergamaglobulinemia característica, ou, ainda, um quadro semelhante à dermatomiosite. Além disso, há também relatos de síndrome de Sjögren, doença de Behçet, uveíte e miosite inflamatória. Aproximadamente um terço dos pacientes com IDCV com manifestações reumatológicas apresentam pelo menos uma autoimunidade órgão-específica, como citopenia autoimune, doença inflamatória intestinal ou uveíte, muitas vezes de início antes do diagnóstico da IDP.[3,7,8,9] Aproximadamente 10 a 20% dos pacientes com IDCV têm causa monogênica identificada e, entre esses, aqueles com mutações de NFκB1 (*nuclear factor kappa B subunit 1*), NFκB2 (*nuclear factor kappa B subunit 2*), TACI (*transmembrane activator and CAML interactor*) ou PRKCD (*protein kinase C delta*), apresentam autoimunidade com maior frequência.[9] Pacientes com APDS (*activated phosphoinositide 3-kinase delta syndrome*) apresentam hipogamaglobulinemia, redução de células T *naïve* e aumento de células T CD8 efetoras senescentes, com infecções bacterianas recorrentes, linfoproliferação e autoimunidade, mais comumente artrite e citopenias, mas também hepatite, colangite e glomerulonefrite.[7]

Desordens com desregulação imune englobam um grupo de EII nos quais defeitos nos mecanismos de tolerância imunológica resultam em múltiplos fenômenos autoimunes, além de linfoproliferação e malignidades.[1,6] Diferentes defeitos genéticos têm sido associados a uma variedade de síndromes de desregulação imune, conforme listado no Quadro 1.

A poliendocrinopatia autoimune, candidíase e distrofia ectodérmica (APECED) ou, como também é conhecida, síndrome poliglandular autoimune tipo 1 (APS1), deve-se a mutações no gene regulador autoimune (AIRE) e à consequente quebra da tolerância imunológica. Mais comumente, há hipoparatireoidismo, insuficiência adrenal e candidíase mucocutânea. Na APECED há grande propensão ao desenvolvimento de autoanticorpos, com artrite reumatoide (com fator reumatoide positivo) e risco geral de 12% para desenvolver síndrome de Sjögren.[3,8,9]

A síndrome de desregulação imune, poliendocrinopatia e enteropatia ligada ao X (IPEX) ocorre em virtude da mutação de *FOXP3*. As características clínicas mais comuns incluem enteropatia autoimune grave, eczema e endocrinopatia precoce (diabetes tipo I ou tireoidite). A maioria dos pacientes também apresen-

**Quadro 1** EII com desordens de desregulação imune e manifestações autoimunes

| | |
|---|---|
| **1. Linfo-histiocitose hemofagocítica familiar** (síndromes de LFS) | |
| **2. Síndromes de LFS com hipopigmentação** (albinismo oculocutâneo): síndromes de Chédiak-Higashi, Griscelli, Hermansky-Pudlak | |
| **3. Defeitos de células T reg** | |
| IPEX: desregulação imune, poliendocrinopatia, enteropatia ligada ao X (*mutação FOXP3*) | Enteropatia autoimune, diabetes de início precoce, tireoidite de início precoce, anemia hemolítica, trombocitopenia, eczema, elevação de IgE |
| Deficiência de CD25 (*IL2RA*) | Linfoproliferação, autoimunidade, proliferação prejudicada de células T |
| Haploinsuficiência de CTLA4 | Citopenias autoimunes, enteropatia, doença pulmonar intersticial, infiltração linfocítica extralinfoide, infecções recorrentes |
| Deficiência de LRBA | Infecções recorrentes, doença inflamatória intestinal, autoimunidade, infecções por EBV |
| Mutação STAT3 GOF | Linfoproliferação, autoimunidade de órgãos sólidos, infecções recorrentes |
| **4. Autoimunidade com ou sem linfoproliferação** | |
| APECED (APS-1): poliendocrinopatia autoimune com candidíase e distrofia ectodérmica (*mutação AIRE*) | Autoimunidade (hipoparatireoidismo, hipotireoidismo, insuficiência adrenal, diabetes, disfunção gonadal e outras anormalidades endócrinas), candidíase mucocutânea crônica, hipoplasia do esmalte dental, alopecia areata, anemia perniciosa, síndrome de Sjögren (12%) |
| JAK1 GOF | Endocrinopatias autoimunes, citopenias, doença gastrintestinal, vitiligo, alopecia, LES |
| ZAP-70 | Autoimunidade grave |
| **5. Síndrome linfoproliferativa autoimune** (ALPS ou síndrome de Canale-Smith) | |
| ALPS-FAS | Esplenomegalia, adenopatias, citopenias autoimunes, aumento do risco de linfoma, IgG e IgA normais ou aumentadas, níveis séricos elevados de FasL e IL-10, vitamina $B_{12}$ |
| ALPS-FASLG | Esplenomegalia, adenopatias, citopenias autoimunes, LES |
| ALPS-caspase-10 | Adenopatias, esplenomegalia, autoimunidade |
| ALPS-caspase-8 | Adenopatias, esplenomegalia, infecções bacterianas e virais, hipogamaglobulinemia |
| **6. Desregulação imunológica com colite** | |
| Deficiência de IL-10 / IL-10RA ou de IL-10RB | Doença inflamatória intestinal (DII), foliculite, doenças respiratórias recorrentes, artrite, linfoma |
| **7. Suscetibilidade ao EBV e condições linfoproliferativas** | |
| Deficiência de SH2D1A (XLP1) | Infecção EBV: HLH, linfoproliferação, anemia aplástica, linfoma, hipogamaglobulinemia, células iNKT ausentes |
| Deficiência XIAP (XLP2) | Infecção EBV, esplenomegalia, linfoproliferação, HLH, colite, DII, hepatite, células iNKT baixas, hipogamaglobulinemia |

*(continua)*

**Quadro 1** EII com desordens de desregulação imune e manifestações autoimunes *(continuação)*

| | |
|---|---|
| Deficiência de PRKCD | Infecções recorrentes, infecção crônica por EBV, linfoproliferação, autoimunidade semelhante ao LES (síndromes nefróticas e antifosfolípides), baixa IgG |

CTLA4 (CD152): antígeno linfocitário citotóxico 4; LRBA: proteína âncora responsiva a lipopolissacarídeo sensível; STAT3: transdutor de sinal e ativador de transcrição 3; GOF: ganho de função; ZAP-70: fosfoproteína tirosina quinase de 70Kd associada à cadeia zeta; JAK1: *Janus kinase* 1; HLH: linfo-histiocitose hemofagocítica; XLP: doença linfoproliferativa ligada ao X; SH2D1: proteína 1A de domínio 2 de homologia Src; XIAP: inibidor da proteína de apoptose ligada ao X; iNKT: célula assassina natural invariável; PRKCD: proteína quinase C delta; EBV: vírus Espstein-Barr; LES: lúpus eritematoso sistêmico.

Fonte: Adaptado de Tangye et al., 2020.[1]

ta citopenias, hepatite autoimune, nefrite, alopecia, IgE elevada, eosinofilia e/ou alergia alimentar.[3,7,8] Em geral, o curso clínico tem início bem precoce e é fulminante, levando à morte nos primeiros meses de vida.

A síndrome linfoproliferativa autoimune (ALPS) é um distúrbio de apoptose celular, relacionado a diferentes mutações. Geralmente, caracteriza-se por esplenomegalia, linfadenopatia generalizada, citopenias autoimunes e risco de malignidades, em especial linfoma. Em alguns casos de ALPS, encontramos autoanticorpos também presentes no lúpus eritematoso sistêmico, mas, em geral, sem doença clínica relacionada.[3,8,9] Na deficiência de caspase-8, há também hipogamaglobulinemia e infecções bacterianas e virais.

Pacientes com deficiência das subunidades dos receptores da IL-10 (IL10RA e IL10RB) e a deficiência da própria IL-10 podem apresentar colite grave e de início precoce, em geral antes de um ano de idade. A maioria também apresenta uma erupção folicular característica de início precoce. Artrite inflamatória pode ocorrer em ambas as formas.[3,8,9]

Deficiência da LRBA (*lipopolysaccharide-responsive and beige-like anchor protein*) e haploinsuficiência de CTLA4 (*Cytotoxic T-Lymphocyte Associated protein 4*) são defeitos que envolvem desregulação imune e que podem se apresentar com fenótipo clínico e imunológico de IDCV. As manifestações autoimunes mais comuns são citopenias e enteropatia, entretanto, LES, artrite idiopática juvenil e poliartrite também são descritos.[3]

Desordens com ganho de função de STAT1 (*signal transducer and activator of transcription 1*) e STAT3 (*signal transducer and activator of transcription 3*) cursam com autoimunidade em mais de um terço dos casos: endocrinopatias autoimunes, citopenias, doença gastrintestinal, vitiligo, alopecia e LES.[7]

A síndrome linfoproliferativa ligada ao X (XLP) é causada por duas mutações distintas e está relacionada à infecção por EBV (vírus Epstein-Barr). A XLP cursa com linfoproliferação, linfo-histiocitose hemofagocítica (HLH), anemia aplástica, gastrite crônica, linfoma, hipogamaglobulinemia e vasculite.[3]

As deficiências de fagócitos (granulócitos e monócitos/macrófagos) podem ser numéricas ou funcionais, correspondendo a cerca de 20% dos EII. Clinicamente caracterizam-se por infecções cutâneas, abscessos de pele e profundos, gengivite e pneumonias.[1,6] Uma das principais doenças do grupo, a doença granulomatosa crônica (DGC), ocorre por defeito do metabolismo respiratório oxidativo, responsável pela morte intracelular, decorrente de mutações nos genes que codificam o complexo fagocítico da NADPH oxidase. Mais de 50% dos casos de DGC são de herança ligada ao X, sendo os demais transmitidos por herança autossômica recessiva. São características as infecções cutâneas ou sistêmicas, por bactérias e fungos, sendo comum a ocorrência de abscessos, tanto cutâneos, como pulmonares, hepáticos e no sistema nervoso central. Os pacientes com DGC também apresentam complicações inflamatórias, incluindo artrite idiopática juvenil, derrame pericárdico de repetição e doença inflamatória intestinal grave, sendo esta última caracterizada por uma colite inflamatória hemorrágica com granulomas não caseosos que ocorrem em até 30% dos casos e pode ser a primeira manifestação desse EII. A DGC pode ainda cursar com manifestações autoimunes como síndrome do anticorpo antifosfolípide, artrite reumatoide, nefropatia por IgA, LES e lúpus cutâneo, além de doença pulmonar autoimune. Mães portadoras do gene afetado apresentam com maior frequência lesões de lúpus discoide, assim como outras erupções de pele fotossensíveis, artralgias e úlceras orais.[3,8,9]

Desordens autoinflamatórias, apresentadas com mais detalhes no Capítulo 26, são defeitos da regulação da imunidade inata, com hipersecreção de citocinas inflamatórias. São doenças caracterizadas, portanto, por processo inflamatório recorrente ou persistente, na ausência de processo infeccioso e de evidências de autoimunidade. Os defeitos monogênicos constam do grupo sete da classificação dos EII (Quadro 2). Mais comumente, se apresentam na infância com febre e outros sinais de inflamação sistêmica, erupções cutâneas de diferentes tipos, assim como diversos padrões de inflamação em outros órgãos, dependendo da doença em questão.[1,6,7]

Podem ser classificadas de acordo com as apresentações clínicas ou de acordo com o mecanismo fisiopatológico principal. O Quadro 2 mostra a classificação das doenças autoinflamatórias baseada em manifestações clínicas.

Defeitos do sistema do complemento são raros, no entanto, a ausência ou disfunção de qualquer de seus componentes pode comprometer a ativação da cascata como um todo, levando a consequências diversas. Esses defeitos incluem aqueles relacionados aos primeiros componentes da cascata, aos componentes terminais e às proteínas reguladoras. Os defeitos dos primeiros componentes da via clássica (C1-C4), em especial de C3, caracterizam-se por infecções invasivas por germes encapsulados (principalmente *Streptococcus pneumoniae*) e autoimunidade que se manifesta como LES ou glomerulonefrite lúpus-símile. O LES é observado mais frequentemente com deficiência de C1q (93%) e deficiência de C4 (75%), seguidas da deficiência de Cr/s (57%), deficiência de C2 (32-33%) e deficiência de C3 (10%). Nesses pacientes, o CH50 apresenta-se mais intensamente diminuído do que o habitual, ou até indetectável, nos pacientes com LES em atividade. Entre esses defeitos, a deficiência de C2 é a mais frequente. Síndrome de Sjögren ocorre em aproximadamente 4% dos pacientes com deficiência de C4, que também podem evoluir com artrite idiopática juvenil.[1,3,7,8]

**Quadro 2** Classificação das doenças autoinflamatórias segundo suas manifestações clínicas

| Manifestações clínicas | Doenças autoinflamatórias |
|---|---|
| **Grupo 1**<br>**Febre recorrente/episódica com ou sem erupção cutânea**<br>Febre de curta duração<br>Febre de duração mais longa | <br><br>Febre familiar do Mediterrâneo, hiper IgD<br>TRAPS |
| **Grupo 2**<br>**Urticária neutrofílica**<br>Febre recorrente de curta duração<br>Inflamação persistente com episódios de agudização | <br><br>FACS<br>Síndrome Muckle-Wells, NOMID/CINCA |
| **Grupo 3**<br>**Exantema pustular e febre episódica**<br>Doença piogênica com osteomielite estéril<br>Doenca piogênica com artrite piogênica estéril<br>Desordem pustular com quadro semelhante à Behçet<br>Desordem pustular com quadro semelhante à psoríase<br>Desordem pustular com doença inflamatória intestinal<br>Doença piogênica com mecanismos variados | <br><br>DIRA, síndrome Majeed<br>PAPA<br>HA20<br>DITRA, CAMPS, AMPS<br>IL-10, IL-10R, NISBD1<br>PAAND, PFIT |
| **Grupo 4**<br>**Vasculopatia e paniculite/lipodistrofia**<br>Mediada por interferon tipo I<br>Parcialmente dependente de TNF | <br><br>CANDLE, PRAAS<br>ORAS |
| **Grupo 5**<br>**Vasculopatia com ou sem vasculite e livedo**<br>Sem desmielinização significativa e com doença intersticial pulmonar<br>Com doença desmielinizante de SNC<br>Com espondiloencondrodisplasia<br>Com acidente vascular cerebral | <br><br>SAVI<br><br>AGS, Pseudo TORCH<br>SPENCD<br>DADA2 |

*(continua)*

**Quadro 2** Classificação das doenças autoinflamatórias segundo suas manifestações clínicas *(continuação)*

| Manifestações clínicas | Doenças autoinflamatórias |
|---|---|
| **Grupo 6**<br>**Granulomatose cutânea**<br>Sem imunodeficiência<br>Com imunodeficiência | <br><br>Síndrome Blau<br>PLAID, APLAID, NDAS |
| **Grupo 7**<br>**Síndrome de ativação macrofágica**<br>Com defeito NK e TCD8 e imunodeficiência | <br><br>NLRC4, LACC1<br>FLH, Chédiak-Higashi, Griscelli, Hermansky-Pudlak |
| **Grupo 8**<br>Outras | <br>Querubismo, SIFD, AISLE, NLRP12, TNFRSF11A, NAIAD |

TRAPS: síndrome periódica associada ao receptor do fator de necrose tumoral (TNF); FACS: síndrome autoinflamatória familiar ao frio; NOMID/CINCA: doença inflamatória multissistêmica de início neonatal/síndrome crônica infantil neurológica cutânea e articular; DIRA: deficiência do antagonista do receptor de interleucina-1 por mutação do gene IL1RA; PAPA: síndrome de artrite piogênica, pioderma gangrenoso e acne; HA20: haploinsuficiência de A20; DITRA: deficiência do antagonista do receptor de IL-36; CAMPS: psoríase mediada pela ativação e recrutamento dos domínios da caspase (CARD) 14; AMPS, AP1S3, psoríase mediada; NISBD1: doença inflamatória e intestinal neonatal; PAAND: doença autoinflamatória associada à pirina com dermatose neutrofílica; PFIT: febre periódica, imunodeficiência e trombocitopenia; CANDLE: dermatose neutrofílica atípica crônica com lipodistrofia e temperatura elevada; PRAAS: síndrome autoinflamatória associada ao proteassoma; ORAS: síndrome autoinflamatória associada à otulina; SAVI: vasculopatia associada a genes estimuladores de interferon (STING) com início na infância; AGS: síndrome Aicardi-Goutières; SPENCD: espondiloencondrodisplasia com desregulação imune; DADA2: deficiência de adenosina deaminase 2; PLAID: urticária induzida pelo frio e/ou exantema granulomatoso; APLAID-PLCY2: deficiência de anticorpos associados à APLAID-PLCγ2 e desregulação imunológica; NDAS: modulador essencial do fator nuclear (NF)-Kb (NEMO) exclui a síndrome autoinflamatória do exon 5-ligada ao X; LACC1: doença de Still monogênica mediada por LACC1; FLH: linfo-histiocitose familiar; SIFD: anemia sideroblástica congênita, imunodeficiência de célula B, febre periódica e retardo do desenvolvimento; AISLE: síndrome autoinflamatória associada a linfedema; NAIAD-NLRP1: autoinflamação associada à NAIAD-NLRP1 com artrite e disceratose.

Fonte: Adaptado de Goldbach-Mansky e de Jesus, 2019.[10]

Os defeitos dos componentes terminais, que constituem o complexo de ataque à membrana (C5-C9), caracterizam-se por maior suscetibilidade a infecções invasivas recorrentes por *Neisseria sp.*[1]

Em relação às proteínas reguladoras da cascata do complemento, os defeitos do fator H, fator I e MCP (proteína do cofator de membrana) acarretam maior suscetibilidade a infecções invasivas recorrentes por bactérias encapsuladas, síndrome hemolítico-urêmica atípica e degeneração macular associada à idade.[1,9]

As deficiências do inibidor de C1 esterase (C1-INH), proteína que regula a cascata do complemento, das cininas, do fibrinogênio e da coagulação, causam angioedema hereditário, que se manifesta por edema recorrente, mediado por bradicinina e que acomete diversas partes do corpo, em especial tecido subcutâneo, trato gastrintestinal e respiratório, sendo potencialmente fatal em virtude do risco de asfixia pelo edema de laringe.[1,6]

## DIAGNÓSTICO

O diagnóstico dos EII em pacientes com manifestações reumatológicas requer história detalhada, além de exame físico, exames complementares de análises clínicas, de imagem e de anatomia patológica. Diagnóstico e tratamento precoces influenciarão no prognóstico da doença.[2] Portanto, suspeitar da possibilidade de um EII é fundamental e, por isso, destacam-se no Quadro 3, os sinais de alerta para EII. Além disso, é importante considerar a possibilidade de um EII quando se está diante de fenômenos autoimunes múltiplos, precoces, mais resistentes aos tratamentos habituais e/ou com persistência de alterações laboratoriais, como na avaliação do complemento, mesmo durante bom controle clínico da doença. Doenças autoinflamatórias devem ser suspeitadas sempre que se está diante de processos inflamatórios persistentes ou recorrentes, na ausência de infecções, autoimunidade ou malignidades, particularmente em crianças de baixa idade.

Exames laboratoriais mais importantes para o diagnóstico dos EII incluem hemograma completo, dosagens de imunoglobulinas, sorologias para analisar a

**Quadro 3** Sinais de alerta de EII em crianças

| Sinais de alerta de EII na criança |
|---|
| 4 ou mais otites médias em 1 ano |
| 2 ou mais sinusites importantes em 1 ano |
| 2 ou mais meses em uso de antibióticos com pouca resposta |
| 2 ou mais pneumonias em 1 ano |
| Dificuldade em ganhar peso e/ou crescer |
| Infecções cutâneas recorrentes, profundas e/ou abscessos |
| Candidíase oral ou infecção fúngica cutânea persistente |
| Necessidade de antibióticos venosos para tratar infecções |
| 2 ou mais infecções invasivas, incluindo sepse |
| História familiar de imunodeficiência primária |

Fonte: http://www.bragid.org.br/ e http://www.info4pi.org/

resposta vacinal, análises funcionais, de fenótipos celulares e de citocinas por citometria de fluxo e sequenciamento genético (Quadro 4).

É importante ressaltar que é fundamental, ao proceder a uma investigação de EII, antes de qualquer coisa, excluir infecção pelo vírus da imunodeficiência humana (HIV).

Diante de um fenótipo clínico característico, é possível solicitar sequenciamento do gene suspeito por Sanger. Diante de fenótipos atípicos ou complexos, é mais produtivo solicitar sequenciamento por *New Generation Sequencing* (NGS) de painéis de genes relacionados ao fenótipo clínico-imunológico em questão ou mesmo do exoma completo.

## TRATAMENTO

O tratamento das manifestações reumatológicas nos EII, com raras exceções, pouco difere do tratamento habitual preconizado para pacientes com ausência de defeitos imunológicos primários. O tratamento é direcionado especificamente para o mecanismo molecular acometido (células B, T ou imunidade inata).[4,11] No entanto, nem sempre a resposta terapêutica é a esperada.

O tratamento com imunossupressores pode comprometer ainda mais a resposta imunológica a agentes infecciosos, representando significativo risco adicional nesse grupo de pacientes. Realizar imunossupressão para controle da desregulação imunológica, sem aumentar a suscetibilidade a infecções desses pacientes é um enorme desafio. O reconhecimento das vias comprometidas, em muitas dessas doenças, tem permitido o uso de terapias mais direcionadas, facilitando sobremaneira o tratamento de pacientes com defeitos primários do sistema imune. Ainda assim, atenção especial deve ser dada à utilização de alguns imunobiológicos, como os anti-TNF, particularmente em pacientes com defeitos de fagócitos ou defeitos de imunidade inata, pela maior suscetibilidade a infecções graves por patógenos de proliferação intracelular, como fungos e micobactérias.[4,11]

## PREVENÇÃO/PROGNÓSTICO

O prognóstico é bastante variável de acordo com o tipo de defeito do sistema imune. Entretanto, de uma maneira geral, diagnóstico e tratamento precoces dos defeitos da imunidade no contexto das manifestações reumatológicas tendem a melhorar o prognóstico dos pacientes. Sabemos também que a presença de fenômenos autoimunes tende a piorar o prognóstico de diversos EII.[2]

O acompanhamento desse grupo de patologias é multidisciplinar e complexo, cabendo ao pediatra geral esse gerenciamento, em prol da saúde integral dos pacientes.

**Quadro 4** Exames laboratoriais principais na investigação diagnóstica de EII

| Tipo de EII | Exames complementares |
|---|---|
| Defeitos combinados de células T e B | Hemograma completo<br>Hematoscopia para avaliar tamanho das plaquetas<br>Dosagens de imunoglobulinas A, M, G e E<br>Contagem de subpopulações de linfócitos: CD3, CD4, CD8, CD19, CD15/56<br>Avaliação de TREC (círculos de excisão de células T)<br>Testes intradérmicos com PPD, candidina, toxoide estafilocócico, tricofitina, estreptoquinase/dornase<br>Resposta proliferativa *in vitro* a mitógenos e antígenos<br>Aferição da atividade da enzima adenosina deaminase (ADA)<br>Avaliação de radiossensibilidade e instabilidade cromossômica<br>Dosagem de alfafetoproteína |
| Defeitos de anticorpos | Dosagem de imunoglobulinas A, M, G e E<br>Dosagem de subclasses de IgG<br>Dosagem de iso-hemaglutininas<br>Dosagem de IgG específica para antígenos vacinais proteicos e polissacarídeos: tétano, difteria, sarampo, rubéola, pneumococos<br>Contagem de linfócitos B (CD19)<br>Avaliação de KREC (círculos de excisão de células B) |
| Desregulação imune | Hemograma completo<br>Análise de grânulos pigmentares em fios do cabelo<br>Hematoscopia com análise de grânulos grosseiros<br>Avaliação de medula óssea – hemofagocitose<br>Contagem de células T duplo-negativas<br>Avaliação de células T reg<br>Dosagem de autoanticorpos<br>Dosagens hormonais<br>Avaliação de infecção pelo EBV |
| Defeitos de fagócitos | Hemograma completo<br>Hematoscopia para análise de grânulos de neutrófilo<br>Aspirado de medula óssea para avaliação da série granulocítica<br>Avaliação funcional de fagócitos por citometria de fluxo (dihidrorodamina - DHR)<br>Expressão de CD18/CD11 por citometria de fluxo |
| Doenças autoinflamatórias | Provas de atividade inflamatória<br>Proteína sérica amiloide A<br>IgD<br>Ácido mevalônico urinário<br>Expressão de interferon do tipo I |
| Defeitos do sistema do complemento | CH50 (avaliação geral da via clássica)<br>AP50 (avaliação geral da via alternativa)<br>C3, C4 e dosagem de outros fatores em separado<br>Inibidor de C1 esterase quantitativo e funcional |
| Todos | Sequenciamento genético<br>Por Sanger<br>Por NGS – painel de genes ou exoma completo |

Fonte: Modificado de Torgerson, 2012.[9]

## DESAFIOS ATUAIS

Suspeitar do diagnóstico de um erro inato da imunidade como painel de fundo diante de uma manifestação reumatológica é o principal desafio do pediatra, assim como do reumatologista pediátrico. É fundamental estar atento aos sinais de alerta dos EII.

Os pacientes demandam tratamento multidisciplinar e multiprofissional, de modo a atender a todas as nuances referentes às opções terapêuticas, resposta esperada e possíveis complicações.

## ORIENTAÇÕES AOS PAIS

Os EII são doenças bastante complexas. Os pais necessitam estar sempre atentos a novos sintomas e sinais que podem aparecer ao longo do tempo, além de possíveis efeitos adversos dos tratamentos prescritos, que devem ser comunicados prontamente em consultas médicas periódicas e frequentes.

## ✓ CONCLUSÃO

São muitos os erros inatos da imunidade que apresentam manifestações associadas ao sistema musculoesquelético. Muitas vezes essas manifestações surgem antes mesmo daquelas que sugerem o diagnóstico de um EII. O diagnóstico deve ser sempre suspeitado em caso de doenças reumatológicas com manifestações atípicas, mais precoces ou graves que o habitual, mais resistentes ao tratamento preconizado, associadas a infecções recorrentes, graves e/ou incomuns ou ainda a múltiplas manifestações de autoimunidade. História familiar suspeita ou com diagnóstico de EII são sinais de alerta muito importantes.

Antes de utilizar medicamentos que possam comprometer a resposta a agentes infecciosos no tratamento de doenças autoimunes, é importante pensar no diagnóstico de um EII.

## REFERÊNCIAS BIBLIOGRÁFICAS

1. Tangye SG, Al-Herz W, Bousfiha A, Chatila T, Cunningham-Rundles C, Etzioni A et al. Human Inborn Errors of Immunity: 2019 Update on the Classification from the International Union of Immunological Societies Expert Committee. J Clin Immunol. 2020; 40(1):24-64.
2. Fischer A, Provot J, Jais JP, Alcais A, Mahlaoui N, members of the CFPIDsg. Autoimmune and inflammatory manifestations occur frequently in patients with primary immunodeficiencies. The Journal of allergy and clinical immunology. 2017; 140(5):1388-93.e8.

3. Amaya-Uribe L, Rojas M, Azizi G, Anaya JM, Gershwin ME. Primary immunodeficiency and autoimmunity: A comprehensive review. Journal of autoimmunity. 2019; 99:52-72.
4. Walter JE, Farmer JR, Foldvari Z, Torgerson TR, Cooper MA. Mechanism-based strategies for the management of autoimmunity and immune dysregulation in primary immunodeficiencies. The journal of allergy and clinical immunology In practice. 2016; 4(6):1089-100.
5. Schmidt RE, Grimbacher B, Witte T. Autoimmunity and primary immunodeficiency: two sides of the same coin? Nat Rev Rheumatol. 2018; 14(1):7-18.
6. Rezaei N, Bonilla FA, Seppänen M, Vries Ed, Bousfiha AA, Puck J et al. Introduction on primary immunodeficiency diseases. In: Rezaei N, Aghamohammadi A, Notarangelo L (eds.). Primary immunodeficiency diseases - definition, diagnosis and management. 2.ed. Verlag Berlin Heidelberg: Springer, 2017. p.1-81.
7. Kitcharoensakkul M, Cooper MA. Rheumatologic and autoimmune manifestations in primary immune deficiency. Curr Opin Allergy Clin Immunol. 2019; 19(6):545-52.
8. Dimitriades VR, Sorensen R. Rheumatologic manifestations of primary immunodeficiency diseases. Clin Rheumatol. 2016; 35(4):843-50.
9. Torgerson TR. Immunodeficiency diseases with rheumatic manifestations. Pediatr Clin North Am. 2012; 59(2):493-507.
10. Goldbach-Mansky R, de Jesus AA. Classification of genetically defined autoinflammatory diseases. In: Hashkes PJ, Laxer RM, Simon A. Textbook of Autoinflammation. Switzerland: Springer Nature, 2019. p.167-201.
11. Azizi G, Ziae V, Tavakol M, Alinia T, Yazdai R, Mohammadi H et al. Approach to the management of autoimmunity in primary immunodeficiency. Scand J Immunol. 2017; 85(1):13-29.

SEÇÃO VIII

# OSTEOMETABOLISMO

28

# VITAMINA D – QUANDO INVESTIGAR E REPOR

*Micheline Abreu Rayol de Souza*

**OBJETIVOS**

- ✓ Identificar os pacientes que devem ser investigados com dosagem de vitamina D.
- ✓ Interpretar os resultados das dosagens de vitamina D.
- ✓ Identificar os pacientes que devem receber vitamina D e quais as doses.

## INTRODUÇÃO

A história da vitamina D tem quase 100 anos, quando na Inglaterra foi descoberto que a exposição solar curava alguns pacientes com raquitismo.[1] Desde então ela tem sido utilizada para tratamento do raquitismo por deficiência dessa vitamina. Nos últimos anos o interesse pela vitamina D aumentou em virtude de uma reincidência da hipovitaminose, novas descobertas científicas, maior disponibilidade na dosagem sérica e comercialização de produtos para suplementação. A descoberta de que a vitamina D não é uma vitamina, e sim um hormônio esteroide que age via receptor nuclear específico distribuído por todo o corpo, despertou o interesse por seus efeitos extraesqueléticos, que têm sido alvo de várias publicações nos últimos anos.

## ASPECTOS EPIDEMIOLÓGICOS

A principal fonte de vitamina D nos seres humanos é a exposição solar[2] (Figura 1), já que poucos alimentos a contêm naturalmente (Quadro 1).[3] Como sua

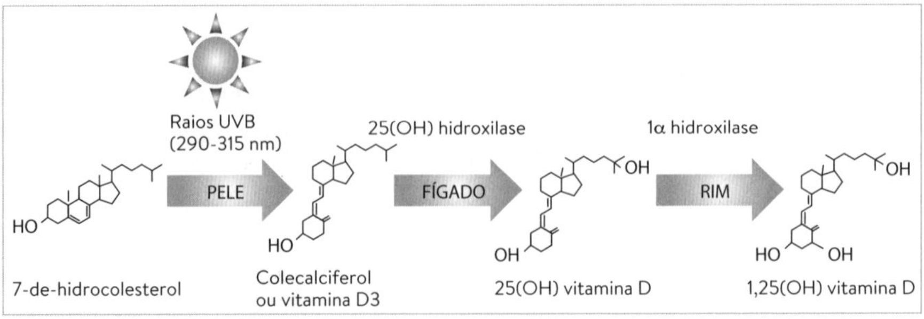


**Figura 1** Síntese de vitamina D em seres humanos. O ergocalciferol ou vitamina D2 derivado de vegetais sofre as mesmas reações da vitamina D3.
Fonte: Baseada em Holick, 2017.[2]

ingestão é limitada, o estilo de vida atual com menor exposição ao sol tem tornado a hipovitaminose D prevalente em todo o mundo. Estima-se que 30% das crianças sejam insuficientes/deficientes dessa vitamina.[2] Mesmo países ensolarados como a Austrália reportam essa prevalência.[2] Prevalência semelhante parece ocorrer também no Brasil, apesar de poucos trabalhos na faixa etária pediátrica.[4]

**Quadro 1** Fontes alimentares de vitamina D

| Alimentos | Vitamina D |
|---|---|
| Óleo de fígado de bacalhau (1 colher de chá) | 400-1.000 UI |
| Sardinha enlatada (100 gramas) | 300 UI |
| Atum (90 gramas) | 230 UI |
| Salmão selvagem (100 gramas) | 600-1.000 UI |
| Salmão de cativeiro (100 gramas) | 100-250 UI |
| Fígado de boi (100 gramas) | 50 UI |
| Iogurte (100 gramas) | 90 UI |
| Gema de ovo (1 unidade) | 25 UI |
| Fórmulas lácteas fortificadas (1 litro) | 400 UI |
| Leite materno (1 litro) | 20-40 UI |
| Leite de vaca (1 litro) | 40 UI |

Fonte: Baseado em SBP, 2016.[3]

## FISIOPATOLOGIA

A vitamina D é um hormônio importante na homeostase do cálcio e, consequentemente, tem um papel relevante na saúde óssea.

A deficiência da vitamina D diminui a absorção intestinal de cálcio e fósforo, reduzindo os níveis séricos de cálcio. A calcemia baixa estimula a paratireoide a produzir PTH que aumenta a reabsorção de cálcio do esqueleto (principal reservatório de cálcio do corpo) e a excreção de fósforo pelos rins para manter os níveis séricos de cálcio normais. Esse hiperparatireoidismo secundário cronicamente acarretará uma diminuição da mineralização óssea (osteopenia). Se os níveis de vitamina D ficarem extremamente baixos (< 10 ng/mL) ocorrerá um defeito na mineralização da placa de crescimento, levando ao raquitismo.[3,5]

## QUADRO CLÍNICO

A maioria das crianças com hipovitaminose D é assintomática se a ingestão de cálcio for adequada (Figura 2).[5]

Dependendo da duração e gravidade da deficiência, podem aparecer sintomas como atraso do desenvolvimento, déficit de crescimento, irritabilidade, fraqueza muscular e dores ósseas. As formas graves desenvolvem quadro de raquitismo na infância e osteomalacia nos adultos.[3,5]

## PROPEDÊUTICA

A dosagem da 25OH vitamina D (25OHD) é utilizada para avaliar o *status* dessa vitamina no indivíduo. A dosagem total da 25OHD é usada considerando que a 25OHD2 (derivada de vegetais e suplementos) e 25OHD3 são de igual

| Mineralização da placa de crescimento e osteoide | | Vitamina D | Ingestão de cálcio |
|---|---|---|---|
| Normal | 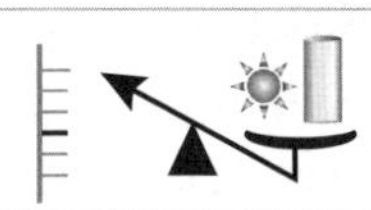 | Normal<br>Normal<br>Insuficiente | Normal<br>Insuficiente<br>Normal |
| Normal<br><br>Alterações bioquímicas | 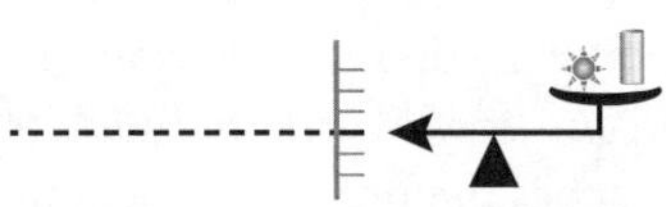 | Normal<br>Deficiente<br>Insuficiente | Deficiente<br>Normal<br>Insuficiente |
| Osteomalacia/ raquitismo | 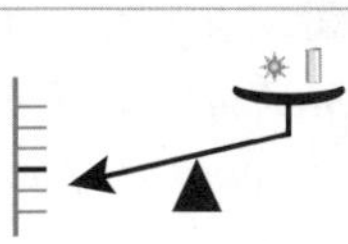 | Insuficiente<br>Deficiente<br>Deficiente | Deficiente<br>Insuficiente<br>Deficiente |

**Figura 2** Evolução do raquitismo nutricional de acordo com o status de vitamina D e ingestão de cálcio.
Fonte: Adaptada de Munns et al., 2016.[5]

valor biológico, e que seu nível sérico reflete a produção endógena, ingestão e suplementação. A 25OHD é a forma mais abundante de vitamina D no organismo, de depósito e com maior meia-vida (2-3 semanas), por isso é utilizada para avaliar o *status* dessa vitamina. A dosagem da 1,25 OH vitamina D (forma ativa) não avalia o estado nutricional da vitamina D, pois tem meia-vida curta (4 horas) e níveis circulantes baixos.[3]

Existem alguns problemas relacionados à dosagem de 25OHD que devemos considerar quando avaliamos seu resultado.[6] Primeiramente, é importante lembrar que parte dessa vitamina está estocada no tecido adiposo. Como a vitamina D é fotossensível, a conservação da amostra pré-analítica também pode influenciar seus resultados.

A variação nos níveis de 25OHD obtidos por diferentes métodos dificulta a interpretação clínica dos resultados.[7] Em razão da falta de padronização surgiram iniciativas como o DEQAS (*International Vitamin D External Quality Assessment Scheme*) e *Vitamin D Standardization Program* na tentativa de diminuir essas variações na análise dos dados, melhorando a acurácia desses ensaios.[8]

Cromatografia líquida de alto desempenho (HPLC) acoplada à espectrometria de massa (LC/MS) é considerada o padrão-ouro para mensuração da 25OHD por medir diretamente essa forma da vitamina, isolando os interferentes. O custo elevado, validações específicas e tempo de execução ainda limitam a disponibilidade dessa dosagem.[8] Sendo assim, os métodos imunométricos automatizados podem ser utilizados na prática clínica considerando o custo-benefício e suas possíveis falhas, as quais podem levar a erros na classificação diagnóstica.[5,9]

Outro problema na avaliação dos resultados são os intervalos de referência. Esses valores são estabelecidos com base em estudos clínicos e populacionais e, por isso, não há um consenso universal dos valores de corte da 25OHD que definem suficiência, insuficiência e deficiência. A maioria dos estudos utiliza a relação dos níveis de 25OHD com PTH para determinar esses valores. Conforme caem os níveis de 25OHD há elevação do PTH até atingir um platô. Em geral, o raquitismo só ocorre quando os níveis de 25OHD estão abaixo de 10-12ng/mL.[5]

Atualmente, seguimos a classificação do *status* de vitamina D do *Global Consensus on Prevention and Management of Nutritional Rickets* que representa as recomendações de várias associações médicas internacionais para faixa etária pediátrica.[5] Esse consenso também é referenciado pela Sociedade Brasileira de Pediatria (SBP)[3] e semelhante ao da *American Academy of Pediatrics*[10] (Quadro 2). Variações sazonais de 5,2-9,6 ng/mL podem ocorrer, enfatizando a importância de manter os níveis maiores de 20 ng/mL.[5]

**Quadro 2** Definição do *status* de vitamina D para faixa etária pediátrica

| Status vitamina D | Global Consensus (2016) | PES (2008) |
|---|---|---|
| | Níveis séricos de 25OHD (ng/mL) | |
| Suficiência | > 20 | ≥ 21 |
| Insuficiência | 12-20 | 16-20 |
| Deficiência | < 12 | ≤ 15 |

PES: Pediatric Endocrine Society/AAP.
Fonte: Baseado em Munns et al., 2016[5] e Weaver et al., 2008.[10]

Nos pacientes com níveis de 25OHD < 20ng/dl devemos solicitar outros exames (Quadro 3) para avaliar alterações osteometabólicas decorrentes da hipovitaminose.[3]

**Quadro 3** Evolução laboratorial da hipovitaminose D

| Exames | Estágio 1 | Estágio 2 | Estágio 3 |
|---|---|---|---|
| Cálcio sérico | Normal ou ↓ | Normal ou ↓ | ↓↓ |
| Fósforo sérico | Normal ou ↓ | ↓ | ↓↓ |
| Fosfatase alcalina | ↑ | ↑↑ | ↑↑↑ |
| Paratormônio (PTH) | ↑ | ↑↑ | ↑↑↑ |
| 25OHD | ↓ | ↓↓ | ↓↓↓ |

Fonte: Baseado em SBP, 2016.[3]

A dosagem de 25OHD não é recomendada de rotina para crianças e adolescentes saudáveis. Os principais consensos nacionais e internacionais só recomendam a triagem de hipovitaminose D para pacientes dos grupos de risco[2,3,5] (Quadro 4).

**Quadro 4** Grupos de risco para hipovitaminose D

| |
|---|
| Exposição solar inadequada |
| Gravidez |
| Prematuridade |
| Baixa ingestão de vitamina D |
| Síndromes de má absorção intestinal |
| Hepatopatia crônica |
| Nefropatia crônica |
| Medicamentos que interferem no metabolismo da vitamina D |

Fonte: Baseado em Holick, 2017.[2]

A inadequada exposição solar prejudica a síntese da vitamina D endógena, que é a principal fonte dessa vitamina. A conversão a partir de substratos cutâneos depende da ação da radiação ultravioleta B (UVB). O horário de pico da radiação UVB ocorre entre 10-15h. Exposição dos membros superiores e inferiores nesse horário por 10-15 minutos no verão, primavera e outono, produz aproximadamente 3.000UI de vitamina D. Uso de protetor solar e cobertura excessiva com roupas (principalmente com proteção UV) diminuem a síntese da vitamina D. Entretanto, revisões recentes sugerem que o uso de protetores solares não reduz a quantidade de vitamina D, pois estimula os indivíduos a ficarem mais tempo em atividades ao ar livre. Além disto, a maioria apresenta maior proteção para radiação ultravioleta A. Recomendação recente do uso diário de protetor com fator de proteção solar (FPS) 30 para locais como o Brasil em todas as estações e maiores FPS e proteção UVA para atividades recreacionais sob intensa exposição solar com roupas e proteção de sombra parece não interferir nos níveis de vitamina D.[9] O uso de roupas interfere mais na síntese dessa vitamina, assim como a poluição atmosférica e estilo de vida em ambientes fechados. A exposição ao sol através de vidros não é eficiente na produção de vitamina D. Mesmo com essas recomendações ainda não existem níveis seguros para exposição solar sem aumentar o risco de câncer de pele. Nesse caso, a recomendação de fotoproteção para atividades ao ar livre, se forem prolongadas, é a melhor opção.

Alguns autores sugerem a pigmentação da pele escura como um fator de risco para hipovitaminose D. Estudos mais recentes, comparando adolescentes negras e brancas, demonstraram que as negras possuem níveis mais baixos de 25OHD, mas a biodisponibilidade da forma livre é maior e não há diferença na absorção de cálcio.[10,11] Por isso não há recomendação para rastreamento de hipovitaminose D em negros saudáveis.

Como referido anteriormente, poucas são as fontes alimentares de vitamina D. Dietas vegetarianas e intolerância à lactose que diminuem o consumo de alimentos lácteos, podem ter risco para hipovitaminose D. A vitamina D é uma vitamina lipossolúvel e situações com má absorção intestinal como doença celíaca, doença de Crohn, fibrose cística e cirurgia bariátrica podem prejudicar sua absorção.

Hepatopatias crônicas diminuem a síntese de 25OHD. Nefropatias diminuem a conversão da 25OHD na forma ativa da vitamina D (1,25OHD). Na síndrome nefrótica também há perda de 25OHD ligada à proteína (VDBP) na urina, contribuindo para diminuição dos níveis de 25OHD.

Alguns medicamentos podem diminuir a absorção ou aumentar o catabolismo da vitamina D, diminuindo seus níveis (Quadro 5). Pacientes em tratamento com doses elevadas ou uso prolongado de glicocorticoides e anticonvulsivantes, principalmente, devem ser monitorados para hipovitaminose D.[2,3]

**Quadro 5** Medicamentos que interferem no metabolismo da vitamina D

| |
|---|
| Glicocorticoide |
| Anticonvulsivantes (fenobarbital, fenitoína, carbamazepina, lamotrigina, topiramato, clonazepam, gabapentina) |
| Orlistate |
| Colestiramina |
| Teofilina |
| Antirretrovirais |
| Rifampicina |
| Isoniazida |
| Antifúngicos azólicos (p. ex. cetoconazol) |

Fonte: Baseado em Holick, 2017.[2]

Crianças obesas frequentemente possuem níveis séricos diminuídos de 25OHD. Esses níveis séricos podem não corresponder ao *status* real do indivíduo, já que o tecido adiposo sequestra vitaminas lipossolúveis e as estoca. Além disso, o sedentarismo, comum nesses casos, está associado a baixos níveis de vitamina D em virtude da diminuição da exposição solar.[12] Atualmente não há recomendação de dosagem de vitamina D em crianças obesas sem outros fatores de risco.

## TRATAMENTO

Todos os pacientes com níveis de 25OHD de deficiência, sintomáticos ou não, devem ser tratados com vitamina D (Quadro 6). Nos casos de raquitismo ou naqueles com ingestão insuficiente de cálcio, suplementação de cálcio com carbonato de cálcio por 2-4 semanas é indicada.

**Quadro 6** Tratamento da hipovitaminose D

| Idade | *Global Consensus* | |
|---|---|---|
| | Dose diária | Manutenção |
| 0-1 ano | 2.000 UI<br>12 semanas | 400 UI/dia |
| 1-12 anos | 3.000/6.000 UI<br>12 semanas | 600 UI/dia |
| > 12 anos | 6.000 UI<br>12 semanas | 600 UI/dia |

Fonte: Baseado em Munns et al., 2016.[5]

Pacientes com níveis de insuficiência devem ser orientados a hábitos de vida saudáveis com exposição solar e alimentação adequada. Se forem pacientes de grupo de risco com impossibilidade de exposição solar e alimentação adequada, iniciar tratamento.

Os produtos comerciais disponíveis no Brasil são de colecalciferol (vitamina D3), que são mais adequados pois possuem bioatividade maior que a vitamina D2 e permitem melhor avaliação pela maioria dos ensaios de dosagem de 25OHD.

Pelo *Global Consensus* o objetivo do tratamento é manter os níveis de 25OHD acima de 20 ng/mL.[5] Outros consensos, principalmente de sociedades de adultos (*Endocrine Society* e Sociedade Brasileira de Endocrinologia e Metabologia) têm orientado manter os níveis acima de 30 ng/mL nos pacientes dos grupos de risco.[5,10]

Nas doses preconizadas, o tratamento com vitamina D tem se mostrado seguro. A toxicidade é rara, mas tem se tornado cada vez mais frequente. Está associada à ingestão inadvertida ou intencional de altas doses de vitamina D. Mais comum com produtos manipulados que não quantificam adequadamente a dose. Alguns pacientes com doença granulomatosa (sarcoidose, tuberculose), infecção fúngica crônica e linfoma podem produzir 1,25(OH)2D em macrófagos ativados sem controle. A toxicidade leva à hipercalcemia com hipercalciúria e, dependendo da gravidade, pode evoluir com insuficiência renal e nefrocalcinose. O limite superior de 25OHD seguro para não causar toxicidade é 100 ng/mL.[5]

## PREVENÇÃO

Durante a gestação há aumento da demanda de cálcio pelo feto, por isso há necessidade de manter níveis adequados de vitamina D. Recém-nascidos são dependentes da vitamina D materna, e o leite materno possui baixa concentração dessa vitamina. Para prevenir a hipovitaminose é recomendada a suplementação de vitamina D nas grávidas e lactentes em aleitamento materno exclusivo ou alimentados com fórmula com volume diário menor que um litro e prematuros.

Pacientes de grupos de risco sem exposição solar regular, que não ingerem pelo menos 600UI de vitamina D por dia na dieta, também devem receber suplementação.

As doses de suplementação são menores que as de tratamento (Quadro 7).

**Quadro 7** Recomendações de suplementação para prevenção da hipovitaminose D

| Pacientes | Doses de colecalciferol |
|---|---|
| Gestantes e lactantes | 600-2.000 UI/dia |
| Lactentes < 1 ano | 400 UI/dia |
| Crianças > 1 ano e adolescentes | 600 UI/dia |

Fonte: Baseado em SBP, 2016.[3]

Nos outros casos a prevenção deve ser feita estimulando atividades ao ar livre, com exposição solar adequada e consumo regular de alimentos com vitamina D.

Não há indicação de suplementação para crianças saudáveis, negras ou obesas sem fatores de risco.

## PROGNÓSTICO

Pacientes que foram tratados para deficiência de vitamina D têm indicação de continuar com dose de manutenção.

Níveis séricos de 25OHD acima de 20 ng/mL são suficientes para prevenir raquitismo e osteomalacia. Níveis maiores que 30 ng/mL maximizam o efeito metabólico da vitamina D no metabolismo do cálcio, osso e músculo e pode ter benefício adicional em outros órgãos e sistemas.[12]

O receptor de vitamina D é expresso em várias células, incluindo osteoblastos, células mononucleares, linfócitos T e B e muitos órgãos como cérebro, coração, gônadas, pele, próstata, mamas e intestino. Como a deficiência da vitamina D afeta as doenças desses órgãos, tem sido objeto de vários estudos.

Estudos de intervenção randomizados e controlados por placebo são escassos e ainda incapazes de demonstrar evidências sobre muitos outros efeitos que vêm sendo descritos em outros sistemas. Metanálises e revisões sugerem que ainda não temos evidências suficientes da relação causal da deficiência de vitamina D nas doenças crônicas e, portanto, não recomendam suplementação ou terapia para doenças crônicas com vitamina D.[13,14] Em crianças esses dados são ainda mais escassos.[14]

Existem alguns estudos de vitamina D em pacientes com doença reumatológica:[14,15]

- Artrite idiopática juvenil (AIJ):
  - Alta prevalência de deficiência de vitamina D nesses pacientes, sobretudo nas formas poliarticular e sistêmica frequentemente em uso de glicocorticoide.
  - Relação inversa dos níveis de 25OHD com escores de atividade da doença têm sido relatados.
  - De maneira geral, os resultados sugerem que menores níveis de 25OHD poderiam predizer suscetibilidade para AIJ e sua gravidade, mas não está claro que a suplementação da vitamina D reduz o risco de desenvolver AIJ ou sua atividade/gravidade da doença.
- Lúpus eritematoso sistêmico (LES):
  - Alta prevalência de deficiência de vitamina D mesmo com suplementação.
  - Menores níveis de vitamina D nesses pacientes que nos controles e também menores na doença ativa.
  - Perda urinária de 25OHD e sua proteína ligadora.

- Estudo APPLE (*Atherosclerosis Prevention in Pediatric Lupus Erythematosus*) encontrou que a deficiência de vitamina D é comum em crianças com LES e fator independente de aumento do risco da doença cardiovascular associado à PCR elevada.
- Maior gravidade da doença do LES é relatada naqueles com 25OHD < 20 ng/mL.
- Vários estudos de intervenção têm relatado melhora nos marcadores de gravidade da doença com suplementação de vitamina D nos pacientes com LES.
- Possível efeito benéfico da suplementação da vitamina D na gravidade da doença, particularmente se os níveis são baixos. Entretanto, mais estudos, sobretudo com crianças, são necessários para confirmar esses dados. Especialmente porque os sintomas de LES podem piorar após exposição solar, aumentando o risco de hipovitaminose D nesses pacientes.

Muitas crianças com doença crônica, incluindo as doenças reumáticas, têm níveis subótimos de vitamina D que podem estar relacionados ao estilo de vida imposto pela doença. A suplementação nesses casos deve ser considerada individualmente, e as concentrações de 25OHD devem ser medidas pelo menos ao diagnóstico da doença crônica e durante as exacerbações.

## DESAFIOS ATUAIS

- Identificar os níveis seguros de exposição solar para cada faixa etária para síntese adequada de vitamina D.
- Melhores evidências científicas dos benefícios extraesqueléticos da vitamina D e sua suplementação em doenças crônicas.

## ORIENTAÇÕES AOS PAIS

Manter hábitos de vida saudáveis com atividades ao ar livre sempre que possível.

## ✓ CONCLUSÃO

Indicação correta da solicitação da dosagem da vitamina D, processamento adequado da amostra associado à interpretação/avaliação crítica dos resultados são essenciais para que se indique um tratamento eficaz baseado em evidências científicas atuais.

Não há indicação de dosagem da 25OHD nem suplementação universal para crianças saudáveis, obesas e de pele escura.

Pesquisar o status de vitamina D somente para:

- Crianças com deficiência de vitamina D sintomática.
- Crianças de grupo de risco para deficiência da vitamina D.

Estimular hábitos de vida saudáveis com exposição solar "segura".

Tratar todos os indivíduos com deficiência de vitamina D (25OHD < 12 ng/mL).

Indivíduos insuficientes (25OHD 12-20 ng/mL) devem melhorar a exposição solar e dieta. Se não for possível, repor vitamina D.

Não há estudos de impacto para recomendação de suplementação de vitamina D em crianças com doenças reumáticas. Mas como elas são do grupo de risco, sugere-se a dosagem da 25OHD ao diagnóstico e durante exacerbações. O tratamento deve ser instituído nos casos de deficiência da vitamina D.

Há poucos estudos de qualidade mostrando evidência do benefício da vitamina D em reduzir o risco de fraturas e doenças crônicas em crianças.

## REFERÊNCIAS BIBLIOGRÁFICAS


1. Lips P. Vitamin D physiology. Prog Biophys Mol Biol. 2006; 92(1):4-8.
2. Holick MF. The vitamin D deficiency pandemic: Approaches for diagnosis, treatment and prevention. Rev Endocr Metab Disord. 2017; 18(2):153-65.
3. Sociedade Brasileira de Pediatria (SBP). Departamento científico de Endocrinologia. Hipovitaminose D em pediatria: recomendações para o diagnóstico, tratamento e prevenção. Guia prático de atualização. Nº 1, dezembro de 2016. Disponível em: https://www.sbp.com.br/fileadmin/user_upload/2016/12/Endcrino-Hipovitaminose-D.pdf; acesso em: 02 de outubro de 2019.
4. Peters BSE, Santos LC, Fisberg M, Wood RJ, Martini LA. Prevalence of vitamin D insufficiency in Brazilian adolescents. Ann Nutr Metab. 2009; 54(1):15-21.
5. Munns CF, Shaw N, Kiely M, Speker BL, Thacher TD, Ozono K et al. Global consensus recommendations on prevention and management of nutritional rickets. J Clin Endocrinol Metabol. 2016; 101(2):394-415.
6. Carter GD, Berry J, Durazo-Arvizu R, Gunter E, Jones G, Jones J et al. Quality assessment of vitamin D metabolite assays used by clinical and research laboratories. J Steroid Biochem Mol Biol. 2017; 173:100-4.
7. Misra Pacad D, Petryk A. Drug and therapeutics committee of the Lawson Wilkins Pediatric Endocrine Society. Vitamin deficiency in children and its management: review of current knowledge and recommendations. Pediatrics. 2008; 122:398-417.
8. Ferreira CES, Maeda SS, Batista MC, Lazaretti-Castro M, Vasconcellos LS, Madeira M et al. Posicionamento oficial da Sociedade Brasileira de Patologia Clínica/Medicina Laboratorial (SBPC/ML) e da Sociedade Brasileira de Endocrinologia e Metabologia (SBEM) –

Intervalo de referência da vitamina D – 25(OH)D Atualização 2018. Disponível em: http://www.sbpc.org.br/noticias-e-comunicacao/sbpcml-e-sbem-atualizam-posicionamento-de-vitamina-d/; acesso em: 19 de outubro de 2019.

9. Passeron T, Boillon R, Calender V, Cestri T, Diepgen TR, Green AC. Sunscreen photoprotection and vitamin D status. Br J Dermatol. 2019; 181(5):916-31.
10. Weaver CM, McCabe LD, McCabe GP, Braun M, Martin BR, DiMeglio LA et al. Vitamin D status and calcium metabolism in adolescent black and white girls on a range of controlled calcium intakes. J Clin Endocrinol Metabol. 2008; 93(10):3907-14.
11. Powe CE, Evans MK Wenger J, Zonderman AB. Vitamin D-binding protein and vitamin D status of black Americans and white Americans. N Engl J Med. 2013; 369(21):1991-2000.
12. Milagres LC, Rocha NP, Albuquerque F, Castro APP, Filgueiras MS, Pessoa MC et al. Sedentary behavior is associated with lower serum concentrations of vitamin D in Brazilian children. Public Health. 2017; 152:75-8.
13. Muscogiuri G, Altiere B, Annweiler C, Balercia G, Pal HB, Boucher BJ et al .Vitamin D and chronic diseases: the current state of the art. Arch Toxicol. 2017; 91(1):97-107.
14. Marino R, Misra M. Extra-skeletal effects of vitamin D. Nutrients. 2019; 11(1460):1-23.
15. Vojinovic J, Cimaz R. Vitamin D – update for the pediatric rheumatologists. Pediatr Rheumatol Online J. 2015; 13:18. Disponível em: https://www.ncbi.nlm.nih.gov/pmc/articles/PMC4446840/pdf/12969_2015_Article_17.pdf; acesso em: 21 de março de 2020.

# OSTEOPOROSE NA INFÂNCIA E ADOLESCÊNCIA

*Blanca Elena Rios Gomes Bica*
*Laura Maria Carvalho de Mendonça*

**OBJETIVOS**

- ✓ Definir a osteoporose.
- ✓ Listar as causas primárias e secundárias mais frequentes.
- ✓ Descrever as peculiaridades de solicitação e interpretação da densitometria óssea na infância e adolescência.

## INTRODUÇÃO

A osteoporose é a diminuição da densidade do osso (conteúdo mineral) que ocorre em virtude de vários fatores, tornando-o menos resistente e suscetível a fratura por pequenos impactos.

Para compreender a osteoporose na infância, é necessário conhecer os fatores que influenciam o desenvolvimento normal do sistema musculoesquelético nessa fase. Aproximadamente 40 a 90% da densidade mineral óssea (DMO) sofre influências genéticas que interferem na DMO por meio de vias do metabolismo ósseo que não se limitam apenas às ações do osteoblasto e osteoclasto, mas também dependentes de hormônios sexuais, época da puberdade, metabolismo do cálcio e vitamina D, qualidade do colágeno e presença de inflamação, entre outros. Para um determinado potencial genético, fatores ambientais influenciam na aquisição do pico de massa óssea; boa nutrição, atividades físicas com carga, ganho de massa muscular e maturação puberal são fatores críticos que afetam o desenvolvimento esquelético na infância.[1-4]

## ASPECTOS EPIDEMIOLÓGICOS

A osteoporose pode ser primária (quando não há uma causa evidente de perda de densidade óssea) ou secundária (quando é decorrente de doenças gastrintestinais, reumáticas, renais, pulmonares, endócrinas, alergia ao leite de vaca, uso de certos medicamentos e imobilização prolongada). Os principais exemplos de osteoporose primária são a osteogênese imperfeita e a osteoporose juvenil idiopática.

Na infância, a osteoporose é geralmente secundária a doenças crônicas, sendo a osteoporose primária uma entidade bastante rara. Os dados epidemiológicos referem-se às causas específicas de cada doença causadora da perda de massa óssea. A classificação das principais causas de osteoporose na infância está descrita no Quadro 1.

**Quadro 1** Causas de osteoporose na infância e adolescência

| **Osteoporose primária** |
|---|
| Osteogênese imperfeita |
| Osteoporose juvenil idiopática |
| **Osteoporose secundária** |
| Doenças digestivas |
| Doenças nutricionais |
| Doenças neoplásicas |
| Doenças renais |
| Doenças reumatológicas |
| Doenças pulmonares |
| Doenças endócrinas |
| Doenças neuropsiquiátricas |
| Medicamentos |

Fonte: Campos et al., 2003.[5]

## FISIOPATOLOGIA

Durante o crescimento, rápidas mudanças no tamanho e forma do esqueleto permitem que a criança possua um máximo de força com o mínimo de material ósseo. Diferenças no tamanho e forma determinam a sua resistência às fraturas.

A teoria do mecanostato afirma que um osso irá adaptar-se às forças mecânicas às quais está sujeito, alterando suas características estruturais para manter a tensão em um ponto de ajuste constante. Estudos observacionais de crianças com carga unilateral (p. ex., esportes com raquete) e com carga generalizada (p. ex., ginastas) demonstraram benefícios significativos na massa e estrutura óssea. As maiores diferenças foram notadas entre as crianças que começaram o exercício antes da menarca, demonstrando que o potencial de adaptação estrutural é dependente do estágio de desenvolvimento.[2,3]

O desenvolvimento e crescimento ósseo ocorrem por meio da osteogênese por dois processos:

1. Ossificação intramembranosa (resulta na formação de ossos chatos, p. ex., crânio, clavícula, mandíbula).
2. Ossificação endocondral (formação de ossos longos, p. ex., fêmur, tíbia, úmero, rádio). Ossos longos continuam a crescer em comprimento (formação óssea endocondral contínua em cada extremidade dos ossos longos) e largura (formação de novo osso na superfície externa do osso cortical), ao longo da infância e adolescência.

Todo esse processo se dá principalmente por modelagem óssea, em que a reabsorção e a formação ósseas ocorrem em superfícies separadas não acopladas. O remodelamento ósseo, ou seja, a substituição do tecido ósseo antigo por novo, ocorre principalmente no esqueleto adulto para manter a massa óssea.[4] A formação excede a reabsorção, e a remodelação óssea é intensa principalmente nos primeiros anos de vida e entre os 11-14 anos.[5]

A quantidade de massa esquelética adquirida durante a adolescência é um dos determinantes mais importantes para o risco de osteoporose involucional e pós-menopausa.[4] Theintz et al. monitoraram o ganho de DMO/CMO (conteúdo mineral ósseo) por DXA (*dual energy X ray absorptiometry*) na coluna lombar e colo femoral, e o correlacionaram ao risco de fratura osteoporótica, em 198 adolescentes saudáveis (98 mulheres e 100 homens), entre 9 e 19 anos. Nas mulheres, a elevação na DMO/BMC foi pronunciada entre os 11 e 14 anos de idade e decaiu após 16 anos e/ou 2 anos após a menarca. Nos homens, o ganho em DMO/CMO foi alto entre 13 e 17 anos, declinando acentuadamente, mas permanecendo significativo entre 17 e 20 anos. A variação máxima ocorre nos estágios de Tanner P3-P4.[6]

E vários fatores interferem na formação óssea nessa fase de vida: fatores intrínsecos e fatores extrínsecos.

Entre os fatores intrínsecos estão: 1) hereditários (~80% do pico de massa óssea); 2) etnia (caucasianos > afrodescendentes), 3) sexo (sexo feminino > sexo masculino) e 4) fatores hormonais (GH, FGF1, hormônios sexuais: estrógeno e testosterona). Já os fatores extrínsecos incluem: 1) nutrição (cálcio, proteínas, vitamina D, peso inadequado para a idade); 2) exercícios físicos (fatores mecânicos); 3) hábitos (etilismo, tabagismo, etc.); 4) doenças crônicas associadas; 5) uso de medicamentos (p. ex., corticoide e anticonvulsivantes).[7]

A osteogênese imperfeita, doença geneticamente determinada, autossômica dominante ou recessiva, interfere com o tecido conjuntivo, levando a fraturas por baixo impacto. Manifesta-se precocemente e leva à perda importante de estatura decorrente das fraturas. Dependendo do tipo de mutação, variações de gravidade podem ocorrer, desde fraturas intraútero, até mesmo casos de "osteoporose" apenas diagnosticados na vida adulta. Alguns aspectos clínicos geralmente chamam a atenção: esclerótica azulada, fraturas recorrentes, otoesclerose e hipermobilidade articular.

Na osteoporose idiopática juvenil os primeiros sinais – fraturas – ocorrem no início da puberdade (~ 8-14 anos) e a perda da massa óssea pode durar por quatro a seis anos. Como o próprio nome enuncia, a etiologia é desconhecida. Muitas vezes é subdiagnosticada, já que as fraturas de ossos longos e de vértebras são tratadas por múltiplos ortopedistas. O prognóstico é geralmente favorável, com cura frequente após a maturidade.[5]

Em relação à osteoporose secundária, várias doenças crônicas e os seus tratamentos podem levar à baixa massa óssea. Aqui nos restringiremos a descrever um pouco mais da osteoporose secundária às doenças reumatológicas.

As artrites em suas várias formas e as doenças musculares inflamatórias determinam a diminuição ou a não aquisição de um bom pico de massa óssea de maneira multifatorial: presença de imunomediadores inflamatórios que ativam a osteoclastogênese, tratamento com corticoide e metotrexato, menor grau de atividade física e de exposição ao sol em razão das limitações por dor ou deformidades, atraso puberal (desnutrição, baixo peso, etc.).

Principalmente os fatores inflamatórios têm ação direta no metabolismo ósseo, por exemplo: IL-1, IL-6 e TNF -alfa são citocinas ativadoras de pré-osteoclastos e osteoclastos. Por outro lado, ocorre diminuição de fatores estimuladores de osteoblastos e protetores ósseos como a osteocalcina (hormônio produzido nas células C da tireoide) e do IGF-1 (mediado pelo GH e influenciando o crescimento).[5]

Os corticosteroides atuam reduzindo a osteoblastogênese e aumentando a reabsorção óssea mesmo em doses baixas de 5-7,5 mg/dia por mais de três meses. Além disso, aumentam a excreção renal e reduzem a absorção intestinal de cálcio, causando um hiperparatireoidismo secundário.[5]

## QUADRO CLÍNICO

A osteoporose é assintomática, a menos que ocorram fraturas, que são as pistas diagnósticas. Queixas de dor são em geral associadas a fraturas e raramente à forma primária da doença. História de fratura de uma ou mais vértebras ou duas ou mais fraturas de ossos longos, em qualquer idade antes dos 19 anos, deve ser considerada sugestiva de osteoporose. As deformidades esqueléticas ocorrem nos pacientes não tratados com doença de longa data, em geral associadas a outras patologias, tais como distúrbios genéticos (p. ex.: osteogênese imperfeita), doenças inflamatórias (artrite idiopática juvenil), entre outras.

O quadro clínico varia de acordo com o local acometido. Pode ocorrer dor aguda nos locais de fratura, onde também ocorre espasmo muscular. Ao exame físico, deve-se avaliar o desenvolvimento pôndero-estatural e atentar para alterações musculoesqueléticas, como hipercifose dorsal e sinais físicos de doenças crônicas ou associadas à osteoporose. As causas secundárias de osteoporose terão as manifestações clínicas da doença de base.

## PROPEDÊUTICA

O diagnóstico e acompanhamento de baixa massa óssea na criança e adolescente baseiam-se em: história clínica, exame físico, exames laboratoriais, radiografias convencionais e densitometria óssea.

Os exames laboratoriais são utilizados para estabelecer o diagnóstico diferencial entre baixa massa óssea primária e secundária. Excluir causas secundárias é fundamental para o sucesso terapêutico.[8] Sendo assim, exames a serem solicitados inicialmente incluem:

- cálcio, fósforo, magnésio;
- paratormônio (PTH) intacto;
- T4 livre, TSH;
- glicemia;
- hemograma;
- velocidade de hemossedimentação (VHS), proteína C-reativa (PCR);
- creatinina;
- 25 hidroxi-vitamina D;
- calciúria (amostra única ou 24 h).

Esse perfil laboratorial inicial poderá ser estendido em caso de suspeita de outras doenças subjacentes para incluir a dosagem dos biomarcadores do metabolismo ósseo.[8] Os marcadores bioquímicos da remodelação óssea são produtos do "*turnover*" ósseo excretados e dosados no sangue e na urina. Durante o crescimento são de difícil interpretação e sofrem influência da dieta, do ritmo circadiano (por isso devem ser coletados sempre no mesmo horário do dia em avaliações sequenciais), função renal e idade. Os valores de pico são encontrados no início da adolescência e depois decaem.[5] São eles:

Marcadores de formação óssea:

- FA (fosfatase alcalina);
- FAO (fosfatase alcalina óssea) = em recém-natos e em insuficiência renal crônica;
- P1NP (propeptídeo do colágeno tipo 1).

Marcadores de reabsorção óssea:

- CTX 1 (C-telopeptídeo do colágeno do tipo 1);
- NTx (N-telopeptídeo *cross linked* do colágeno tipo 1);
- TRAP (fosfatase ácida tartarato-resistente sérica).[5]

Crofton et al. investigaram a hipótese de que a FAO poderia fornecer medidas úteis de crescimento e mineralização óssea em recém-natos (RN) prematuros. Foram realizadas medições semanais dos marcadores durante as 10 primeiras semanas de vida e relacionadas com as taxas de ganho de peso, crescimento, comprimento dos membros inferiores e medidas de conteúdo mineral ósseo em 25 RN com idade gestacional entre 24 e 31 semanas e peso de nascimento entre 784 e 1.266 g. A FAO apresentou correlação positiva com a taxa de crescimento mineral ósseo ($r = +0,55$; $p = 0,01$). Concluiu-se que a FAO pode ser um bom marcador para a mineralização óssea em bebês prematuros e foi sugerido que esse marcador é capaz de fornecer informações sobre a renovação total do conteúdo ósseo e do colágeno, oferecendo informações complementares às medidas físicas tradicionais de crescimento e mineralização óssea.[9]

## Radiografias convencionais

O sinal primordial da osteoporose é a ocorrência de fraturas após traumas leves durante as atividades da vida diária. As fraturas podem ocorrer em qualquer local, sendo os mais frequentes as vértebras (44%), a região proximal do fêmur (20%) e o antebraço (14%).[10] No entanto, as fraturas são frequentes em crianças no início da adolescência. Até o final da adolescência, metade dos meninos e um terço das meninas terão sofrido uma fratura, portanto, uma fratura em criança saudável não deve suscitar muita investigação.

Então, quando devemos considerar uma fratura como clinicamente significativa? Quando houver uma ou mais das seguintes ocorrências:

1. duas ou mais fraturas de ossos longos até os 10 anos de idade;
2. três ou mais fraturas de ossos longos em qualquer idade até 19 anos.

A avaliação da fratura vertebral pelo DXA (*vertebral fracture assessment* – VFA) era considerada inferior às radiografias simples para o diagnóstico de fratura vertebral, mas atualmente, com o desenvolvimento de novos *scanners* de alta resolução, o VFA pode ser interessante para as crianças em virtude da baixa dose de radiação e estar disponível no momento da DXA.[11]

## Densitometria óssea

A medida da densidade óssea é importante para estabelecer o quanto a força óssea foi comprometida por uma doença crônica ou genética e estimar o risco atual e futuro de fratura por fragilidade, identificando crianças e adolescentes que podem se beneficiar de intervenções terapêuticas. A presença de uma ou mais fraturas por compressão vertebral é indicativa de osteoporose, quando não se identifica trauma intenso, mesmo quando a DMO é normal.[12]

O diagnóstico de osteoporose em crianças e adolescentes não deve ser feito apenas com base em critérios densitométricos. No entanto, na presença de outras fraturas clinicamente significativas (conforme citado anteriormente) e o escore Z da DMO $\leq -2{,}0$, o diagnóstico de osteoporose também se impõe.[10]

A DXA (*dual energy X ray absorptiometry*) é a técnica mais utilizada em pediatria, fornecendo estimativas da massa óssea (g) por centímetro quadrado, isto é, uma medida areal.[5]

Como vantagens da DXA pode-se citar: o pequeno tempo de varredura, a baixa radiação, a grande disponibilidade de equipamentos e a disponibilidade de dados normativos (curvas de normalidade ajustadas para idade, sexo, estadiamento esquelético e de Tanner).

No entanto, A DXA também tem suas limitações. A DXA é uma técnica bidimensional. Utiliza uma imagem plana para estimar a estrutura tridimensional e não corrige para espessura do osso escaneado. A forma da vértebra muda com o crescimento, alterando a área analisada. Ossos maiores em altura e largura tendem a ser mais espessos e, como o cálculo de DMO não leva em conta a espessura, a DMO é superestimada em crianças e adolescentes altos e obesos e subestimada nos mais baixos. Esse efeito de inacurácia é mais sentido durante os anos de crescimento rápido, quando a alteração de dimensão dos ossos é substancial.

No intuito de minimizar essa limitação da DMO, Katzman et al.[13] introduziram o conceito de densidade mineral óssea aparente (BMAD), a qual representa a densidade real normalizada para uma referência derivada de volume ósseo, minimizando o efeito da geometria óssea na medida densitométrica e permitindo, de maneira acurada, a comparação do *status* mineral entre ossos de superfície semelhante, entre sítios esqueléticos idênticos de diferentes tamanhos.[13] A BMAD aumenta de maneira semelhante à altura e peso durante a infância e a adolescência. A DXA inclui:[10]

- Basear-se sempre no Z *score*, nunca no T *score* (critério da OMS apenas para adultos).
- Z *score* < –2 = baixa massa óssea na criança. Inclusão de mais de 77% da população com fratura.
- Sítios de análise: coluna lombar e corpo total. Espera-se encontrar aumentos de DMO mais substanciais na coluna (osso trabecular) que no colo femoral e corpo todo.
- A composição corporal de tecidos moles pode ser obtida com o exame de corpo inteiro e pode ser útil em pacientes com desnutrição ou doenças musculoesqueléticas.
- O corpo total deverá excluir a cabeça em crianças até 8 anos (TBLH).
- O fêmur proximal pode ser usado, caso haja curva padrão de normalidade, em crianças com carga mecânica diminuída em membros inferiores.
- O rádio a 33% (ou proximal) pode ser usado clinicamente em crianças que não podem ser escaneadas em coluna ou fêmur, desde que haja dados de referência.
- Em crianças com baixa estatura ou atraso no crescimento, os resultados devem ser ajustados: para a coluna (BMAD ou Z-*score* ajustado para altura), para o corpo todo (TBLH ajustando o escore Z para altura).

A medida por DXA é parte de uma ampla avaliação da saúde esquelética em pacientes com elevado risco de fratura. Então, em quais situações deve ser indicada?[10]

1. Quando se pensar em intervenções terapêuticas, as quais não devem ser instituídas com base na medição DXA isoladamente.
2. Antes de tratamento reabsortivo e para monitorização desse tratamento, em associação com outros dados clínicos: quando tecnicamente possível, todos os pacientes devem ter avaliados o conteúdo mineral ósseo (CMO) e a DMO da coluna e do corpo inteiro, menos a cabeça (TBHL) até os 8 anos de idade.

3. Em pacientes com doença óssea primária ou potencial doença óssea secundária (doenças inflamatórias crônicas, distúrbios endócrinos, história de câncer infantil ou transplante prévio não renal): CMO e DMO areal da coluna e do corpo total devem ser medidos.
4. Em pacientes com talassemia maior no momento de apresentação da fratura ou aos 10 anos, o que ocorrer primeiro: CMO e DMO areal da coluna e do corpo total devem ser medidos.
5. Em crianças sujeitas à imobilização crônica (p. ex: paralisia cerebral): CMO e DMO areal da coluna e do corpo total devem ser medidos na apresentação da fratura. DXA não deve ser realizada se espasmos/contraturas musculares impedirem o posicionamento seguro e apropriado da criança.
6. O intervalo mínimo para se repetir a medição da densidade óssea na monitorização do efeito de doenças ou agentes antirreabsortivos é de 6-12 meses, baseado na história clínica e na medida da mínima variação significativa do equipamento DXA utilizado (MVS).

## TRATAMENTO

Para escolha do tratamento, vários fatores precisam ser considerados, como a idade do paciente, idade ao diagnóstico da osteoporose, estágio puberal, história prévia de fratura, presença de doenças inflamatórias, uso crônico de medicamentos que podem provocar ou contribuir para a osteoporose. Crianças que possuem fatores de risco como as portadoras de doenças reumáticas e/ou inflamatórias, doenças genéticas, doenças musculares ou doenças que favoreçam o desuso muscular, devem ter sua saúde óssea monitorizada por toda a infância e adolescência.

Uma vez diagnosticada a osteoporose, o tratamento deve ser iniciado.[14] As medidas gerais são importantes e destacam-se:

- eliminação e/ou redução de fatores de risco como café, bebidas à base de cola, uso de medicamentos e sedentarismo;
- incentivo à exposição solar;
- prática de exercícios físicos;
- ingestão suficiente de leite e derivados;
- uso de cálcio e vitamina D.

O cálcio e a vitamina D são nutrientes essenciais para o desenvolvimento de um esqueleto saudável.[14] As necessidades de cálcio são maiores durante a infância e adolescência, em virtude do intenso desenvolvimento ósseo e muscular.

A ingestão adequada desse mineral durante o crescimento é extremamente importante para atingir o pico de massa óssea, essencial na redução do risco de fraturas e osteoporose na idade adulta e senescência. Além disso, as alterações hormonais durante a adolescência, associadas ao estirão puberal, promovem maior utilização de cálcio. Entretanto, a maioria das crianças acima de 4 anos de idade e adolescentes não ingere a quantidade recomendada desse nutriente.[15] Leite e produtos lácteos são os principais alimentos que contribuem para uma adequada ingestão diária desse mineral,[14] mas outros alimentos como vegetais verde-escuros (brócolis, couve-manteiga, espinafre), conservas de peixe inteiro com ossos como a sardinha, e alimentos enriquecidos também são ricos em cálcio. A maioria das crianças e dos adolescentes é capaz de alcançar a quantidade recomendada de cálcio ingerindo 3 porções de produtos lácteos diariamente (4 porções diárias, para os adolescentes). Deve-se atentar para a presença de fibras, fitato e oxalato nos vegetais que podem reduzir a absorção intestinal de cálcio.

A vitamina D é um hormônio fundamental para a homeostase do cálcio e para o desenvolvimento de um esqueleto saudável. Além disso, receptores desse hormônio podem ser encontrados em quase todos os tecidos do organismo, e outras ações extraósseas têm sido imputadas a ele. A deficiência de vitamina D provoca raquitismo em crianças e osteomalacia em adultos. Crianças e adolescentes brasileiros, em geral, apresentam reduzida ingestão de cálcio e alta prevalência de deficiência/insuficiência de vitamina D.[14] Deve-se lembrar que 90 a 95% da vitamina D corpórea é adquirida pela síntese cutânea e o restante pela ingestão de alimentos; sendo assim, exposição solar diária e de forma consciente deve ser incentivada, sem protetores solares por alguns minutos, quando possível. Na forma natural, poucos alimentos contêm vitamina D, estes incluem óleo de fígado de peixe, alguns tipos de peixe como sardinha, salmão, arenque e atum, e gema de ovo, portanto, a quantidade diária recomendada é raramente alcançada apenas por fonte natural. A suplementação de vitamina D deve ser considerada em grupos com baixa exposição solar e naqueles pacientes que apresentam enfermidades com características fotossensíveis. Nos lactentes em aleitamento materno, recomenda-se a suplementação medicamentosa de vitamina D (400 UI/dia).

Dependendo da idade, a necessidade de cálcio é variável (Tabela 1).[14,15]

**Tabela 1** Ingestão recomendada de cálcio e vitamina D para crianças e adolescentes[14]

| Estágio de vida | Cálcio | | | Vitamina D | | |
|---|---|---|---|---|---|---|
| | EAR | RDA | UL | EAR | RDA | UL |
| | (mg/dia) | (mg/dia) | (mg/dia) | (UI/dia) | (UI/dia) | (UI/dia) |
| 0-6 meses | * | * | 1.000 | ** | ** | 1.000 |
| 6-12 meses | * | * | 1.500 | ** | ** | 1.500 |
| 1-3 anos | 500 | 700 | 2.500 | 400 | 600 | 2.500 |
| 4-8 anos | 800 | 1.000 | 2.500 | 400 | 600 | 3.000 |
| 9-13 anos | 1.100 | 1.300 | 3.000 | 400 | 600 | 4.000 |
| 14-18 anos | 1.100 | 1.300 | 3.000 | 400 | 600 | 4.000 |
| 19-30 anos | 800 | 1.000 | 2.500 | 400 | 600 | 4.000 |
| 14-18 anos – gestante/lactante | 1.100 | 1.300 | 3.000 | 400 | 600 | 4.000 |
| 19-50 anos – gestante/lactante | 800 | 1.000 | 2.500 | 400 | 600 | 4.000 |

Fonte: Adaptada de Ross et al., 2011.[14]

*Para lactentes, ingestão adequada (AI) de cálcio é de 200 mg/dia para 0-6 meses de idade e 260 mg/dia para 6-12 meses de idade.

**Para lactentes, ingestão adequada (AI) de vitamina D é de 400 UI/dia para 0-6 meses de idade e 400 UI/dia para 6-12 meses de idade.

EAR: necessidade média estimada; RDA: ingestão dietética recomendada; UL: nível superior tolerável de ingestão.

A maioria dos medicamentos específicos para o tratamento da osteoporose no adulto não foi estudada na faixa etária pediátrica e, portanto, não pode ser utilizada. Os bisfosfonatos (medicamentos antirreabsortivos) são utilizados nos pacientes com osteogênese imperfeita, e essa experiência foi extrapolada para as outras indicações de crianças com baixa massa óssea. Os bisfosfonatos utilizados em crianças são:

- alendronato: 1 a 2 mg/kg/sem, por via oral;
- risedronato: 15 mg/sem (< 40 kg) e 30 mg/sem (> 40kg), por via oral;
- pamidronato: 0,5 a 1,0 mg/kg/dia EV, por 3 dias a cada 4 meses;
- ácido zolendrônico: 0,0125 a 0,05 mg/kg EV, a cada 6 a 12 meses.

## PREVENÇÃO

A prevenção primária da osteoporose começa na vida intrauterina, corrigindo as deficiências de vitamina D materna, otimizando a nutrição materna, evitando o consumo de álcool, cafeína e o tabagismo, bem como tomando medidas no pré-natal que reduzam o nascimento de crianças com crescimento intrauterino retardado.

Também é durante a infância, e principalmente na adolescência, que se previne a osteoporose da menopausa e terceira idade. Deve-se estimular a ingestão de grande quantidade de leite e derivados, evitar fatores de risco e praticar exercícios físicos que requeiram força muscular e impacto contra a gravidade.

## DESAFIOS ATUAIS

1. Transmitir aos pediatras os conhecimentos mais importantes a respeito do metabolismo ósseo na infância, a fim de que possam orientar adequadamente as necessidades dietéticas para um bom desenvolvimento musculoesquelético que permitam atingir o maior pico de massa óssea possível.
2. Descobrimento de marcadores laboratoriais que permitam detectar a perda de massa óssea na infância e definição de risco de fratura para essa faixa etária.
3. Avanço nas técnicas de exames de imagem para a detecção adequada da baixa massa óssea na infância.

## ORIENTAÇÕES AOS PAIS

É durante a infância, e principalmente na adolescência, que se previne a osteoporose que surgirá na menopausa e terceira idade. Deve-se estimular a ingestão de quantidades adequadas de leite e derivados, estimular a exposição solar em horário adequado e evitar fatores de risco, além de incentivar a prática de exercícios físicos que requeiram força muscular e impacto contra o solo. Esses cuidados observados permitirão um adequado ganho de massa óssea e um menor risco de osteoporose na vida adulta.

## ✓ CONCLUSÃO

Deve-se pensar em osteoporose nas crianças e adolescentes com baixa ingestão de cálcio, com fraturas de repetição, com história familiar de osteoporose, com alterações radiológicas (colapsos vertebrais) e com fatores de risco como presença de doenças crônicas e uso de medicamentos (corticoides, anticonvulsivantes) que diminuem a densidade óssea.

O diagnóstico precoce da osteoporose é essencial para evitar dano permanente nesses pequenos pacientes, e uma anamnese cuidadosa pode elucidar as causas da perda de massa óssea. Nos pacientes com doenças inflamatórias, estratégias de prevenção devem ser orientadas a fim de impedir sequelas musculoesqueléticas graves.

O achado de uma ou mais fraturas vertebrais por baixo impacto é indicativo de osteoporose e deve ser pesquisado com qualquer DMO.

O diagnóstico de osteoporose não pode ser feito unicamente pela DXA. É importante estar atento aos fatores de risco.

## REFERÊNCIAS BIBLIOGRÁFICAS


1. Mitchell BD, Yerges-Armstrong LM. The genetics of bone loss: challenges and prospects. J Clin Endocrinol Metab. 2011; 96(5):1258-68.
2. Burnham JM, Leonard MB. Bone mineral acquisition in utero and during infancy and childhood. In: Marcus R, Feldman D, Nelson D, Rosen C (eds.). Osteoporosis. 3.ed. Rio de Janeiro: Elsevier, 2007. p.705-42.
3. Kontulainen S, Sievänen H, Kannus P, Pasanen M, Vuori I. Effect of long-term impact--loading on mass, size, and estimated strength of humerus and radius of female racquet--sports players: a peripheral quantitative computed tomography study between young and old starters and controls. J Bone Miner Res. 2003; 18:352-9.
4. International Osteoporosis Foundation: Introduction to bone biology: All about your bones. Disponível em: https://www.iofbonehealth.org/introduction-bone-biology-all-about--our-bones; acesso em: 14 de julho de 2020.
5. Campos LMA, Liphaus BL, Silva CAA, Pereira RMR. Osteoporose na infância e na adolescência. J. Pediatr (Rio J). 2003; 79(6):481-8.
6. Theintz G, Buchs B, Rizzoli R, Slosman D, Clavien H, Sizonenko PC et al. Longitudinal monitoring of bone mass accumulation in healthy adolescents: evidence for a marked reduction after 16 years of age at the levels of lumbar spine and femoral neck in female subjects. J Clin Endocrinol Metab. 1992; 75(4):1060-5.
7. Cassidy JT. Osteopenia and osteoporosis in children. Clin Exp Rheumatol. 1999; 17(2):245-50.
8. Chiarpenello J. Diagnosis of osteoporosis in children. Endocrinol Metab Syndr. 2016; 5:3.
9. Crofton PM, Shrivastava A, Wade JC, Stephen R, Kelnar CJ, Lyon AJ et al. Bone and collagen markers in preterm infants: relationship with growth and bone mineral content over the first 10 weeks of life. Pediatr Res. 1999; 46(5):581-7.
10. Shuhart CR, Yeap SS, Anderson PA, Jankowski LG, Lewiecki EM. Executive Summary of the 2019 ISCD Position Development Conference on Monitoring Treatment, DXA Cross-calibration and Least Significant Change, Spinal Cord Injury, Peri-prosthetic and Orthopedic Bone Health, Transgender Medicine, and Pediatrics. J Clin Densitom 2019; 22(4):453-71.
11. Adiotomre E, Summers L, Allison A, Walters SJ, Digby M, Broadley P et al. Diagnostic accuracy of DXA compared to conventional spine radiographs for the detection of vertebral fractures in children. Eur Radiol. 2017; 27(5):2188–99.
12. Crabtree NJ, Ward LM. Techniques of bone mass measurement in children with risk factors for osteoporosis. In: Bilezikian JP, Bouillon R, Clemens T, Compston J, Bauer DC,

Ebeling PR et al. Primer on the metabolic bone diseases and disorders of mineral metabolism. 9.ed. New Jersey: WILEY, 2019. p.241-51.

13. Katzman DK, Bachrach LK, Carter DR, Marcus R. Clinical and anthropometric correlates of bone mineral acquisition in healthy adolescent girls. J Clin Endocrinol Metab. 1991; 73(6):1332-9.
14. Ross AC, Taylor CL, Yaktine AL, Del Valle HB. Institute of Medicine (US) Committee to Review Dietary Reference Intakes for Vitamin D and Calcium. Washington (DC): National Academies Press (US), 2011.
15. Peters BSE, Santos LC, Fisberg M, Wood RJ, Martini LA. Prevalence of vitamin D insufficiency in brazilian adolescents. Ann Nutr Metab. 2009; 54(1):15-21.

SEÇÃO IX

# TÓPICOS RELEVANTES RELACIONADOS À REUMATOLOGIA PEDIÁTRICA

30

# VACINAS EM CRIANÇAS E ADOLESCENTES COM DOENÇA REUMATOLÓGICA

*Isabella Ballalai*

**OBJETIVOS**

- ✓ Conhecer as recomendações e contraindicações de vacinas para a criança ou adolescente com doença reumatológica que esteja ou não em uso de biológicos ou drogas imunossupressoras.
- ✓ Saber quando a vacinação de contactantes é recomendada ou contraindicada.

## INTRODUÇÃO

As doenças infecciosas são importantes intercorrências clínicas frequentemente relacionadas à hospitalização e ao óbito de pacientes com doenças reumatológicas inflamatórias autoimunes. O efeito imunossupressor da própria doença, a presença de comorbidades, hospitalizações frequentes e/ou procedimentos cirúrgicos, bem como a imunossupressão terapêutica são fatores que contribuem para esse maior risco.[1]

Algumas infecções preveníveis por vacinas destacam-se como causa frequente de doença nesses pacientes: influenza, doença pneumocócica, herpes-zóster (HZ) e infecção pelo papilomavírus humano (HPV).[1] Os calendários públicos e aqueles das sociedades médicas têm abordagens diferentes, mas um objetivo comum: a prevenção primária de doenças infecciosas potencialmente graves e de risco para cada grupo-alvo, por faixa etária ou riscos específicos. De um lado, a responsabilidade dos governos de investir na saúde da coletividade; de outro, também a responsabilidade médica com a proteção individual.

Além da rotina, protocolos diferenciados de vacinação definem as recomendações para pessoas consideradas de risco especial e que, portanto, merecem um olhar diferenciado, que deve ser norteado pela fisiopatologia da doença e pela predisposição para infecções, e que vai além das recomendações dos calendários básicos, no que se refere às possíveis recomendações especiais, precauções e contraindicações.

O Programa Nacional de Imunizações (PNI), por meio dos Centros de Referência para Imunobiológicos Especiais (CRIE), disponibiliza gratuitamente aos portadores de determinadas doenças crônicas e seus contactantes o acesso à imunização, que vai além das recomendações dos calendários de rotina para cada faixa etária, obedecendo às normas publicadas em manual específico.

Os calendários de vacinação para pacientes especiais da Sociedade Brasileira de Imunizações (SBIm), da mesma forma, apresentam as recomendações para os diferentes grupos de pacientes, inclusive aqueles com doenças reumatológicas e autoimunes.

## CONCEITOS BÁSICOS ENVOLVIDOS COM AS IMUNIZAÇÕES

### Tipos de vacinas

Vacinas atenuadas são constituídas por microrganismos obtidos pela seleção de cepas naturais (selvagens) atenuadas. Como provocam infecção similar à natural de maneira subclínica, têm, em geral, grande capacidade imunogênica.[2] São vacinas que podem provocar eventos adversos (EA) sistêmicos mais tardios (geralmente 5 a 10 dias após), que se caracterizam por sintomas que se assemelham àqueles apresentados após infecção pelo vírus selvagem, mas de intensidade mínima e de curta duração. Por esse motivo, as vacinas atenuadas são contraindicadas em gestantes (risco para o feto) e pessoas imunodeprimidas que, teoricamente, podem desenvolver a doença.[2]

As vacinas inativadas são compostas por microrganismos inativados (não vivos) ou frações dos agentes selvagens que, portanto, não se replicam nem provocam doença subclínica. Podem provocar eventos adversos (EA) precoces, principalmente locais e sistêmicos (febre) que ocorrem em geral nas primeiras 24 a 48 horas após a aplicação.[2] Geralmente, não são contraindicadas em gestantes e imunodeprimidos, já que não causam infecção, pois não são compostas por antígenos vivos.

## Recomendações práticas correlacionadas ao sucesso da imunização

- Respeito aos intervalos mínimos entre as doses do esquema de vacinação – É necessário um tempo de maturação para que a memória imunológica se instale adequadamente. Um intervalo muito curto entre as doses pode diminuir a resposta imune e a memória induzida.[2]
- Conduta adequada diante do atraso entre as doses – Não há necessidade de recomeçar o esquema vacinal se o intervalo entre as doses for maior do que o recomendado. Mas, na medida do possível, deve-se procurar não atrasar o esquema vacinal, para não retardar a proteção completa induzida pela vacina.[2]
- Respeito aos intervalos mínimos entre doses de diferentes vacinas, imunoglobulinas, hemoderivados e tratamentos imunossupressores – A aplicação de vacina atenuada injetável pode interferir na eficácia de uma segunda vacina atenuada injetável. O uso de hemoderivados e imunoglobulina heteróloga e homóloga, assim como tratamentos imunossupressores, também podem interferir na eficácia de vacina atenuada injetável. Vacinas inativadas podem ser aplicadas sem intervalo mínimo entre outras vacinas atenuadas ou inativadas.[2,3] Ver Quadros 1 e 2.
- Contraindicações gerais – As vacinas atenuadas, em virtude de sua virulência, não devem ser administradas em princípio a pessoas: com imunodeficiência congênita ou adquirida; acometidas por neoplasia maligna; em tratamento imunossupressor; a gestantes, em razão do risco teórico de danos ao feto.[2] História de reação alérgica, tipo anafilaxia com risco de vida em decorrência da aplicação de dose anterior da vacina ou de algum de seus componentes.[4]

**Quadro 1** Uso simultâneo de duas ou mais vacinas e/ou imunoglobulinas

| Primeira aplicação | Segunda aplicação |
|---|---|
| Viral atenuada parenteral | Viral atenuada parenteral: aplicação simultânea ou aguardar 30 dias |
| Viral inativada | Viral inativada: qualquer intervalo |
| Viral inativada | Viral atenuada: qualquer intervalo |
| **Imunobiológico** | **Imunobiológico** |
| Viral atenuada parenteral | Imunoglobulina: após duas semanas |
| Viral inativada | Imunoglobulina: qualquer intervalo |
| Imunoglobulina | Viral inativada: qualquer intervalo |
| Imunoglobulina | Viral atenuada: intervalos variáveis |

Fonte: Ministério da Saúde, 2019.[3]

**Quadro 2** Doses e intervalos sugeridos entre a administração de produtos contendo imunoglobulinas e vacinas virais vivas atenuadas injetáveis

| Imunoglobulinas humanas específicas administradas por via IM | | |
|---|---|---|
| Imunobiológicos | Dose habitual | Intervalo (meses) |
| Imunoglobulina humana antitetânica | 250 UI (10 mg de IgG/kg) | 3 |
| Imunoglobulina humana anti--hepatite B | 0,06 mL/kg (10 mg de IgG/kg) | 3 |
| Imunoglobulina humana antirrábica | 20 UI/kg (22 mg de IgG/kg) | 4 |
| Imunoglobulina humana antivaricela-zóster | 125 UI/10 kg (máximo 625 U) | 5 |
| Sangue e hemoderivados | | |
| Produtos | Dose habitual | Intervalo (meses) |
| Hemácias lavadas | 10 mL/kg (quase sem IgG) | 0 |
| Concentrado de hemácias | 10 mL/kg (20-60 mg de IgG/kg) | 5 |
| Sangue total | 10 mL/kg (80-100 mg de IgG/kg) | 6 |
| Plasma ou plaquetas | 10 mL/kg (160 mg de IgG/kg) | 7 |
| Imunoglobulina intravenosa (reposição) | 300 a 400 mg de IgG/kg | 8 |
| Imunoglobulina intravenosa (terapêutica) | 1.000 mg de IgG/kg | 10 |
| Imunoglobulina intravenosa (terapêutica) | 1.600 a 2.000 mg de IgG/kg | 11 |
| Imunoglobulina intramuscular (profilática) | 0,5 mL/kg peso | 6 |

Fonte: Ministério da Saúde, 2019.[3]

## CONSIDERAÇÕES SOBRE A VACINAÇÃO DE PESSOAS COM DOENÇAS REUMATOLÓGICAS E AUTOIMUNES

O número de indivíduos com doenças reumáticas inflamatórias autoimunes tratados com medicamentos imunossupressores, assim como a diversidade de terapias biológicas, está aumentando de forma constante.

A Suíça realizou um levantamento em bancos de dados eletrônicos (*Cochrane, Medline, PubMed, Embase*), assim como entre as recomendações recentes de organizações de saúde que tratam de doenças infecciosas e vacinação na reumatologia.[5] Como resultado dessa revisão, foram estabelecidas as recomendações numeradas a seguir, em que foi aplicado grau de evidência para avaliar a qualidade das evidências (QoE), bem como a força da recomendação (SoR). A qualidade da evidência foi classificada em quatro categorias: "alta", "moderada", "baixa" e "muito baixa". Quando nenhuma evidência publicada foi encontrada, classificou-

-se como "evidência não possível". A força da recomendação foi categorizada em "forte" e "fraca".[5]

1. Os benefícios da vacinação de pacientes com doenças reumatológicas superam em grande medida os riscos, respeitadas as contraindicações. Vacinas não causam doenças reumatológicas inflamatórias e autoimunes nem sua exacerbação. (QoE: baixa, SoR: forte)[5]
   A relação causal entre vacinação e doenças autoimunes tem sido debatida longamente na literatura, sem, no entanto, haver nenhuma evidência confiável de que as doenças autoimunes sejam causadas pela vacinação.[5]
   É importante ressaltar que há risco aumentado para síndrome de Guillain-Barré (SGB) e outras doenças autoimunes na vigência de infecções. Por exemplo, o risco de SGB no período de 90 dias após a infecção pelo vírus da influenza é 4 a 7 vezes maior do que aquele após a vacinação com a vacina influenza.[5]
   Em relação à possibilidade de adjuvantes presentes na vacina poderem desencadear doenças autoimunes, essa associação não foi demonstrada até o momento, com exceção da vacina influenza H1N1 com adjuvante AS03 (nunca usada no Brasil), que foi relacionada à narcolepsia na Finlândia, Suécia, Noruega, Irlanda e Reino Unido.[5]
   Da mesma forma, exacerbações de doenças reumatológicas após a vacinação têm sido amplamente discutidas na literatura e há vários relatos de casos de agravamento dos sintomas da doença após a vacinação. No entanto, a maioria dos dados publicados permite concluir que a imunização com vacinas inativadas é segura e não aumenta a atividade da doença de base.[5]
2. Não existem contraindicações específicas para o uso de vacinas inativadas e atenuadas em pacientes com doença reumatológica inflamatória autoimune sem tratamento imunossupressor.[5] (QoE: alta, SoR: forte)
3. Idealmente, o histórico vacinal do indivíduo deve ser avaliado o mais cedo possível após o diagnóstico da doença reumatológica e o início da terapia imunossupressora.[5] (QoE: evidência não possível, SoR: forte)
4. A resposta imune a uma dose de reforço administrada durante o uso de imunossupressor é menos prejudicada pelo tratamento do que uma dose primária da vacina administrada nessas condições.[5] (QoE: baixa, SoR: forte)
   Os medicamentos imunossupressores interferem na ativação e expansão clonal das células T e B. Como resultado, a resposta imune a uma dose vacinal primária geralmente é prejudicada. A resposta imune de células T e B a uma dose de reforço vacinal é geralmente mais preservada à medida que mais células B e T de memória (induzidas pela primeira dose vacinal) estão presentes.[5]

Dessa forma, a aplicação de doses de reforço em pacientes imunossuprimidos geralmente gera níveis de anticorpos protetores, embora a proteção possa ser menor do que aquela de pessoas sem tratamento imunossupressor.

5. As vacinas devem ser administradas idealmente quando o efeito da terapia imunossupressora for menor (doses mais baixas).[5] (QoE: baixa, SoR: forte)
6. Vacinas inativadas são geralmente seguras para pessoas com doenças reumáticas em tratamento imunossupressor, no entanto, a imunogenicidade nesses casos pode ser reduzida.[5] (QoE: moderada, SoR: forte)
   A maioria dos dados publicados mostra que a administração de vacinas inativadas para esses pacientes é segura e não está associada a um risco mais elevado de eventos adversos pós-vacinação, nem a agravamento ou reativação da doença de base.[5]
7. Em geral, as vacinas vivas atenuadas devem ser contraindicadas na vigência de doença autoimune em tratamento imunossupressor.[5] (QoE: evidência não possível, SoR: forte)
8. Intervalos entre o início ou suspensão de tratamentos imunossupressores e a aplicação de vacinas atenuadas são recomendados e variam na dependência do medicamento e da dose utilizada.[5] (QoE: muito baixa, SoR: fraco)
9. A vacinação de contactantes domiciliares é medida considerada importante para a proteção de pacientes imunossuprimidos.[5] (QoE: evidência não possível, SoR: forte)
10. A aplicação de imunoglobulina deve ser recomendada para pacientes contactantes de pessoas com varicela ou sarampo.[5] (QoE: moderada, SoR: forte)

## CALENDÁRIO DE VACINAÇÃO PARA PESSOAS COM DOENÇA REUMATOLÓGICA COM OU SEM USO DE MEDICAÇÃO IMUNOSSUPRESSORA E BIOLÓGICA

Diferentes protocolos de vacinação para esse grupo de pacientes estão disponíveis na literatura. As recomendações aqui apresentadas se baseiam naquelas preconizadas pelos CRIE e pela SBIm. Vacinas consideradas especialmente recomendadas incluem as relacionadas a seguir.

### Influenza

Todas as vacinas influenza disponíveis no Brasil são inativadas, constituídas de fragmentos de vírus inoculados em ovos de galinha embrionados, purificados e inativados por formaldeído (portanto, sem risco de causar infecções). Quanto às cepas, a composição obedece à orientação da Organização Mundial da Saúde

(OMS), com base em sistema sentinela de monitoramento do vírus, que identifica as novas cepas circulantes e o risco de ameaça global da doença. As vacinas trivalentes atuais contêm duas cepas da influenza A (A/H1N1 e A/H3N2) e uma linhagem da influenza B (Victoria ou Yamagata). Não há indícios de alteração no futuro próximo que indique que não serão H1N1, H3N2 e Yamagata ou Victoria.

As vacinas quadrivalentes, além das duas cepas da influenza A contêm cepas das duas linhagens Influenza B (Victoria e Yamagata).

Desde que disponível, o uso da vacina quadrivalente (4V) é preferível ao da vacina trivalente (3V), por conferir maior cobertura de cepas circulantes. Na impossibilidade de uso da vacina 4V, utilizar a vacina 3V, que está disponível nas unidades básicas de saúde (UBS) e nos CRIE. A Vacina 4V está disponível apenas na rede privada.

Para a primovacinação:[6,7]

- De crianças com idade entre 6 meses e 9 anos: duas doses com intervalo de 30 dias entre elas. Nos anos subsequentes, essas crianças receberão apenas uma dose.
- De maiores de 9 anos: uma dose anual.

Contraindique a vacinação:

- Se houver registro de reação anafilática após dose prévia.
- Para indivíduos com história pregressa de SGB: avaliação médica criteriosa, ponderando risco/benefício da vacinação.

A vacina influenza não está contraindicada em pessoas alérgicas ao ovo de galinha.[4]

## Pneumocócicas

- Vacina inativada polissacarídica não conjugada (VPP23) – contém polissacarídeos da cápsula de 23 sorotipos do *Streptococcus pneumoniae* (1, 2, 3, 4, 5, 6B, 7F, 8, 9N, 9V, 10A, 11A, 12F, 14, 15B, 17F, 18C, 19A, 19F, 20, 22F, 23F e 33F) responsáveis por cerca de 90% dos casos de infecções invasivas.
- Vacinas inativadas proteicas ou glicoconjugadas (VPC10 e VPC13) – duas vacinas conjugadas estão licenciadas no Brasil, contendo 10 ou 13 sorotipos de pneumococo. A VPC10 (sorotipos 1, 4, 5, 6B, 7F, 9V, 14, 18C, 19F e 23F) está indicada para crianças a partir de 6 meses a menores de 6 anos. A VPC13 (sorotipos 1, 3, 4, 5, 6A, 6B, 7F, 9V, 14, 18C, 19A, 19F e 23F) é a única com licenciamento para maiores de 6 anos.

- Recomendações:[6,7]

A. Esquema sequencial (vacina conjugada + vacina polissacarídica) – Sempre iniciar esquema com a vacina conjugada (preferencialmente a VPC13), seguida da VPP23 a partir dos 2 anos de idade, respeitando intervalo mínimo de dois meses entre elas. Para indivíduos que já receberam a VPP23 e não foram anteriormente vacinados com VPC10 ou VPC13, recomenda-se um intervalo de 12 meses para a aplicação de VPC10 ou VPC13 e de cinco anos para a aplicação da segunda dose da VPP23, com intervalo mínimo de dois meses entre as vacinas conjugada e polissacarídica.

B. Esquemas de doses – Vacinas conjugadas

- Crianças: vacinar o mais precocemente possível a partir dos 2 meses de idade (número de doses dependerá da idade. Rotina com a VPC13: aos 2, 4, 6 e 12-15 meses de idade. Rotina com a VPC10: aos 2, 4 e 12-15 meses de idade.[6]
- Crianças não vacinadas anteriormente com a VPC13, mesmo que adequadamente vacinadas com a VPC10: iniciando entre 12 e 71 meses – duas doses de VPC13 com intervalo de dois meses.[7]
- Crianças a partir de 6 anos, adolescentes, adultos e idosos não vacinados com VPC13: uma dose de VPC13.[7]

C. Esquemas de doses – Vacina polissacarídica

A partir dos 2 anos de idade: duas doses com intervalo de cinco anos entre elas.[7]

Contraindique a vacinação se houver registro de reação anafilática após dose prévia da vacina.

- Disponibilidade das vacinas:[7]
  - VPC10 está disponível nas UBS e nos CRIE para menores de 6 anos.
  - VPP23 está disponível nos CRIE para maiores de 2 anos.
  - VPC13 está disponível na rede privada para crianças, adolescentes e adultos. Nos CRIE está disponível para maiores de 6 anos, adolescentes e adultos não anteriormente vacinados com a VPC10 que vivem com HIV; transplantados de órgãos sólidos ou de células-tronco hematopoiéticas; com doenças oncológicas.

### *Haemophilus influenzae* tipo b

- Recomendações[6,7]
  - Para menores de 5 anos: a partir dos 2 meses de idade (aos 2, 4 e 6 meses de idade) seguido de reforço aos 15 meses.

Contraindique a vacinação se houver registro de reação anafilática após dose prévia.

- Disponibilidade da vacina:[7]
  - Nas UBS e nos CRIE, inclusive dose de reforço aos 12 meses.

## Meningocócicas conjugadas (MenC ou MenACWY)

- Recomendações:[7]
  A Sociedade Brasileira de Pediatria (SBP) recomenda em seus calendários da criança e do adolescente o uso preferencial da vacina meningocócica conjugada ACWY (MenACWY) desde o primeiro ano de vida (iniciando aos 3 meses de idade).
- Esquemas de doses:[7]
  - Rotina com MenC ou MenACWY: 2 doses, aos 3 e 5 meses de idade. Reforços entre 12 e 15 meses, entre 5 e 6 anos e aos 11 anos de idade.
  - Crianças maiores de 1 ano, adolescentes e adultos não vacinados, se imunodeprimidos: duas doses com intervalo de dois meses.
  - Em vigência e enquanto perdurar a imunossupressão: uma dose de reforço a cada cinco anos.

Contraindique a vacinação se houver registro de reação anafilática após dose prévia.

- Disponibilidade das vacinas:[7]
  - MenC: disponível nas UBS para menores de 5 anos e nos CRIE para crianças a partir de 6 anos, adolescentes e adultos.
  - MenACWY: disponível na rede privada para crianças, adolescentes e adultos.

## Meningocócica B

- Recomendações:[7,8]
  Para crianças a partir dos 3 meses e adolescentes.
- Esquemas de doses
  - Rotina: 2 doses, aos 3 e 5 meses de idade e um reforço aos 12-15 meses.
  - Primovacinação de crianças com 6 meses ou mais e adolescentes (ver Quadro 3):

Contraindique a vacinação se houver registro de reação anafilática após dose prévia.

- Disponibilidade da vacina:[7] disponível na rede privada para crianças, adolescentes e adultos.

**Quadro 3** Resumo da posologia da vacina meningocócica B disponível no Brasil

| Faixa etária de início da vacinação | Número de doses do esquema primário | Intervalo mínimo entre doses primárias | Reforço |
|---|---|---|---|
| 6 a 11 meses | 2 doses | 2 meses | Uma dose no 2º ano de vida (entre 12 e 15 meses), com intervalo de pelo menos 2 meses da última dose |
| 12 meses a 23 meses | 2 doses | 2 meses | Uma dose de reforço 12 a 23 meses após esquema primário |
| A partir de 2 anos | 2 doses | 1 mês | Não foi estabelecida a necessidade de reforços |

Fonte: GSK. Bula – Profissional de Saúde – BexseroTM.[8]

## Hepatite B[7]

Para pacientes imunocompetentes: três doses: 0 - 1 - 6 meses.

Para pacientes imunodeprimidos: quatro doses: 0 - 1 - 2 - 6 meses, com o dobro do volume recomendado para a faixa etária.

Recomenda-se solicitar a sorologia para hepatite B (anti-Hbs) um a dois meses após a última dose do esquema. Considera-se imunizado se Anti HBs = ou > 10 UI/mL. Se Anti HBs = ou < 10 UI/mL: repetir o esquema vacinal de três ou quatro doses (de acordo com a recomendação acima) uma única vez.

Contraindique a vacinação se houver registro de reação anafilática após dose prévia.

Disponível nas UBS, nos CRIE e na rede privada sem limite de idade.[7]

## Hepatite A[7]

A vacinação deve ser altamente considerada para crianças e adolescentes imunocomprometidos. Esquema de doses deve ser de duas doses com seis meses de intervalo.

Contraindique a vacinação se houver registro de reação anafilática após dose prévia.

Disponível nas UBS: uma dose para menores de 5 anos; nos CRIE: duas doses para imunodeprimidos sem limite de idade; na rede privada: duas doses sem limite de idade.

### HPV

No Brasil, está disponível a HPV4, licenciada para meninas e mulheres de 9 a 45 anos de idade e meninos e homens de 9 a 26 anos.[7]

- Recomendações[7] – Vacinar crianças a partir dos 9 anos, adolescentes e jovens.
- Para meninas e meninos imunocompetentes entre 9 e 15 anos o esquema é de 2 doses da vacina (0-6 meses) e para os maiores de 15 anos é de 3 doses (0-1 a 2-6 meses), no entanto o esquema de três doses é obrigatório para imunossuprimidos, mesmo que menores de 15 anos.

Contraindique a vacinação se houver registro de reação anafilática após dose prévia.

- Disponibilidade da vacina:[7] Nos CRIE: para homens e mulheres de 9 a 26 anos. Em março de 2021, o Ministério da Saúde ampliou a faixa etária da vacinação HPV em mulheres imunossuprimidas (HIV-Aids, transplantados de órgãos sólidos e medula óssea e pacientes oncológicas) até 45 anos, pelo fato desse grupo apresentar maior vulnerabilidade para o desenvolvimento de neoplasia de colo uterino associada ao HPV.[9]

### COVID-19

As vacinas de vetor viral são constituídas por adenovírus não replicantes e classificadas como funcionalmente inativadas. As vacinas de RNA também não contém vírus atenuados. Portanto, essas vacinas, assim como as inativadas, estão recomendadas para a prevenção da doença em imunocomprometidos, ainda que essa população não tenha sido incluída nos estudos clínicos.

Atualmente segue o cronograma do PNI por grupos prioritários.[10]

## CONSIDERAÇÕES SOBRE O USO DE OUTRAS VACINAS RECOMENDADAS NOS CALENDÁRIOS BÁSICOS PARA CADA FAIXA ETÁRIA

### BCG e rotavírus

Apesar de não haver consenso na literatura sobre o assunto, as vacinas BCG e rotavírus estão contraindicadas para lactentes que tenham sido expostos a biológicos na gestação (especialmente no 3º trimestre). A aplicação da BCG, nesses casos, deverá ser postergada para os 6 a 8 meses de idade. A vacina rotavírus não será aplicada.[7]

## Difteria, tétano e coqueluche

Crianças e adolescentes devem receber essas vacinas, combinadas ou não a outras como Hib, hepatite B e pólio inativada, seguindo as recomendações da faixa etária, sem nenhuma recomendação especial, mesmo que em terapia imunossupressora. Para adolescentes é preferível o reforço com a vacina tríplice bacteriana do tipo adulto (dTpa) a partir dos 9 anos de idade.[7]

## Poliomielite

A vacina poliomielite oral (VOP) está contraindicada em crianças e adolescentes imunodeprimidos e contactantes domiciliares de pessoas imunodeprimidas. Quando indicada a vacinação contra a poliomielite, deve ser substituída pela vacina pólio inativada (VIP).[7]

As vacinas vivas atenuadas – BCG, rotavírus, pólio oral (VOP), febre amarela, SCR (sarampo, caxumba e rubéola), varicela, SCR-V (sarampo, caxumba, rubéola e varicela) e dengue – são contraindicadas para pessoas em terapia imunossupressora com medicamentos modificadores do curso da doença (MMCD) corticosteroides em alta dose. Intervalos mínimos entre a vacinação e a interrupção do tratamento precisam ser respeitados.[7] Ver Quadro 4.

**Quadro 4** Uso de medicamentos que podem causar comprometimento imunológico e intervalo entre descontinuidade do tratamento e aplicação de vacinas atenuadas

| Drogas | Dose imunossupressora | Intervalo para vacinação |
|---|---|---|
| Corticoides (prednisona ou equivalente) | ≥ 2 mg/kg/dia ou ≥ 20 mg/dia por mais de duas semanas | 1 mês |
| Metotrexato | ≥ 0,4 mg/kg/semana; ≥ 20 mg/dia | 1 a 3 meses |
| Leflunomida | 0,25-0,5 mg/kg/dia; ≥ 20 mg/dia | Quando níveis séricos estivem abaixo de 0,02 mg/L |
| Sulfassalazina e hidroxicloroquina | – | Nenhum |
| Micofenolato de mofetila | 3 g/dia | 3 meses |
| Azatioprina | 1-3 mg/kg/dia | 3 meses |

*(continua)*

**Quadro 4** Uso de medicamentos que podem causar comprometimento imunológico e intervalo entre descontinuidade do tratamento e aplicação de vacinas atenuadas *(continuação)*

| | | |
|---|---|---|
| Ciclofosfamida | 0,5-2,0 mg/kg/dia | 3 meses |
| Ciclosporina | > 2,5 mg/kg/dia | 3 meses |
| Tacrolimo | 0,1 a 0,2 mg/kg/dia | 3 meses |
| 6-mercaptopurina | 1,5 mg/kg/dia | 3 meses |
| Biológicos: anticitocinas e inibidores da coestimulação do linfócito T | | 3 meses, mínimo de cinco meias-vidas, ou o que for menor |
| Biológicos depletores de linfócitos B | | 6 meses |
| Sintéticos alvo-específicos: inibidores da JAK (tofacitinibe) | | 2 semanas |

**Observações:**

1. Vacinar preferencialmente antes da imunossupressão. Vacinas inativadas devem ser administradas pelo menos 14 dias antes do início da terapia imunossupressora e as vivas atenuadas idealmente quatro semanas antes. Na impossibilidade de aguardar, manter intervalo mínimo de duas semanas.
2. Bebês de mulheres que utilizaram biológicos durante a gestação: vacinas vivas atenuadas podem ser aplicadas após 6 a 8 meses de idade.

Fonte: Sociedade Brasileira de Imunizações. Calendários de vacinação SBIm pacientes especiais 2019-2020.[7]

Se o paciente for moderadamente imunocomprometido é preciso avaliar parâmetros clínicos e risco epidemiológico para tomada de decisão em relação à recomendação das vacinas febre amarela, SCR, SCR-V e varicela.

Quando o uso de corticosteroides é o único fator de risco para a imunossupressão, na dependência da dose e da duração da terapia corticosteroide, vacinas vivas atenuadas podem ser administradas com segurança.[5] Ver Quadro 5.

## VACINAÇÃO DE CONTACTANTES

Contatos domésticos e outros contatos próximos de pessoas imunocomprometidas devem ser vacinados de acordo com as recomendações atuais. As seguintes vacinas devem ser altamente consideradas: influenza, tríplice viral (SCR), varicela e dTpa. A vacina VOP deve ser substituída pela VIP nos contactantes de imunodeprimidos.[7]

O profissional de saúde que mantém sua caderneta de vacinação atualizada, além de se proteger, contribui para reduzir o risco de infectar os pacientes sob seus cuidados. Fique atento, principalmente, às seguintes vacinas: tríplice viral, hepatite B, dTpa, dT, influenza e varicela.

**Quadro 5** Momento ideal para a vacinação de adultos e crianças em uso de corticosteroides

| | Dose equivalente a prednisona | Duração da terapia | Momento ideal para a vacinação |
|---|---|---|---|
| Idade ≥ 16 anos e adultos | < 20 mg por dia | Qualquer duração | A qualquer momento durante a terapia |
| | ≥ 20 mg por dia | < 14 dias | Vacinar 1 mês antes de iniciar corticosteroides ou a qualquer momento depois de interromper corticosteroides |
| | ≥ 20 mg por dia | ≥ 14 dias | Vacinar 1 mês antes de iniciar corticosteroides ou pelo menos 1 mês após parar corticosteroides |
| Crianças e adolescentes com idade < 16 anos, peso > 10 kg | < 1 mg/kg por dia | < 30 dias | A qualquer momento durante a terapia |
| | < 2 mg/kg por dia | < 14 dias | A qualquer momento durante a terapia |
| | < 2 mg/kg por dia | 14-28 dias | Vacinar 1 mês antes de iniciar corticosteroides ou pelo menos 1 mês após interromper corticosteroides. Avaliar parâmetros clínicos e risco epidemiológico para tomada de decisão para a recomendação |
| | ≥ 2 mg/kg por dia | < 14 dias | Vacinar 1 mês antes de iniciar corticosteroides ou a qualquer momento depois de interromper corticosteroides |
| | ≥ 2 mg/kg por dia | Entre 14 dias e 28 dias | Vacinar 1 mês antes de iniciar corticosteroides ou pelo menos 1 mês após interromper corticosteroides |
| Crianças e adolescentes com idade < 16 anos, peso > 10 kg | < 10 mg por dia | < 28 dias | A qualquer momento durante a terapia |
| | < 20 mg por dia | < 14 dias | A qualquer momento durante a terapia |
| | < 20 mg por dia | 14-28 dias | Vacinar 1 mês antes de iniciar corticosteroides ou pelo menos 1 mês após interromper corticosteroides. Avaliar parâmetros clínicos e risco epidemiológico para tomada de decisão para a recomendação |
| | ≥ 20 mg por dia | < 14 dias | Vacinar 1 mês antes de iniciar corticosteroides ou a qualquer momento depois de interromper corticosteroides |
| | ≥ 20 mg por dia | 14-28 dias | Vacinar 1 mês antes de iniciar corticosteroides ou pelo menos 1 mês após interromper corticosteroides |

*(continua)*

**Quadro 5** Momento ideal para a vacinação de adultos e crianças em uso de corticosteroides *(continuação)*

| | Dose equivalente a prednisona | Duração da terapia | Momento ideal para a vacinação |
|---|---|---|---|
| Crianças e adolescentes com idade < 16 anos, qualquer peso | Qualquer dose | > 28 dias | Vacinar 1 mês antes de iniciar corticosteroides ou pelo menos 1 mês após interromper corticosteroides |
| Obs: Este quadro assume que a pessoa não tem outros fatores que contribuem para o seu imunocomprometimento (como uma condição de base ou uso de outros medicamentos imunossupressores). | | | |

Fonte: Departamento de Saúde do Governo da Austrália. Vaccination for people who are immunocompromised. Australia Immunization Handbook, 2020.[1]

## DESAFIOS ATUAIS

Mitos e desinformação são hoje importantes fatores que impactam negativamente a adesão da população à vacinação, principalmente entre aqueles com doenças crônicas. A prescrição médica é apontada na literatura como fundamental para a adesão do paciente.

## ORIENTAÇÃO AOS PAIS

- As doenças infecciosas são importantes intercorrências clínicas frequentemente relacionadas à hospitalização e óbito de pacientes com doenças reumatológicas inflamatórias autoimunes.
- Toda criança e adolescente tem o direito à vacinação e deve estar em dia com seu calendário.
- Respeitadas as contraindicações, as vacinas são seguras para pacientes com doenças reumatológicas.
- A vacinação de pessoas que convivem com crianças ou adolescentes imunodeprimidos é também importante estratégia para sua proteção.

## ✓ CONCLUSÃO

Em vista da maior suscetibilidade dos pacientes com doenças reumatológicas às infecções e sabendo que a vacinação é a medida preventiva segura de maior impacto na diminuição da ocorrência, de complicações e óbitos decorrentes de doenças infecciosas, recomenda-se que o reumatologista avalie a situação vacinal de seu paciente e que prescreva as vacinas indicadas nos calendários de vacinação para as diferentes faixas etárias, desde que respeitadas as contraindicações ou possíveis recomendações e cuidados especiais.

## REFERÊNCIAS BIBLIOGRÁFICAS


1. Departamento de Saúde do Governo da Austrália. Vaccination for people who are immunocompromised. Australia Immunization Handbook. Última atualização em 03 de junho de 2020. Disponível em: https://immunisationhandbook.health.gov.au/vaccination-for-special-risk-groups/vaccination-for-people-who-are-immunocompromised; acesso em: 14 de julho de 2020.
2. Ballalai I. Conceitos básicos em imunizações. In: Ballalai I. Manual Prático de Imunizações. 2.ed. São Paulo: A. C. Farmacêutica, 2015.
3. BRASIL. Ministério da Saúde. Manual dos centros de referência para imunobiológicos especiais. 5.ed. 2019. Disponível em: https://sbim.org.br/images/calendarios/manual-centros-referencia_imunobiologicos-especiais-5ed-web.pdf; acesso em: 14 de julho de 2020.
4. Fernandes FR, Ballalai I, Levi M, Kfouri R. Guia de imunização SBIm/ASBAI – Asma, alergia e imunodeficiências. 2015-2016. Disponível em: https://sbim.org.br/images/files/guia-sbim-asbai-151110-bx.pdf; acesso em: 14 de julho de 2020.
5. Bühler S, Eperon G, Ribi C, Kyburz D, van Gompel, Visser LG et al. Vaccination recommendations for adult patients with autoimmune inflammatory rheumatic diseases. Swiss Medical Weekly. 2015; 145:w14159.
6. Sociedade Brasileira de Pediatria. Calendário de Vacinação da SBP 2020. Disponível em: https://www.sbp.com.br/fileadmin/user_upload/22268g-DocCient-Calendario_Vacinacao_2020.pdf; acesso em: 18 de julho de 2020.
7. Sociedade Brasileira de Imunizações. Calendários de vacinação SBIm pacientes especiais 2019-2020. Disponível em: https://sbim.org.br/images/calendarios/calend-sbim-pacientes-especiais.pdf; acesso em: 14 de julho de 2020.
8. GSK. Bula – Profissional de Saúde – BexseroTM – Disponível em: https://br.gsk.com/media/560122/bl_bexsero_gds004_l0792.pdf; acesso em: 14 de julho de 2020.
9. BRASIL. Ministério da saúde. OFÍCIO Nº 203/2021/CGPNI/DEIDT/SVS/MS. Ampliação da faixa etária da vacina HPV para mulheres com imunossupressão até 45 anos. Disponível em: https://sbim.org.br/images/files/notas-tecnicas/vacina-hpv-crie-45-anos.pdf; acesso em: 20 de março de 2021.
10. BRASIL. Ministério da Saúde. Secretaria de Vigilância em Saúde. Plano Nacional de Operacionalização da vacinação contra a COVID-19. 4.ed. Brasília: Ministério da Saúde, 2021.

# SÍNDROME INFLAMATÓRIA MULTISSISTÊMICA PEDIÁTRICA TEMPORALMENTE ASSOCIADA À COVID-19

*Leonardo Rodrigues Campos*
*Rozana Gasparello de Almeida*
*Adriana Rodrigues Fonseca*
*Marta Cristine Felix Rodrigues*

**OBJETIVOS**

- ✓ Conceituar a síndrome inflamatória multissistêmica pediátrica (SIM-P) temporalmente associada à COVID-19.
- ✓ Descrever seus diferentes fenótipos.
- ✓ Abordar a propedêutica da doença, descrevendo os critérios diagnósticos.
- ✓ Descrever o tratamento adotado até o momento.

## INTRODUÇÃO

O primeiro relato de caso de uma criança, um lactente de 6 meses, com doença da Kawasaki (DK) e COVID-19 concomitantes foi publicado nos Estados Unidos em 7 de abril de 2020.[1] A partir de então, foram publicados relatos de casos e séries de casos em outros países da Europa, Estados Unidos e América Latina, de uma síndrome inflamatória multissistêmica, grave, que compartilha características clínicas e laboratoriais com a DK (seja típica ou incompleta), síndrome do choque tóxico (SCT) estafilocócico ou estreptocócico, sepse bacteriana e síndrome de ativação macrofágica.[2-7] Essa síndrome foi denominada de síndrome inflamatória multissistêmica pediátrica temporalmente associada ao SARS-CoV-2 (SIM-P) porque esses casos ocorreram dias ou semanas após a COVID-19 e algumas dessas crianças foram positivas para SARS-CoV-2 por reação em cadeia da polimerase (RT-PCR) ou sorologia.

Esses pacientes apresentam febre alta persistente, manifestações gastrintestinais (dor abdominal intensa, diarreia, vômitos), conjuntivite, exantemas variados, edema de mãos e pés, mucosite oral, linfadenopatia generalizada (inclusive mediastinal e intra-abdominal), hepatoesplenomegalia, serosite (pleurite, pericardite, ascite), irritabilidade, cefaleia, alteração de nível de consciência.[3-6,8-14] Alguns casos podem complicar com choque, resultante tanto da disfunção miocárdica quanto da diminuição da resistência vascular periférica, geralmente necessitando de tratamento em unidade de terapia intensiva com ressuscitação com cristaloides, infusão de aminas vasoativas e até circulação por membrana extracorpórea (ECMO) nos casos mais graves. Os sintomas respiratórios costumam ser menos frequentes e relevantes, muitas vezes causados pela descompensação hemodinâmica.[15]

## ASPECTOS EPIDEMIOLÓGICOS

A SIM-P costuma acometer crianças maiores de 5 anos de idade, predominantemente afrodescendentes, na maioria dos estudos, e tem maior incidência de manifestações gastrintestinais e miocárdicas. A hipótese de uma possível associação temporal com a infecção pelo SARS-CoV-2 foi aventada porque algumas das crianças eram positivas para SARS-CoV-2 por reação em cadeia da polimerase (RT-PCR) ou sorologia.

## FISIOPATOLOGIA

A fisiopatologia da SIM-P ainda precisa ser completamente elucidada, embora possíveis mecanismos tenham sido aventados baseados na superposição de apresentação clínica da SIM-P com a DK, SCT, resposta inflamatória sistêmica da sepse e síndrome de ativação macrofágica (tempestade de citocinas).[2-7]

Algumas evidências dos estudos das formas graves da COVID-19 nos adultos indicam que diferenças na resposta mediada por anticorpos contribuem para uma resposta imune anormal e a hiperinflamação passa a ser um fator primordial na morbimortalidade. A apresentação tardia da SIM-P na curva temporal da pandemia (4 semanas após pico dos casos de COVID-19), a baixa proporção de pacientes com RT-PCR positiva (um terço dos casos) em relação à alta proporção de anticorpos pela sorologia para SARS-COV-2, a raridade da doença respiratória grave nas crianças e achados na ressonância cardíaca de edema difuso do miocárdio sem evidência de fibrose ou necrose sugerem que a SIM-P não é mediada por invasão direta viral, mas coincide com a resposta imune adaptativa.[16] A primeira hipótese possível é uma patogênese imunomediada ou processo infeccioso causado por anticorpos IgG não neutralizantes. O processo de facilitação por anticorpos IgG (*antibody-dependent enhancement*) pode acentuar a patologia na SIM-P, não pelo aumento da entrada e replicação viral, mas pela exacerbação da resposta imune com formação de complexos imunes, ativação direta de anticorpos antitissulares e ativação celular direta. Há aumento da circulação de citocinas pró-inflamatórias (IL-1, IL-6, IL-18, TNF) com resposta multissistêmica (febre, elevação dos marcadores inflamatórios, choque, manifestações Kawasaki-*like*, tempestade de citocinas e dano multiorgânico).[17,18] Os mecanismos fisiopatogênicos possíveis já propostos são descritos a seguir:

A. Mimetismo molecular entre antígenos virais e do hospedeiro com reconhecimento de antígenos do hospedeiro (*self*) por anticorpos ou célula T, resultando na ação de autoanticorpos.
B. Antígenos virais expressos nas células infectadas são reconhecidos por anticorpos ou célula T.
C. Há formação de complexos imunes com ativação da inflamação.
D. Ação de superantígenos virais que ativam células imunes do hospedeiro.

Uma segunda hipótese seria uma tempestade de citocina causada pela capacidade do coronavírus de bloquear a resposta tipo I e III do interferon nos pacientes que apresentam carga viral alta ou incapacitados de lidar com a replicação viral, ocasionando uma tempestade de citocina retardada. Outra hipótese seria baseada na suscetibilidade da etnicidade (menor nos caucasianos) e sexo.[19]

A etiopatogenia da DK permanece desconhecida. Acredita-se que ocorra uma resposta inflamatória que se desenvolve nos tecidos estéreis (p. ex.: vasculopatia reativa) como resultado da ativação imune anormal em resposta a agentes ambientais e/ou infecciosos nos indivíduos geneticamente predispostos. Vários agentes infecciosos virais já foram descritos, mas nenhuma comprovação de evidência robusta ocorreu. A existência de complexos imunes com ativação da resposta inflamatória de receptores gama (Fc-gama) e complemento já foi documentada na lesão vascular coronariana, assim como nos pacientes com SIM-P já foram relatados autoanticorpos contra células endoteliais.[20] Alguns estudos sugerem que a síndrome do choque do Kawasaki pode ser mediada por superantígenos, elevação anormal das citocinas pró-inflamatórias e ação de bactérias intestinais.[17]

## QUADRO CLÍNICO

Como já sugerido pela própria nomenclatura da síndrome, ela apresenta um caráter multissistêmico com um espectro bem heterogêneo de sinais e sintomas. Dependendo do órgão e/ou sistema envolvido nesse estado hiperinflamatório e de intensidade variável, o quadro clínico pode ser leve/moderado até com manifestações que ameaçam a vida ou geram sequelas irreversíveis. As manifestações clínicas se assemelham às apresentadas na DK, SCT, síndrome de ativação macrofágica e quadros de sepse, apesar de diferenças em relação a faixa etária e etnia acometida.[5,7,15,21] Em muitos casos os pacientes são internados em unidades de cuidados intensivos ou semi-intensivos e submetidos a procedimentos invasivos e suporte avançado de vida para manutenção da função respiratória e cardiovascular.[15]

Os pacientes costumam apresentar quadro de febre alta persistente (> 38°C) associado a sintomas inespecíficos como desidratação, dor em orofaringe, conjuntivite não exsudativa, e sinais e sintomas específicos:

- Neurológicos: cefaleia, confusão mental, rigidez da nuca, anosmia, síncope, déficits focais, alteração do nível de consciência.
- Respiratórios: coriza, tosse, espirros, dor torácica, dispneia com hipoxemia, insuficiência respiratória.
- Gastrintestinais: simula quadros de abdome agudo com dor abdominal de intensidade variável, náuseas, vômitos, diarreia, sangramento digestivo.
- Cardiovasculares: taquicardia, palpitação, dor precordial, hipotensão, sinais de colapso cardiovascular, edema das extremidades.
- Musculoesqueléticos: mialgia, artralgia, edema.
- Reticuloendoteliais: linfonodomegalias generalizadas (inclusive mediastinal e intra-abdominal) e hepatoesplenomegalia.
- Geniturinário: disúria e estrangúria.
- Cutâneo e mucoso: exantema polimórfico difuso, edema e hiperemia de mucosa, lesões com características de vasculite.

Nos casos de evolução grave, os pacientes complicam com choque (hipotensão arterial, taquicardia, distúrbio de perfusão) e falência múltipla de órgãos secundária à disfunção miocárdica e diminuição da resistência vascular periférica.[1,3,5-7,15,21-25] A insuficiência renal com necessidade de terapia dialítica pode ser necessária em alguns casos.

A hipóxia e a insuficiência respiratória com necessidade de oxigenioterapia e/ou suporte ventilatório podem ocorrer secundárias à pneumonia e pleurite e/ou disfunção miocárdica. A pericardite, a valvulite e a miocardite de gravidade variável podem ocasionar arritmias e disfunção ventricular, insuficiência cardiovascular e choque. Podem ocorrer também alterações coronarianas como dilatação ou lesão aneurismática.[26]

As manifestações gastrintestinais podem ser os sintomas iniciais, com gravidade e potencial de complicação iminente com desenvolvimento de peritonite, colite, ileíte, adenite mesentérica, hepatite, colecistite acalculosa.[25]

As alterações mais relatadas em mucosa são em conjuntiva bulbar e região de cavidade oral, lábios hiperemiados, fissurados, sangrantes, orofaringe com hiperemia difusa e lesões compatíveis com estomatite difusas. Pode haver edema e hiperemia de extremidades, exantema polimórfico difuso por vezes pruriginoso (macular, maculopapular, morbiliforme, eritema multiforme e vesicular). São descritas lesões vasculares tipo petequiais, purpúricas, livedoides, isquêmicas, e acropapulares semelhantes às lesões "*chilblains*" denominadas "dedos de COVID".[27,28]

## PROPEDÊUTICA

A SIM-P possui uma apresentação clínica bastante variável, o que pode dificultar o diagnóstico. O quadro clínico é semelhante a diversas doenças e podem ocorrer sintomas leves, moderados e graves. O grau de suspeição deve ser alto visando à prevenção da evolução da doença para complicações graves, como o choque cardiogênico e as alterações coronarianas.[15]

A maior dificuldade é definir se o paciente apresenta ou não critérios diagnósticos de SIM-P, já que isso implicaria tratamento imediato. De uma forma prática, podemos imaginar um cenário comum na emergência pediátrica: febre sem foco aparente. Alguns dados clínicos e laboratoriais auxiliam no diagnóstico (Figura 1).[29]

A avaliação laboratorial visa avaliar o comprometimento de órgãos e/ou sistemas e a intensidade do processo inflamatório, auxilia no diagnóstico da SIM-P, no diagnóstico diferencial com outras condições e no acompanhamento da resposta terapêutica. Utilizam-se os marcadores inflamatórios de forma combinada, já que nem todos estão elevados na SIM-P: proteína C-reativa (PCR), velocidade de hemossedimentação (VHS), lactato desidrogenase (LDH) e D-dímero.

O D-dímero, exame raramente solicitado na pediatria, ganhou destaque no contexto da COVID-19, sobretudo nos adultos. Ainda não temos informações sobre o momento de maior risco para o desenvolvimento de fenômenos tromboembólicos nesses pacientes. Embora alguns estudos em pacientes adultos pareçam sugerir que a trombose pode ser uma manifestação precoce da doença,[30] outros estudos relatam o desenvolvimento desses eventos mesmo após a alta hospitalar.[31] Esses achados reforçam a necessidade de estudos para avaliar se os fenômenos tromboembólicos podem ser previstos pelo uso de biomarcadores, como o D-dímero, por exemplo. Vários estudos sugerem a ativação substancial da coagulação decorrente da resposta inflamatória sustentada com liberação de citocinas ocasionada pela infecção grave pela COVID-19. É provável que a trombose da vasculatura pulmonar ocorra pelo menos em parte como resultado da hipóxia grave, já que a hipóxia é capaz de ativar a coagulação.[32]

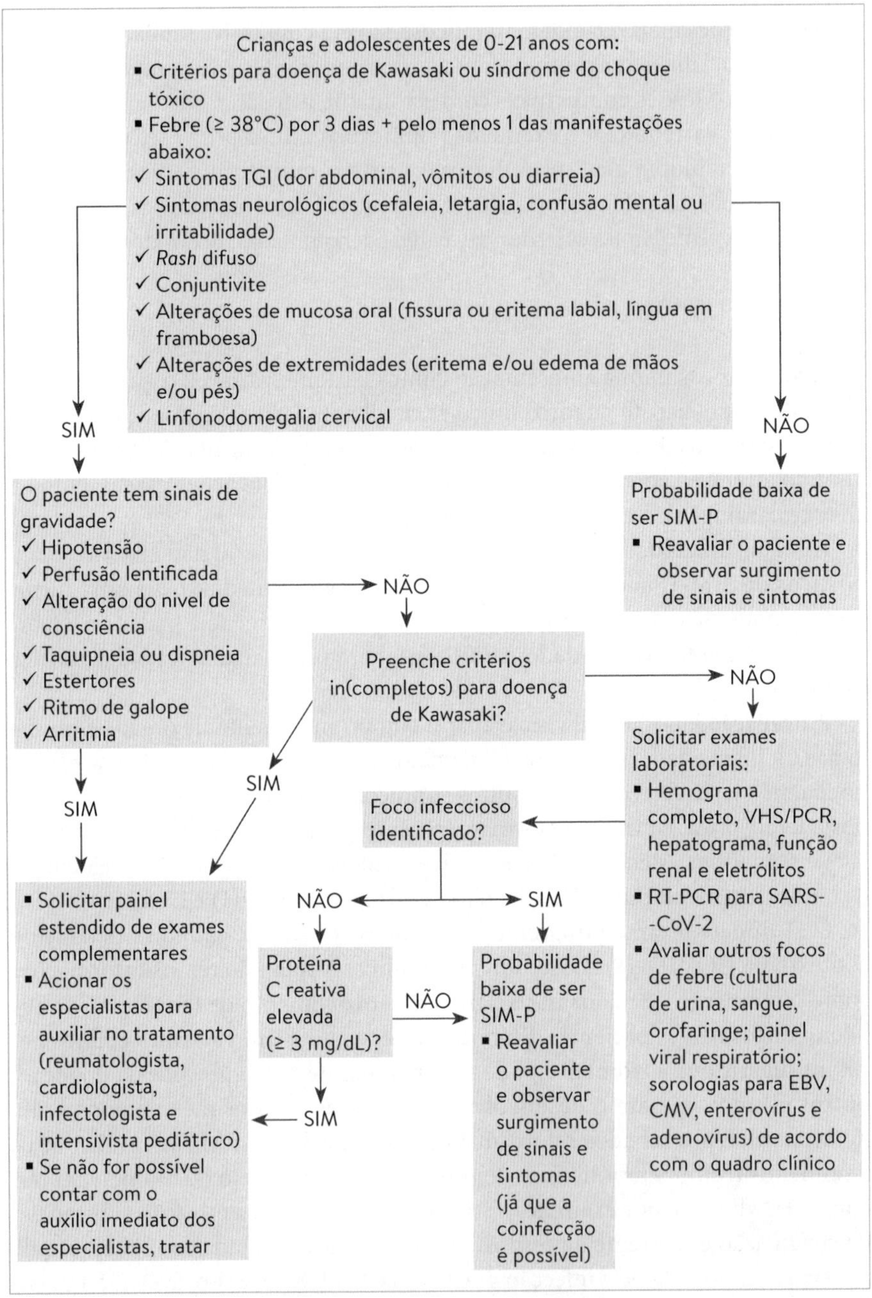


**Figura 1** Fluxograma diagnóstico da SIM-P.

TGI: trato gastrintestinal; VHS: velocidade de hemossedimentação; PCR: proteína C-reativa; RT-PCR: reação em cadeia da polimerase; EBV: Epstein-Barr vírus; CMV: citomegalovírus. Fonte: Son e Friedman, 2020.[29]

O valor elevado do D-dímero provavelmente indica uma resposta inflamatória grave acompanhada de um estado hipercoagulável secundário. De fato, o D-dímero também é um marcador de deposição de fibrina pulmonar, tipicamente elevado em várias doenças pulmonares, como a síndrome do desconforto respiratório agudo (SDRA),[33] comumente observada na COVID-19 grave. A elevação do D-dímero acompanha outros marcadores inflamatórios, como a ferritina, interleucina-6, troponina I e lactato desidrogenase.[34] De forma geral, até o momento, não temos evidências suficientes para indicar ou não anticoagulação profilática baseada em níveis de D-dímero em pacientes pediátricos. Podemos, sim, utilizar o D-dímero como um dos marcadores inflamatórios, associado aos classicamente reconhecidos. Na suspeita clínica de trombose, é necessária a investigação com métodos de imagem de acordo com o território acometido.

O painel estendido mencionado no fluxograma (Figura 1) inclui os seguintes exames complementares:

- hemograma completo;
- marcadores inflamatórios (VHS, PCR, LDH, D-dímero, procalcitonina e ferritina);
- aspartato aminotransferase (AST), alanina aminotransferase (ALT), gama-glutamiltranferase (G-GT), fosfatase alcalina (FA), bilirrubinas total e frações (BT), proteínas totais e frações;
- ureia, creatinina e elementos anormais e sedimentos da urina (EAS);
- amilase, lipase e triglicerídeos;
- tempo de atividade de protrombina (TAP), tempo de tromboplastina parcial (PTT) e fibrinogênio;
- creatinoquinase (CK), creatinoquinase miocárdica (CKMB), troponina e o próBNP (peptídeo natriurético tipo B);
- culturas (sangue e urina);
- RT-PCR e sorologia para SARS-CoV-2;
- sorologias virais (de acordo com a suspeita clínica/diagnóstico diferencial);
- ecocardiograma bidimensional com Doppler;
- eletrocardiograma;
- ultrassonografia de abdome ou tomografia computadorizada (no caso de dor abdominal intensa);
- radiografia de tórax ou tomografia de tórax.

Dessa forma, associando os achados clínicos e laboratoriais, podemos chegar ao diagnóstico da SIM-P. Os critérios mais utilizados são do *Centers for Disease Control and Prevention* (CDC, EUA) e da Organização Mundial da Saúde (OMS), descritos no Quadro 1.[35]

**Quadro 1** Critérios diagnósticos de SIM-P

| Centers for Disease Control (CDC, EUA) | Organização Mundial da Saúde (OMS) |
|---|---|
| Idade < 21 anos | Idade: 0-19 anos |
| Febre > 38°C ou subjetiva, por ≥ 24 h) | Febre por ≥ 3 dias |
| + | + |
| Laboratório de inflamação (1 ou mais dos seguintes exames alterados: proteína C-reativa, velocidade de hemossedimentação, fibrinogênio, procalcitonina, D-dímero, ferritina, lactato desidrogenase, interleucina-6 (IL-6), neutrofilia, linfopenia e hipoalbuminemia | Laboratório de inflamação (velocidade de hemossedimentação, proteína C-reativa ou procalcitonina) |
| + | + |
| Evidências de doença clínica grave, necessitando hospitalização, com envolvimento multissistêmico (≥ 2 órgãos):<br>▪ Cardíaco (p. ex: choque, elevação da troponina, próBNP, alterações ecocardiográficas, arritmias)<br>▪ Renal (p. ex.: injúria renal aguda ou insuficiência renal)<br>▪ Respiratório (p. ex.: pneumonia, síndrome do desconforto respiratório agudo, embolia pulmonar)<br>▪ Hematológico (p. ex: D-dímero elevado, trombofilia, trombocitopenia)<br>▪ Gastrintestinal (p. ex.: elevação de bilirrubina, enzimas hepáticas ou diarreia)<br>▪ Neurológico (p. ex.: acidente vascular cerebral, meningite asséptica, encefalopatia) | Pelo menos 2 das seguintes alterações:<br>▪ Rash ou conjuntivite bilateral não purulenta ou sinais inflamatórios mucocutâneos (cavidade oral, em mãos ou pés)<br>▪ Hipotensão ou choque<br>▪ Achados de disfunção miocárdica, pericardite, valvulite ou alterações coronarianas: ecocardiográficas ou elevação da troponina ou fragmento N-terminal próBNP (NT-próBNP)<br>▪ Evidência de coagulopatia (TAP, PTT e D-dímero)<br>▪ Sintomas gastrintestinais (diarreia, vômitos ou dor abdominal) |
| + | + |
| Sem outro diagnóstico plausível | Sem outra causa microbiológica evidente de inflamação, incluindo sepse bacteriana, síndrome do choque tóxico estafilocócico e estreptocócico |
| + | + |
| Teste positivo para SARS-COV-2 por RT-PCR, sorologia ou antígeno OU história de exposição nas últimas 4 semanas do início dos sintomas | Evidência de COVID-19 (RT-PCR, antígeno ou sorologia) OU contato provável com pacientes com COVID |

Fonte: CDC, 2020.[35]

Alguns pacientes preencherão critérios para a doença de Kawasaki, seja ela na forma completa ou incompleta[35] (Quadro 2).

**Quadro 2** Critérios diagnósticos da doença de Kawasaki (DK)

| |
|---|
| **Definição:**<br>▪ **DK completa:** febre inexplicada por ≥ 5 dias + 4/5 critérios clínicos<br>▪ **DK incompleta:** febre inexplicada por ≥ 5 dias + 2-3/5 critérios clínicos |
| **Critérios clínicos:**<br>**1. Conjuntivite bilateral bulbar não exsudativa**<br>**2. Alterações de extremidades** (eritema ou edema de mãos e/ou pés na fase aguda; descamação periungueal ou perineal na fase convalescente)<br>**3. Alterações de mucosa oral** (eritema, fissura labial, hiperemia de orofaringe ou língua em framboesa)<br>**4. Exantema polimorfo**<br>**5. Linfonodomegalia cervical** (pelo menos um linfonodo > 1,5 cm de diâmetro) |

Fonte: CDC, 2020.[35]

Um dos principais diagnósticos que deve ser excluído e que se assemelha com a SIM-P é a síndrome do choque tóxico, que pode ser causada pelo estafilococo ou estreptococo e tem desfecho grave se não for prontamente diagnosticada e tratada (Quadro 3).

**Quadro 3** Critérios diagnósticos para a síndrome do choque tóxico

| Estafilocócico |
|---|
| **1. Febre ≥ 38,9°C** |
| **2. Hipotensão (< 5° percentil para idade)** |
| **3. Rash difuso eritrodérmico/macular** |
| **4. Descamação (1 a 2 semanas após o início dos sintomas)** |
| **5. Envolvimento multissistêmico (≥ 3 órgãos/sistemas):**<br>▪ Gastrintestinal (vômitos ou diarreia – no início do quadro)<br>▪ Muscular (mialgia intensa e/ou elevação de CK 2x limite superior da normalidade)<br>▪ Mucosas (hiperemia de mucosas – vaginal, orofaringe ou conjuntival)<br>▪ Renal (elevação da ureia e/ou creatinina 2x limite superior da normalidade)<br>▪ Hepático (elevação da bilirrubina, AST ou ALT 2x limite superior da normalidade)<br>▪ Hematológico (plaquetas ≤ 100.000/mm$^3$)<br>▪ Sistema nervoso central (desorientação, alteração do nível de consciência sem sinais focais) |
| **6. Critérios laboratoriais (resultados negativos):**<br>▪ Hemocultura (exceto para *S. aureus*), cultura de orofaringe e líquor<br>▪ Sorologia para febre maculosa, leptospirose ou sarampo |
| ***Classificação de caso:***<br>**Provável:** critérios laboratoriais + 4/5 critérios clínicos<br>**Confirmado:** critérios laboratoriais + 6/6 critérios clínicos |

*(continua)*

**Quadro 3** Critérios diagnósticos para a síndrome do choque tóxico *(continuação)*

| Estreptocócico |
|---|
| **1. Isolamento do estreptococo beta-hemolítico do grupo A:**<br>a. Sítio estéril (hemocultura, líquor, líquido peritoneal ou biópsia tecidual)<br>b. Sítio não estéril (orofaringe, vagina ou secreções) |
| **2. Sinais clínicos de gravidade:**<br>a. Hipotensão (< 5º percentil para idade)<br>b. 2 ou mais alterações:<br>i. Renal (creatinina ≥ 2x limite superior da normalidade)<br>ii. Coagulopatia (plaquetas ≤ 100.000/mm³ ou evidências de coagulação intravascular disseminada)<br>iii. Hepático (elevação da bilirrubina, AST ou ALT 2x limite superior da normalidade)<br>iv. Síndrome do desconforto respiratório agudo<br>v. Rash difuso eritematoso, macular, com evolução para descamação<br>vi. Necrose tecidual (fascite, miosite ou gangrena) |
| ***Classificação de caso:***<br>**Provável:** preenche 1b e 2(a/b) sem outra causa identificada<br>**Confirmado:** preenche 1a e 2(a e b) |

Fonte: Wilkins et al, 2017.[36]

Pacientes com SIM-P com apresentação clínica com maior gravidade geralmente apresentam alterações laboratoriais mais expressivas, conforme observado em alguns estudos. Crianças que desenvolveram choque apresentaram valores de PCR maiores (média de 32,1 versus 17,6 mg/dL), contagens de neutrófilos maiores (16 *versus* 10,8 × $10^9$/L), contagens de linfócitos menores (0,7 *versus* 1,3 × $10^9$/L) e albumina sérica menor (2,2 *versus* 2,7 g/dL) em comparação com crianças sem choque. Além disso, as crianças com choque mais comumente apresentavam marcadores cardíacos elevados.[15]

Em relação às alterações cardíacas, a COVID-19 pode ocasionar injúria miocárdica por diversos mecanismos, como: toxicidade miocárdica viral direta, injúria vascular, microtrombose, miocardiopatia de estresse decorrente do estado hiperinflamatório e hipóxia decorrente da hipotensão, aumento da demanda metabólica ou, até mesmo, de origem pulmonar.[37] Além da avaliação clínica e laboratorial (por meio da dosagem do próBNP e troponina), os pacientes com suspeita ou diagnóstico confirmado de SIM-P devem realizar eletrocardiograma (para avaliar arritmia e alterações isquêmicas) e ecocardiograma.[23] Os principais achados ecocardiográficos são: disfunção ventricular esquerda, alterações coronarianas (dilatações e/ou aneurismas), regurgitação mitral e derrame pericárdico.[23] A frequência dessas alterações é bem variável, de acordo com o espectro de gravidade do paciente. Em casos graves, por exemplo, a disfunção ventricular esquerda foi observada em 50-60% dos pacientes, e as alterações coronarianas em 20-50%.[15,26,37]

A solicitação de outros métodos diagnósticos é feita de acordo com as manifestações clínicas. Pacientes com sintomas respiratórios, por exemplo, devem ser submetidos a radiografia de tórax ou, em casos específicos, da tomografia de tórax. A maioria dos pacientes com SIM-P não tem alterações radiológicas torácicas, porém, podem ser observados derrame pleural, consolidações focais ou difusas e atelectasias.[38,39] A realização de ultrassonografia ou tomografia de abdome deve ser feita nos quadros de dor abdominal intensa, principalmente quando há suspeita de apendicite aguda, já que a SIM-P pode mimetizar tal quadro. Líquido livre, ascite, ileíte, adenite mesentérica e edema perivesicular podem ser observados nesses pacientes.[40]

## DIAGNÓSTICO DIFERENCIAL

O diagnóstico diferencial deve ser feito com todas as doenças febris agudas que cursam com manifestações clínicas semelhantes, como exantema, linfadenite e alterações mucosas. Entre essas doenças, as infecções bacterianas (escarlatina, sepse, meningite, endocardite), virais (mononucleose, rubéola, sarampo, dengue, chikungunya, zika), farmacodermias e as outras vasculites, como a poliarterite nodosa, devem ser consideradas.[5,7]

## TRATAMENTO

O manejo dos pacientes com SIM-P requer a atuação de uma equipe com vários especialistas além do pediatra, incluindo reumatologista, infectologista, cardiologista, intensivista e hematologista. De uma forma prática, podemos dividir o tratamento nas seguintes etapas:

### Controle da disseminação da infecção

Todo paciente com suspeita de SIM-P deve ficar em isolamento respiratório por conta do risco de ter infecção ativa pelo SARS-CoV-2, já que 30% dos pacientes apresentam RT-PCR positivo na apresentação da doença.[41] O paciente só deve ser liberado do isolamento após ter sido excluída a infecção ativa, para que toda a equipe envolvida e outros pacientes próximos não sejam contaminados.

### Suporte hemodinâmico

O reconhecimento de sinais de choque é fundamental nesses pacientes, já que pode estar presente em 35% dos casos, conforme estudo norte-americano.[40] O choque pode ser cardiogênico, distributivo ou misto. Geralmente, o choque é cardiogênico (baixo débito por disfunção ventricular esquerda) e observam-se taquicardia, pulso fino e perfusão capilar lenta por conta da vasoconstricção periférica, sendo o inotrópico a droga de escolha (p. ex., dobutamina e adrenalina). Em pacientes com choque misto, observam-se sinais de vasoplegia (pulsos amplos e vasodilatação compensatória) e a noradrenalina está indicada. O pediatra deve estar atento para o surgimento de arritmias e alterações hemodinâmicas nesses pacientes. Diuréticos podem ser necessários mas devem ser utilizados com cautela. Em casos extremos, com disfunção grave, tem sido relatado o uso da circulação extracorpórea (ECMO) no manejo desses pacientes.[40]

## Antibioticoterapia empírica em casos selecionados

A apresentação clínica da SIM-P pode ser muito semelhante aos quadros de sepse e, por esse motivo, o início da antibioticoterapia pode ser necessário até que seja excluída a coinfecção. Os pacientes podem ter manifestações clínicas que se assemelham a quadros infecciosos gastrintestinais, assim como podem ter manifestações cutâneas (eritrodermia) sugestivas da síndrome do choque tóxico. De maneira geral, a antibioticoterapia empírica nesses casos visa à cobertura de germes Gram-positivos e negativos. Um exemplo de esquema empírico para pacientes provenientes da comunidade é a associação da ceftriaxona com a oxacilina. A clindamicina pode ser associada quando há suspeita da síndrome do choque tóxico.[35] Esquemas diversos de antibióticos empíricos estão descritos, mas a escolha deve ser norteada de acordo com o sítio da infecção e o perfil de resistência antimicrobiana de cada unidade hospitalar.

## Tratamento das manifestações inflamatórias

As principais medicações utilizadas para o controle do processo inflamatório são imunoglobulina humana, ácido acetilsalicílico (dose anti-inflamatória) e corticosteroides. De uma forma prática, o tratamento é intensificado de acordo com o fenótipo/gravidade do paciente. É importante lembrar que o paciente pode evoluir de um grupo para o outro, devendo ser reavaliado frequentemente. Podemos dividir em três grupos:

### Grupo 1 – SIM-P "leve"

Pacientes que apresentam febre e sintomas leves (cefaleia, fadiga), marcadores inflamatórios elevados, mas sem sinais de comprometimento multissistêmico e sem manifestações da doença de Kawasaki.

### Grupo 2 – Kawasaki-*like*

Pacientes com quadros in(completos), preenchendo parcialmente ou todos os critérios para a doença de Kawasaki.

### Grupo 3 – SIM-P "moderada/grave"

Pacientes que apresentam uma ou mais manifestações a seguir:

- Choque.
- Envolvimento cardíaco (disfunção ventricular esquerda, alterações coronarianas – dilatações e/ou aneurismas, arritmias, elevação do pró-BNP e/ou troponina).
- Outras manifestações graves que necessitam admissão em unidade de terapia intensiva.

As indicações e as posologias das medicações utilizadas para o tratamento das manifestações inflamatórias estão descritas na Figura 2.

## Prevenção das manifestações trombóticas

### Anticoagulação

O risco de ocorrência de eventos tromboembólicos em pacientes com SIM-P é maior nos casos graves que apresentam disfunção ventricular esquerda (e risco de formação de trombose intracardíaca) e naqueles pacientes com aneurismas coronarianos gigantes (acima de 8 mm ou escore $Z \geq 10$).[43] Esses pacientes podem se beneficiar do uso da enoxaparina profilática (0,5 mg/kg/dose, a cada 12 horas, por via subcutânea), quando não apresentam risco hemorrágico maior. A anticoagulação profilática fora desse cenário ainda é um ponto que necessita de estudos, já que não existem evidências (ao contrário da população adulta) que seu uso previna a ocorrência do tromboembolismo venoso (trombose venosa profunda e/ou embolia pulmonar) associada ao estado de hipercoagulabilidade da COVID-19. Adolescentes hospitalizados se aproximam das complicações dos adultos e, talvez, a anticoagulação profilática possa ter algum benefício. Outras estratégicas não farmacológicas podem ser utilizadas para a prevenção do tromboembolismo venoso em pacientes hospitalizados, como a deambulação precoce (quando possível) e o uso de dispositivos de compressão pneumática.

### Antiagregação plaquetária

A antiagregação plaquetária visa a prevenir a ocorrência de trombose arterial coronariana, já que a SIM-P, além da doença de Kawasaki, cursa com endotelite e, em alguns casos, trombocitose reacional.[43]

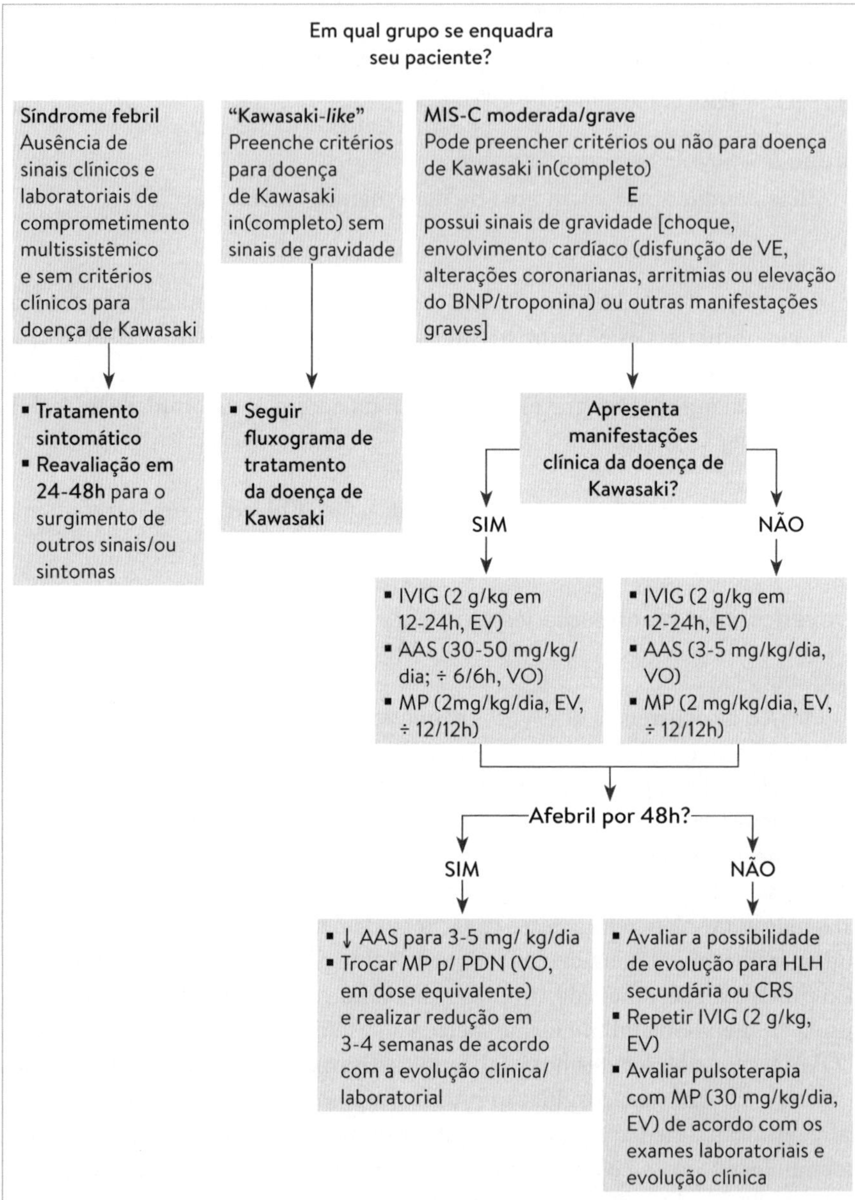


**Figura 2** Fluxograma de tratamento da SIM-P

MIS-C: multi-system inflammatory syndrome in children, equivale a SIM-P; IVIG: imunoglobulina intravenosa humana; AAS: ácido acetilsalicílico; MP: metilprednisolona; PDN: prednisona; HLH: linfo-histiocitose; CRS: síndrome de liberação de citocinas
Fonte: Son e Friedman, 2020.[42]

## Outras terapias

Casos refratários à terapia convencional podem ser tratados com medicamentos biológicos (inibidores de interleucinas-1 e 6), porém, não existem estudos até o momento que avaliem a eficácia dessas medicações. A eficácia do uso do plasma convalescente ainda é incerta e não deve ser usado rotineiramente. Os antivirais, como o remdesivir, também não possuem sua eficácia comprovada, e os casos pediátricos de SIM-P que fizeram uso dessa medicação tinham RT-PCR positivo e manifestações graves.[41]

## Como avaliar a resposta ao tratamento?

Espera-se que o paciente fique afebril 24-36 horas após o término da imunoglobulina. Caso isso não aconteça, será necessária intensificação do tratamento e o reumatologista pediátrico deverá ser consultado. Os parâmetros inflamatórios devem ser avaliados diariamente.

## Quando o paciente poderá receber alta?

Respeitar os seguintes parâmetros clínicos e laboratoriais:

### Clínico

Estar afebril por > 48 horas, com melhora do estado geral e sem qualquer tipo de terapia de suporte; boa aceitação da dieta e dos medicamentos por via oral.

### Laboratorial

Os marcadores inflamatórios devem estar em queda progressiva: PCR, ferritina e D-dímero. A VHS não deve ser utilizada como parâmetro, pois a imunoglobulina pode ocasionar sua elevação. O eletrocardiograma e troponina normais e próBNP em queda. O ácido acetilsalicílico (AAS) na dose antiagregante plaquetária (3-5 mg/kg/dia) deverá ser mantido até reavaliação na 6ª-8ª semana de doença, até a normalização do número das plaquetas e PCR, e ecocardiograma de controle sem alterações coronarianas.

## Como deve ser o seguimento ambulatorial?

A avaliação deve ser realizada pelo pediatra e pelo reumatologista uma semana após a alta, com controle dos exames complementares. O ecocardiograma deverá ser repetido semanalmente na presença de alterações cardíacas ou duas semanas após o último exame na ausência de alterações prévias. Essas recomendações são baseadas na experiência dos autores e no compartilhamento de vivências adquiridas por vários colegas de diferentes especialidades.

## PROGNÓSTICO

A SIM-P é uma condição de risco e potencialmente letal. A mortalidade estimada da SIM-P foi de 1,7%, semelhante à de adultos na faixa etária de 55-64 anos acometidos pela COVID-19, e bem maior quando comparada à mortalidade geral da criança com COVID-19 (0,09%).[44] O envolvimento do aparelho cardiovascular ocorre em 80-85% dos casos e é o principal determinante da gravidade da doença. O choque hiperinflamatório é comum e 60-78% dos pacientes necessitam ressuscitação com fluidos e/ou vasopressores e 22% ventilação invasiva com necessidade de internação em unidade intensiva em 71%. As alterações no ecocardigrama ocorrem em até 60% dos casos e a redução da fração de ejeção é a alteração mais frequente.[45]

Embora os pacientes estejam criticamente doentes, a resposta é rápida ao tratamento de suporte do choque e o uso dos agentes anti-inflamatórios, imunoglobulina e corticosteroides. O tempo médio de hospitalização na unidade intensiva é 1 semana.[44,45]

A melhora da fração de ejeção ventricular já ocorre nos primeiros 2 a 5 dias e normaliza na maioria dos pacientes em 1 a 2 semanas, embora sejam necessários mais estudos de acompanhamento em longo prazo. A incidência de aneurisma de coronária é de 9-25% e os resultados de médio e longo prazos das sequelas não estão ainda determinados. [44,45]

Alguns fatores foram relacionados a um pior prognóstico em algumas séries de caso observacional retrospectivas: diagnóstico tardio, menores de 1 ano, portadores de doenças crônicas e imunocomprometidos. As elevações do próBNP, troponina e/ou procalcitonina estão associadas a maior gravidade. [44,46]

O diagnóstico precoce, os cuidados especiais e o tratamento agressivo do choque inflamatório favorecem um melhor prognóstico.

## DESAFIOS ATUAIS

O enfrentamento da COVID-19 pandêmica em suas diferentes apresentações necessita agregar ações de integralidade na área de saúde. O conhecimento em tempo real deve ser buscado a cada dia, visando à rapidez no diagnóstico e à instituição de medidas terapêuticas precoces e eficientes. A elucidação dos mecanismos imunogenéticos irá auxiliar no tratamento e prevenção das formas graves. As medidas profiláticas, incluindo o desenvolvimento e ampla distribuição e aplicação de uma vacina eficaz e segura, são o grande desafio para o futuro.

## ORIENTAÇÕES AOS PAIS

É necessário buscar atendimento médico em casos de febre persistente com mais de 24 horas de evolução, exantema, sintomas gastrintestinais (dor abdominal intensa, diarreia, vômitos persistentes), linfadenopatia, irritabilidade e cefaleia, entre outros. Se houver associação com casos suspeitos ou confirmados de COVID19 nas 2-4 semanas anteriores, uma avaliação médica detalhada, complementada com exames laboratoriais, radiológicos e ecocardiograma, é fundamental para a suspeição diagnóstica e o tratamento precoce.

## ✓ CONCLUSÃO

A síndrome inflamatória multissistêmica pediátrica temporalmente associada ao SARS-CoV-2 (SIM-P) compartilha características clínicas e laboratoriais da doença de Kawasaki (típica ou incompleta), síndrome de choque tóxico estafilocócico e estreptocócico, sepse bacteriana e síndrome de ativação macrofágica. A SIM-P costuma acometer crianças maiores de 5 anos de idade, predominantemente afrodescendentes na maioria dos estudos, e tem maior incidência de manifestações gastrintestinais e miocárdicas. A hipótese de uma possível associação temporal com a infecção pelo SARS-COV-2 foi aventada porque algumas das crianças eram positivas para SARS-CoV-2 por reação em cadeia da polimerase (RT-PCR) ou sorologia. Essas crianças apresentam febre alta prolongada, exantema e sintomas gastrintestinais proeminentes, conjuntivite, linfadenopatia, irritabilidade e cefaleia. Alguns casos apresentam choque decorrente de disfunção cardíaca, com ou sem alterações de artérias coronárias. Sintomas respiratórios podem estar presentes, geralmente ocasionados pelo choque concomitante.

Uma avaliação clínica minuciosa, incluindo anamnese, exame físico, vínculo epidemiológico com casos suspeitos ou confirmados de COVID-19 nas 2-4 semanas anteriores, além da solicitação de exames complementares para avaliar o processo inflamatório e acometimento de órgãos, são fundamentais para a suspeição diagnóstica e o tratamento precoce.

## REFERÊNCIAS BIBLIOGRÁFICAS

1. Jones VG, Mills M, Suarez D, Hogan CA, Yeh D, Segal JB et al. COVID-19 and Kawasaki disease: novel virus and novel case. Hosp Pediatr. 2020; 10(6):537-40.
2. Crayne C, Cron RQ. Pediatric macrophage activation syndrome, recognizing the tip of the Iceberg. Eur J Rheumatol. 2020; 7(1):13-20.
3. Panupattanapong S, Brooks EB. New spectrum of COVID-19 manifestations in children: Kawasaki-like syndrome and hyperinflammatory response. Cleve Clin J Med. 2020 Jun 3. doi: 10.3949/ccjm.87a.ccc039.

4. Royal College of Paediatrics and Child Health (RCPCH). Guidance: Paediatric multisystem inflammatory syndrome temporally associated with COVID-19 (PIMS). Atualizado em setembro de 2020. Disponível em: https://www.rcpch.ac.uk/resources/paediatric-multisystem-inflammatory-syndrome-temporally-associated-covid-19-pims-guidance; acesso em: 06 de dezembro de 2020.
5. European Centre for Disease Prevention and Control. Paediatric inflammatory multisystem syndrome and SARS-CoV-2 infection in children. Maio de 2020. Disponível em: https://www.ecdc.europa.eu/en/publications-data/paediatric-inflammatory-multisystem-syndrome-and-sars-cov-2-rapid-risk-assessment; acesso em: 06 de dezembro de 2020.
6. Verdoni L, Mazza A, Gervasoni A, Martelli L, Ruggeri M, Ciuffreda M et al. An outbreak of severe Kawasaki-like disease at the Italian epicentre of the SARS-CoV-2 epidemic: an observational cohort study. Lancet. 2020; 395(10239):1771-8.
7. World Health Organization. Multisystem inflammatory syndrome in children and adolescents temporally related to COVID-19. 15 de maio de 2020. Disponível em: https://www.who.int/publications/i/item/multisystem-inflammatory-syndrome-in-children-and-adolescents-with-covid-19; acesso em 06 de dezembro de 2020.
8. Toubiana J, Poirault C, Corsia A, Bajolle F, Fourgeaud J, Angoulvant F et al. Kawasaki-like multisystem inflammatory syndrome in children during the covid-19 pandemic in Paris, France: prospective observational study. BMJ. 2020; 369:m2094. doi: 10.1136/bmj.m2094.
9. Henderson LA, Canna SW, Friedman KG, Gorelik M, Lapidus SK, Bassiri H et al. American College of Rheumatology Clinical Guidance for Multisystem Inflammatory Syndrome in Children Associated With SARS–CoV-2 and Hyperinflammation in Pediatric COVID-19: Version 1. Arthritis Rheumatol. 2020; 72(11):1791-805.
10. Grimaud M, Starck J, Levy M, Marais C, Chareyre J, Khraiche D et al. Acute myocarditis and multisystem inflammatory emerging disease following SARS-CoV-2 infection in critically ill children. Ann Intensive Care. 2020; 10(1):69.
11. Ramcharan T, Nolan O, Lai CY, Prabhu N, Krishnamurthy R, Richter AG et al. Paediatric inflammatory multisystem syndrome: temporally associated with SARS-CoV-2 (PIMS-TS): cardiac features, management and short-term outcomes at a UK Tertiary Paediatric Hospital. Pediatr Cardiol. 2020; 41(7):1391-401.
12. Belhadjer Z, Méot M, Bajolle F, Khraiche D, Legendre A, Abakka S et al. Acute heart failure in multisystem inflammatory syndrome in children (MIS-C) in the context of global SARS-CoV-2 pandemic. Circulation. 2020; 142:429-36. doi: https://doi.org/10.1161/CIRCULATIONAHA.120.048360.
13. Hennon TR, Penque MD, Abdul-Aziz R, Alibrahim OS, McGreevy MB, Prout AJ et al. COVID-19 associated multisystem inflammatory syndrome in children (MIS-C) guidelines; a Western New York approach. Prog Pediatr Cardiol. 2020; 57:101232.
14. Sociedade Brasileira de Pediatria. Documento científico: Síndrome inflamatória multissistêmica em crianças e adolescentes provavelmente associada à COVID-19: uma apresentação aguda, grave e potencialmente fatal. 20 de maio de 2020. Disponível em: https://www.sbp.com.br/fileadmin/user_upload/22532d-NA_Sindr_Inflamat_Multissistemica_associada_COVID19.pdf; acesso em: 31 de outubro de 2020.
15. Whittaker E, Bamford A, Kenny J, Kaforou M, Jones CE, Shah P et al. Clinical characteristics of 58 children with a pediatric inflammatory multisystem syndrome temporally associated with SARS-CoV-2. JAMA. 2020; 324(3):259.

16. Blondiaux E, Parisot P, Redheuil A, Tzaroukian L, Levy Y, Sileo C et al. Cardiac MRI of children with multisystem inflammatory syndrome (MIS-C) associated with COVID-19: case series. Radiology. 2020; 202288.
17. Jiang L, Tang K, Levin M, Irfan O, Morris SK, Wilson K et al. COVID-19 and multisystem inflammatory syndrome in children and adolescents. Lancet Infect Dis. 2020; 20(11):e276-88.
18. Gruber CN, Patel RS, Trachtman R, Lepow L, Amanat F, Krammer F et al. Mapping systemic inflammation and antibody responses in multisystem inflammatory syndrome in children (MIS-C). Cell. 2020; S0092867420312319.
19. Lawrensia S, Henrina J, Wijaya E, Suciadi LP, Saboe A, Cool CJ. Pediatric inflammatory multisystem syndrome temporally associated with SARS-CoV-2: a new challenge amid the pandemic. SN Compr Clin Med. 2020; 1-9. Disponível em: http://link.springer.com/10.1007/s42399-020-00602-8; acesso em: 31 de outubro de 2020.
20. Menikou S, Langford PR, Levin M. Kawasaki disease: the role of immune complexes revisited. Front Immunol. 2019; 10:1156. doi: 10.3389/fimmu.2019.01156.
21. Abrams JY, Godfred-Cato SE, Oster ME, Chow EJ, Koumans EH, Bryant B et al. Multisystem inflammatory syndrome in children associated with severe acute respiratory syndrome coronavirus 2: a systematic review. J Pediatr. 2020; 226:45-54.e1.
22. Nakra NA, Blumberg DA, Herrera-Guerra A, Lakshminrusimha S. Multi-system inflammatory syndrome in children (MIS-C) following SARS-CoV-2 infection: review of clinical presentation, hypothetical pathogenesis, and proposed management. Children. 2020; 7(7):69.
23. Riphagen S, Gomez X, Gonzalez-Martinez C, Wilkinson N, Theocharis P. Hyperinflammatory shock in children during COVID-19 pandemic. Lancet. 2020; 395(10237):1607-8.
24. Son MBF. Pediatric inflammatory syndrome temporally related to covid-19. BMJ. 2020; m2123.
25. Miller J, Cantor A, Zachariah P, Ahn D, Martinez M, Margolis KG. Gastrointestinal symptoms as a major presentation component of a novel multisystem inflammatory syndrome in children that is related to coronavirus disease 2019: a single center experience of 44 cases. Gastroenterol. 2020; 159(4):1571-4.e2.
26. Sperotto F, Friedman KG, Son MBF, VanderPluym CJ, Newburger JW, Dionne A. Cardiac manifestations in SARS-CoV-2-associated multisystem inflammatory syndrome in children: a comprehensive review and proposed clinical approach. Eur J Pediatr. 2020; 1-16. doi: 10.1007/s00431-020-03766-6.
27. Olisova OY, Anpilogova EM, Shnakhova LM. Cutaneous manifestations in COVID-19: A skin rash in a child. Dermatol Ther. 2020; e13712. doi: 10.1111/dth.13712.
28. Gunda R, Panigrahy N, Jamalpuri V. Cutaneous manifestations in children with COVID-19. Rainbow Pediatr J. 2020; 2(2):103-105. Disponível em: https://www.researchgate.net/publication/341901310_Cutaneous_Manifestations_in_Children_with_COVID-19; acesso em: 01 de novembro de 2020.
29. Son MB, Friedman K. Coronavirus disease 2019 (COVID-19): multisystem inflammatory syndrome in children (MIS-C) clinical features, evaluation, and diagnosis. Última atualização em 25 de setembro de 2020. Disponível em: https://www.uptodate.com/contents/coronavirus-disease-2019-covid-19-multisystem-inflammatory-syndrome-in-children-mis-c-clinical-features-evaluation-and-diagnosis; acesso em: 28 de novembro de 2020.

30. Lodigiani C, Iapichino G, Carenzo L, Cecconi M, Ferrazzi P, Sebastian T et al. Venous and arterial thromboembolic complications in COVID-19 patients admitted to an academic hospital in Milan, Italy. Thromb Res. 2020; 191:9-14.
31. Dominguez-Erquicia P, Dobarro D, Raposeiras-Roubín S, Bastos-Fernandez G, Iñiguez--Romo A. Multivessel coronary thrombosis in a patient with COVID-19 pneumonia. Eur Heart J. 2020; 41(22):2132.
32. Ten VS, Pinsky DJ. Endothelial response to hypoxia: physiologic adaptation and pathologic dysfunction. Curr Opin Crit Care. 2020; 8(3):242-50.
33. Kamikura Y, Wada H, Sase T, Yamaguchi M, Kaneko T, Sakaguchi A et al. Hemostatic abnormalities and leukocyte activation caused by infection in patients with malignant lymphoma during chemotherapy. Thromb Res. 2006; 117(6):671-9.
34. Zhou F, Yu T, Du R, Fan G, Liu Y, Liu Z et al. Clinical course and risk factors for mortality of adult inpatients with COVID-19 in Wuhan, China: a retrospective cohort study. Lancet. 2020; 395(10229):1054-62.
35. Centers for Disease Control and Prevention. Multisystem inflammatory syndrome in children (MIS-C). 2020 . Disponível em: https://www.cdc.gov/mis-c/hcp/; acesso em: 06 de novembro de 2020.
36. Wilkins AL, Steer AC, Smeesters PR, Curtis N. Toxic shock syndrome - the seven Rs of management and treatment. J Infect. 2017; 74 Suppl 1:S147-52.
37. Atri D, Siddiqi HK, Lang JP, Nauffal V, Morrow DA, Bohula EA. COVID-19 for the Cardiologist. JACC Basic Transl Sci. 2020; 5(5):518-36.
38. Davies P, Evans C, Kanthimathinathan HK, Lillie J, Brierley J, Waters G et al. Intensive care admissions of children with paediatric inflammatory multisystem syndrome temporally associated with SARS-CoV-2 (PIMS-TS) in the UK: a multicentre observational study. Lancet Child Adolesc Health. 2020; 4(9):669-77.
39. Feldstein LR, Rose EB, Horwitz SM, Collins JP, Newhams MM, Son MBF et al. Multisystem inflammatory syndrome in U.S. children and adolescents. N Engl J Med. 2020; 383(4):334-46.
40. Tullie L, Ford K, Bisharat M, Watson T, Thakkar H, Mullassery D et al. Gastrointestinal features in children with COVID-19: an observation of varied presentation in eight children. Lancet Child Adolesc Health. 2020; 4(7):e19-20.
41. Godfred-Cato S, Bryant B, Leung J, Oster ME, Conklin L, Abrams J et al. COVID-19 – Associated multisystem inflammatory syndrome in children – United States, March–July 2020. MMWR Morb Mortal Wkly Rep. 2020; 69(32):1074-80.
42. Son MB, Friedman K. Coronavirus disease 2019 (COVID-19): Multisystem inflammatory syndrome in children (MIS-C) management and outcome. Última atualização em 25 de setembro de 2020. Disponível em: https://www.uptodate.com/contents/coronavirus-disease-2019-covid-19-multisystem-inflammatory-syndrome-in-children-mis-c-management-and-outcome?search=Son%20MB,%20Friedman%20K.%20Coronavirus%20disease%202019%20(COVID-19):%20Multisystem%20inflammatory%20syndrome%20in%20children%20(MIS-C)%20management%20and%20outcome.&source=search_result&selectedTitle=2~150&usage_type=default&display_rank=2; acesso em: 28 de novembro de 2020.
43. McCrindle BW, Rowley AH, Newburger JW, Burns JC, Bolger AF, Gewitz M et al. Diagnosis, treatment, and long-term management of Kawasaki disease: a scientific statement for health professionals from the American Heart Association. Circulation. 2017; 135(17):e927-e999.

44. Ahmed M, Advani S, Moreira A, Zoretic S, Martinez J, Chorath K et al. Multisystem inflammatory syndrome in children: A systematic review. EClinicalMedicine. 2020; 26:100527. doi: 10.1016/j.eclinm.2020.100527.
45. Friedman KG, Harrild DM, Newburger JW. Cardiac dysfunction in multisystem inflammatory syndrome in children. J Am Coll Cardiol. 2020; 76(17):1962-4.
46. Pereira MFB, Litvinov N, Farhat SCL, Eisencraft AP, Gibelli MABC, Carvalho WB de et al. Severe clinical spectrum with high mortality in pediatric patients with COVID-19 and multisystem inflammatory syndrome. Clinics (São Paulo). 2020; 1-7.

# ÍNDICE REMISSIVO

## B



## C



## D

## E

## R



## S



## T



## U

## V



## X



## Z